内科常见疾病的影像学诊断与药物治疗

刘延龙　张然　孙静　李涛　刘晓芹　褚雨　主编

天津出版传媒集团

天津科学技术出版社

图书在版编目（CIP）数据

内科常见疾病的影像学诊断与药物治疗 / 刘延龙等
主编. -- 天津：天津科学技术出版社，2023.7
ISBN 978-7-5742-1092-9

Ⅰ．①内… Ⅱ．①刘… Ⅲ．①内科－疾病－影像诊断
②内科－疾病－药物疗法 Ⅳ．①R5

中国国家版本馆CIP数据核字(2023)第066971号

内科常见疾病的影像学诊断与药物治疗
NEIKECHANGJIANJIBINGDEYINGXIANGXUEZHENDUANYUYAOWUZHILIAO
责任编辑：李　彬
责任印制：兰　毅

出　　版：天津出版传媒集团
　　　　　天津科学技术出版社
地　　址：天津市西康路 35 号
邮　　编：300051
电　　话：（022）23332377
网　　址：www.tjkjcbs.com.cn
发　　行：新华书店经销
印　　刷：天津印艺通制版印刷股份有限公司

开本 787×1092 1/16 印张 26 字数 400 000
2023年7月第1版第1次印刷
定价：70.00元

《内科常见疾病的影像学诊断与药物治疗》编委会

刘延龙　枣庄市中医医院

张　然　枣庄市市中区人民医院

孙　静　上海市养志康复医院

李　涛　枣庄市立医院

刘晓芹　枣庄市立医院

褚　雨　枣庄市立医院

殷艳萍　枣庄市薛城区中医院

李　祥　枣庄市立医院

彭　芳　枣庄市立医院

俞　淼　滕州市中心人民医院

王　丽　枣庄市立医院

钟　伟　枣庄市立医院

目　　录

第一章　心脏及大血管的影像学诊断

医学影像学对循环系统的检查不仅能显示心脏大血管的外部轮廓，而且能显示心脏大血管壁及腔内结构的解剖和运动情况。普通 X 线检查可显示心脏、大血管的轮廓及肺循环，实时观察搏动，但不能显示内部结构。心血管造影可显示心血管的解剖、运动和血流情况，但属有创性检查。超声心动图、CT、MRI 可直接观察心血管内在结构和功能情况，特别是超声心动图的对比和时间分辨率高，经济实用，已成为首选的检查方法。

第一节　诊断基础

一、检查方法及价值

（一）X 线

1. 普通 X 线检查

（1）胸部透视：与摄片比较，透视能观察心脏及大血管的搏动。从不同角度透视观察心脏房、室情况及心脏、大血管与周围结构的关系。

（2）X 线平片：常规投照体位为后前位、右前斜位、左前斜位和左侧位。X 线平片能很好地显示心脏大血管的位置、外形及大小的变化；能较好地反映肺循环改变。

2. 心血管造影检查

心血管造影是借助导管技术将对比剂快速注入心腔或大血管内，以显示腔内形态、大小和部位等解剖结构及其动态变化，是一种有创性的特殊 X 线检查。可分为右心造影、左心造影、主动脉造影等常规造影和冠状动脉造影等选择性造影。

心导管检查是心血管疾病诊断与治疗的基本技术之一，主要用于检测心血管血流动力学状况，是临床诊断和介入治疗的基础。

（二）CT

常规胸部 CT 扫描能显示心脏、大血管的轮廓及其与纵隔内器官、组织的毗邻关系。但 CT 平扫对心肌和心腔内结构的显示价值有限。对比剂的引入和心电门控、多排螺旋 CT 的应用可提高心脏 CT 检查的价值和准确性。

（三）MRI

自旋回波（SE）序列主要显示心脏及大血管的解剖细节、心脏及大血管的血流。冠状动脉 MRA 可显示冠状动脉主支的近心段。对比增强 MRA（CE—MRA）尤其适合较大范围的胸腹部血管包括肺动脉成像。MRI 电影成像技术（MRC）对评价心脏的运动功能有重要价值。

禁忌证：

①安装心脏起搏器的患者；

②少数有精神异常如幽闭恐惧症的患者；

③金属瓣膜置换术后的患者因产生大量伪影及有移动危险均不适合进行 MRI 检查。

（四）超声

应用超声成像技术对心血管系统进行检查统称为超声心动图，包括 B 型超声心动图、M 型超声心动图和多普勒超声心动图。超声心动图已成为诊断各种心血管疾病不可缺少的重要检查方法。

二、正常影像解剖

（一）X 线

1. 心脏、大血管正常投影。

（1）后前位：心尖指向左下，心底部朝向右后上方。正常心影约 2/3 位于胸骨中线左侧，1/3 位于右侧，心影分左右两缘。

右心缘分上、下两段，两者之间有一浅切迹。上段较直为上腔静脉和升主动脉的复合影。下段弧度较大为右心房的外缘，构成心脏、大血管右缘的下 1/2，右心缘与横膈顶相交成一锐角称为右心膈角，此处有时可见一小的三角形阴影，为下腔静脉影。

左心缘由三段组成，上段左凸的弓状影为主动脉弓与降主动脉的起始部构成的主动脉结。其下方为肺动脉主干和左肺动脉起始部构成，称肺动脉段，呈平直略凹或略凸。下段由左心室构成，向外下方延伸然后转向内，转弯处称心尖部。在肺动脉与左心室缘之间为左心耳，但正常情况不隆起，X 线片上不能区分。透视下，左心室段与肺动脉段的搏动方向相反，其交界点称为相反搏动点。

（2）右前斜位：心影分为前、后两缘。

心前缘自上而下可分为三段。上段为升主动脉影，边缘较平直。中段为肺动脉主干和右心室漏斗部（圆锥部）。下段最长，向前下倾斜，多为右心室构成，仅膈上小部为左心室心尖部。心前缘与胸壁之间呈尖端向下的三角形透亮区，称心前间隙。

心后缘分两段。上段为升主动脉后缘、弓部、气管及上腔静脉重叠影；下段大部分由左心房构成，略向后凸出呈浅弧形，仅膈上一小部分为右心房。心后缘与脊柱间比较透亮的区域称为心后间隙。食管吞钡时，沿途可见主动脉、左主支气管及左心房压迫形成的 3 个压迹。

（3）左前斜位：心影分前后两缘。

心前缘分三段，自上而下为升主动脉、右心房耳部和右心室。

心后缘正常应与脊柱分开。分为上、下两段，上段是主动脉弓。主动脉弓下的透明区称为主动脉窗，其内有气管分叉、左主支气管和与其平行的左肺动脉。下段为房室影，其上部小部分为左心房，下部大部分为左心室。主动脉弓在此位置上显示最好。

（4）左侧位：心影呈椭圆形，分为前、后两缘。

心前缘自上而下分升主动脉、肺动脉主干与右心室的漏斗部和右心室三段。

心后缘上段一小部分为左心房，下段大部分为左心室，二者间无明显界线。后心膈角处三角形阴影为下腔静脉。食管吞钡时，向下与左心室及膈构成一心后三角。

心脏大小的估计：最常用的方法是心脏最大横径（T1 + T2）与胸廓最大横径（T）之比，即心胸比率 正常成人小于等于 0.50。心脏大小与体格和年龄关系密切，与性别关系较小。如儿童的心胸比率较高，运动员的膈高，心胸比率可大于 0.50。此外，摄片时的呼吸相、体位、心动周期等也可显示有所差别，以上情况均为正常。

2. 正常心脏、大血管造影表现心脏、大血管造影可以显示心脏和大血管内腔的解剖结构，了解心脏功能变化及血流动力学的改变及有无异常通道等

（二）CT1. 心脏正常心脏、大血管 CT 扫描具有面、主—肺动脉窗层面、主肺动脉及左、右肺动脉层面、左心房层面、"四腔心"层面和心室层面

2. 心包

CT 扫描是进行心包检查较为敏感而又无创伤的检查方法。通常显示的是壁层心包，正常厚度为 1~4mm。

3. 大血管

CT 在心脏扫描时，同时可显示两侧锁骨下动、静脉，颈总动脉及头臂动、静脉，主动脉、腔静脉及两侧肺动、静脉等。CT 可显示冠状动脉主干及其主要分支的近段。

（三）MRI

1. 心脏可直接显示心脏大小、心肌壁厚度以及大血管管腔大小、行径和血流速度。

2. 心包

心包因其壁层纤维组织的质子密度低，T_1 值长、T_2 值短，故无论 T_1WI、

T_2WI 均表现为低信号。正常心包厚度为 $1 \sim 4mm$。

3. 血管

磁共振血管成像是基于血管内血液流动产生的磁共振信号，其强弱取决于血液的流速。磁共振血管造影技术除用于显示血管的形态、内径、走行外，还可测量血流速度和观察血流特征。磁共振于不同扫描体位和层面在心外脂肪的衬托下可显示冠状动脉主支的近心段。

（四）超声

心脏位于纵隔中部，有心底和心尖之分。心底朝向右后上方，心脏长轴是指心尖部与心底部中央之间的连线，与人体长轴约成 45°，心脏短轴是指与心脏长轴垂直的轴面。

1. 正常二维超声心动图

主要观察心脏及大血管的形态及内部结构。

心脏大血管二维超声心动图的基本检查部位有

①心前区，即胸骨左缘（第 $2 \sim 5$ 肋间）位；

②心尖位；

③剑突下位；

④胸骨上窝位。

（1）左心室长轴断面：将探头置于胸骨左缘第 3、4 肋间，探查平面与右胸锁关节和左乳头连线平行，声束几乎垂直向后。

（2）心底短轴断面：将探头置于胸骨左缘 2、3 肋间，探查平面与左肩和右肋弓连线平行，即与心脏长轴垂直，声束通过主动脉根部及其瓣膜。

（3）二尖瓣水平左心室短轴断面：将探头置于胸骨左缘 3、4 肋间，探查平面与左肩和右肋弓连线平行，与心脏长轴垂直，声束通过二尖瓣。

（4）心尖四腔心断面：探头置于心尖搏动处，探查平面平分心脏四腔，声束指向右胸锁关节。

（5）剑突下四腔心断面：将探头置于剑突下，探查平面通过心脏四腔，声束指向左肩。其特点为：

①显示的结构与心尖四腔心断面相似。

②房间隔显示较完整，很少出现假性中断现象，弥补了心尖四腔心断面的不足，故此断面为观察房间隔缺损的最佳切面。

（6）胸骨上窝主动脉弓长轴断面：将探头置于胸骨上窝，探查平面呈右前左后方向（即通过主动脉弓长轴），声束尽量朝下。

2. 正常 M 型超声心动图

主要对心脏及大血管进行超声测量。

正常 M 型超声心动图主要在胸骨左缘左心室长轴断面图上，将取样线对准所须检查的结构，即可获得该结构的 M 型超声心动图。

①1 区：乳头肌水平心室波群；取样线对准乳头肌；

②2a 区：腱索水平心室波群；取样线对准二尖瓣腱索；

③2b 区：二尖瓣前、后叶波群；取样线对准二尖瓣前、后叶；④3 区：二尖瓣前叶波群；取样线对准二尖瓣前叶；

⑤4 区：心底波群；取样线对准主动脉根部及主动脉瓣。

（1）M 型超声心动图常见波形

①二尖瓣波形：正常二尖瓣前叶形成舒张期向前（向上）、收缩期向后（向下）的双峰曲线。二尖瓣后叶曲线与前叶曲线呈镜面关系，两者收缩期合拢成 CD 段，舒张期分开，后叶开成一振幅较低的"w"形曲线。A 峰：心室舒张期末，心房收缩，左心房血液向左心室主动充盈，使二尖瓣前叶向前移动的顶点（为二尖瓣前叶活动的次高点）。C 点：心室开始收缩，二尖瓣前、后叶关闭的接合点。D 点：二尖瓣前叶向前开放的起点。E 峰：心室舒张期，二尖瓣前叶开放活动的顶点医学影像诊断学（为二尖瓣前叶活动的最高点）。F 点：心室舒张期，血液快速充盈左心室而形成旋流，使二尖瓣前叶回缩的最低点，此时二尖瓣处于半开放状态，形成轻轻微摆动的 FG 段。

②心底波形：主动脉根部及主动脉瓣波形。主动脉根部前、后壁呈两条平行的、同向运动的曲线，两条曲线收缩期向前（向上），舒张期向后。在主动脉前、后壁之间可见主动脉瓣的活动曲线，收缩期瓣膜分开为盒状（其

中，向前的为右冠瓣，向后的为无冠瓣），舒张期瓣膜闭合为一条直线

③肺动脉及肺动脉瓣波形：在心底短轴断面图上，将取样线对准肺动脉瓣后叶，可获得肺动脉瓣后叶的活动曲线。由 a 波、bc 段、de 段构成，a 波为右心房收缩引起瓣叶的后向运动．bc 段为右心室收缩致肺动脉瓣迅速开放；de 为舒张期瓣叶关闭形成段，e 点为肺动脉瓣关闭点

（2）测量方法与正常值

①左、右心室内径：在 2a 区心室波形中测量，同时测量室间隔及左心室后壁的厚度和搏动幅度以及右心室内径。心室收缩期内径：23～36mm。左心室舒张期内径：37～53mm。右心室内径：10～20ram。室间隔厚度（舒张期）：7～11mm。左心室后壁厚度（舒张期）：8～12mm。左心室后壁搏动幅度：9～14mm。右心室壁厚度：3～5mm。

②左心室流出道宽度：在 3 区二尖瓣前叶波形中测量室间隔左室缘到二尖瓣前叶 C 点上缘间的垂直距离，同时可测量二尖瓣前叶的漂浮幅度（DE 幅度）和 EF。

左心室流出道宽度：21～35mm。DE 幅度：17～28mm。EF 斜率：70～190mm/s。

③右心室流出道和左心房内径：在 4 区心底波形测量，同时可测量主动脉内径、主动脉瓣开放幅度。右心室流出道：22～33mm。左心房内径：20～32mm。主动脉内径：22～36mm。主动脉开放幅度：16～26mm。

④肺动脉瓣：在肺动脉瓣后叶波形中测量 a 波深度，bc 幅度 a 波深度：2～6mm。bc 幅度：12～15mm。

3. 多普勒超声心动图

主要观察心脏及血管内的血流情况。

（1）多普勒血流检测仪的类型和检查方法：①频谱多普勒诊断仪（脉冲多普勒探测仪、连续多普勒探测仪）；

②彩色多普勒血流显像仪。

脉冲多普勒探测仪：

1 优点：能确定异常血流的部位（定位功能）；

②缺点：不能确定高速血流的速度。

连续多普勒探测仪：

1 优点：能够测定高速血流的速度；

②缺点：对异常血流无法定位。

彩色多普勒血流显像仪：是在二维超声心动图上叠加上彩色的血流频移信号，从而显示出心脏及大血管内的彩色血流的分布图像。

（2）血流多普勒的分析

①血流时相：频谱多普勒和彩色多普勒结合心电图可以观察各个波形的出现及持续时间，了解这些血流信号位于心动周期的某一时相。

②血流方向：频谱多普勒曲线上，波形分布在零位基线上下。位于基线上方的为正向频移信号，表示血流朝向探头；位于基线下方的为负向频移信号，表示血流背向探头。彩色多普勒成像中，红色表示朝向探头的正向血流，蓝色表示背离探头的负向血流。

③血流速度与彩色辉度：频谱多普勒中，频移的幅度代表血流的速度，幅度越大，速度越快。彩色多普勒成像中，血流速度的大小用红蓝两色的辉度级来显示。速度越快，色彩越亮。

④频谱离散度和多彩镶嵌图像：频谱多普勒中，频谱离散度系指多普勒频谱图上某一瞬间曲线在纵坐标上的宽度，它代表取样容积内红细胞速度的分布范围。层流：指取样容积内红细胞流动的速度和方向基本一致，正常血管及瓣膜口的血流均为层流。其离散度小，频谱窄，与基线间为一空窗。湍流或涡流：指取样容积内红细胞流动的速度和方向均不一致，血流通过异常狭窄处即形成湍流或涡流。其离散度大，频谱明显变宽，与基线间的空窗消失，呈充填的频谱图。

彩色多普勒成像时，层流显示色调单一的红色或蓝色；湍流或涡流显示出正红、负蓝多种信号同时出现的多彩镶嵌的图像。

⑤血流范围：彩色多普勒成像中，可以清楚地显示着色血流的分布

范围。

三、基本病变的影像学表现

（一）异常 X 线

表现心脏大血管病变时，普通 X 线检查是根据心脏、大血管和肺循环的改变，结合病理生理的必然联系，综合分析、推断可能存在的病变及其病变部位、性质和程度。

1. 心脏形态的异常

一般指在后前位上心脏和大血管的形态改变，可分为二尖瓣型、主动脉型、普大型、移形型。

2. 各房室增大

心脏增大包括心肌肥厚与心腔扩大两方面，单纯凭 X 线平片不易绝对区别肥厚与扩大，但 X 线片上所见的心室增大常是由扩张所引起。

（1）左心室增大：X 线所能反映的心室增大大多已累及流人和流出道。左心室增大的 X 线表现：

1 后前位：左室段向左下延长，心尖部明显低于右心膈角，相反搏动点上移；左心缘变得膨凸，心影向左、向下扩展；有时左室段的上段膨凸非常明显，成为左心室大的一个重要征象。心脏增大明显时，心脏向右逆时针旋转，肺动脉段凹陷明显，主动脉弓开大，构成"主动脉型"心脏。

2 左前斜位：心脏后缘下段向后、向下膨凸，与脊柱阴影重叠。

③左侧位：心后缘下段向后下膨凸，心后间隙缩小，食管与左心室之间的正常三角间隙消失，正常可见的下腔静脉被左心室掩盖而缩小或消失。

左心室增大常见于高血压病、主动脉瓣病变、二尖瓣关闭不全、室间隔缺损和动脉导管未闭等。

（2）右心室增大：右心室增大时，一般先向前、向左上增大，继之向下膨凸。右心室增大的 X 线表现：

1 后前位：肺动脉段平直或隆起，肺动脉段延长，相反搏动点下移，横径增宽；心尖可由右室构成，显示圆钝、上翘。右心室增大时，心脏发生顺时针旋转，主动脉弓缩小，肺动脉段凸出，构成"二尖瓣"型心脏。

2 左前斜位：心前缘下段向前膨凸，使心前间隙下部缩小，室间隔切迹向后上方移位。心后缘向后凸出，最突出点位置较高，与左心室增大不同。

3 右前斜位：心前缘明显膨凸，心前间隙缩小或消失；肺动脉和漏斗部隆起。

④侧位：心前缘与前胸壁接触面增大。

右心室增大常见于二尖瓣狭窄、肺源性心脏病、肺动脉狭窄、肺动脉高压、心内间隔缺损及法洛四联症等。

（3）左心房增大：左心房位于心脏的后上方，其后方紧贴食管，左、右支气管骑跨于其上。左心房增大主要发生于体部。左心房增大的方向一般先向后、向上，继之向左、右膨凸。左心房增大的 X 线表现：

1 后前位：于心脏阴影之内右上方可见一类圆形密度增高影，左心房继续增大向右膨凸见心右缘呈双重边缘，称"双心房影"；向左膨凸，左心耳增大突出于左心缘肺动脉段和左心室之间，并形成单独凸出之弧形影，左心缘出现四个弧段影。

2 右前斜位：左心房向后增大时，食管中段受压移位，据受压程度分轻、中、重三度。

3 左前斜位：心后缘上段左心房向后上膨凸，与左主支气管之间透明带消失，左主支气管向后上方移位并变窄。

④侧位：左心房段向后压迫食管。

左心房增大主要见于二尖瓣病变和各种原因引起的左心衰。另外，先天性心脏病中动脉导管未闭及室间隔缺损也可见。

（4）右心房增大右心房增大首先于心耳部，向右前方膨凸。但右心房增大在 X 线片上很难判断。右心房增大的 X 线表现

①后前位：右心房增大使右心缘向右凸出，且长度增加，右心房/心高比率大于50%，上腔静脉扩张，右上纵隔阴影增宽。

②前斜位：右心耳增大，使心前缘上段向上膨凸延长，有时与其下的心室有"成角现象"。

③右前斜位：心后缘下段向后膨凸。

右心房增大见于右心衰竭、房间隔缺损、三尖瓣病变和心房黏液瘤等。

（5）心脏普遍性增大：在大多数心脏病变中，最后均能导致多个心腔增大，心脏普遍性增大。X线表现：心影向两侧增宽，心脏横径增大，心前和心后间隙均缩小，服钡后食管呈普遍性受压移位。

心脏普遍性增大常见于累及全心的心肌损害、大量心包积液及风湿性多瓣膜病变等。

3. 主动脉的异常

主动脉的异常有主动脉增宽、伸长和迁曲；主动脉细小；主动脉位置异常；搏动改变及动脉壁钙化等。

4. 肺血管的改变

了解肺部X线表现对了解肺、心功能及疾病的诊断和预后有重要价值。

（1）肺充血：肺充血是肺动脉内血流量增多，也称肺血增多。常见于：

①左向右分流先天性心脏病，如房间隔缺损，室间隔缺损，动脉导管未闭等；

②亦可见于心排血量增加的疾病，如体循环的动静脉瘘、甲状腺功能亢进等。

X线表现为：

①两侧肺门阴影增大，肺动脉段凸出，右下肺动脉干扩张；②肺血管纹理增多、增粗，边缘清楚；

③肺门血管搏动增强，透视下有时可见扩张性搏动，称"肺门舞蹈"；

④肺野透亮度正常。

（2）肺少血：肺动脉血流量减少，也称肺血减少。

见于：

①右心排血受阻或兼有右向左分流的先天性心脏病，如肺动脉狭窄、法

洛四联症等；

②肺动脉阻力增加，压力升高，如原发性及各种重度继发性肺动脉高压；

③肺动脉分支本身的重度狭窄、阻塞性病变，如肺动脉血栓栓塞等。

X线表现：

①肺血管纹理变细，稀疏，肺野异常清晰；

②肺门血管影变小，右下肺动脉变细或正常；

③肺动脉段平直或凹陷，凸出者多为狭窄后扩张；

④在严重肺少血时，肺门动脉显著缩小或消失，被无肺门形态的粗乱血管影所取代，肺野也有粗细不均的血管纹理或星网状纹理，是支气管动脉等体动脉所构成的侧支循环血管的表现。

（3）肺淤血：肺淤血是由于肺静脉血流回流受阻，使血液滞留在肺静脉系统内。

常见于：

①左心房阻力增加，如二尖瓣狭窄、左心房内肿瘤等；

②各种原因所致的左心衰竭；及肺静脉阻力增加，如各种先天性、后天性疾病所致的肺静脉狭窄、阻塞等。

X线表现为：

①上肺静脉扩张，自两侧肺门起始部向上走行的血管影，呈鹿角状；而下肺静脉收缩或正常，为肺血重分布的表现；

②肺血管纹理普遍增多增粗，边缘模糊，以两肺中、下野明显伴小斑点状阴影；

③肺门影增大亦较模糊，透视下缺乏搏动；

④肺门透明度降低如同薄纱遮盖，与肺充血不同。

（4）肺循环高压：包括肺动脉高压与肺静脉高压，许多情况可能引起其中之一或二者同时存在。

①肺动脉高压：肺动脉压力升高，收缩压和平均压分别超过 4.00kPa

（30mmHg）和2.67kPa（20mmHg），称肺动脉高压。引起肺动脉高压的原因主要有：肺动脉血流量增加，左向右分流畸形；心排血量增加的疾患；肺小动脉阻力增加，多为肺血管分支本身的疾患；肺胸疾患，如肺气肿、肺纤维化等。X线表现为：肺动脉段突出；肺门增大；近肺门肺动脉分支扩张，外围的纹理纤细、稀少，形成肺门"残根"征；透视下见肺门血管搏动增强；右心室肥厚、增大。

②肺静脉高压：肺静脉压超过3.33kPa（25mmHg）时，除有肺淤血，液体渗出在肺间质或（和）肺泡内，表现为肺水肿，可分为间质性肺水肿与肺泡性肺水肿。

间质性肺水肿：除有肺淤血的表现外，还有周围肺间隔线（Kerley线，克氏线），为各种在不同部位的小叶间隔水肿增厚、积液投影的间隔线。常见有克氏B线，表现为肺下野近胸膜处2～3cm长、1～2mm厚横行线状影。肺门模糊轻度增大，肺门附近较大支气管横断面可因周围水肿而管壁增厚。胸膜水肿和胸腔少量积液。间质性肺水肿和肺淤血为同一病理过程的不同阶段，有时难以截然分开。

肺泡性肺水肿：多为片状、均匀的密度增高影，边缘模糊，分布无特殊，但其分布与体位有关，主要在低垂的部位，具有分布与消散易变的特点。可表现为以两肺门为中心的"蝶翼状"，也可为广泛弥漫性分布，还可局限于某一叶、段。

5. 心血管造影异常

（1）心脏造影异常：心脏造影的异常所见主要有体积异常、交通异常、瓣膜异常、形态异常、位置异常。

（2）冠状动脉造影异常：冠状动脉造影异常有开口异常、异常交通、血管狭窄等。

（二）异常超声、CT和MRI表现

1. 心脏超声、增强CT和MRI可显示心肌厚薄、心肌回声、密度和信号的改变、心肌运动的异常、心腔大小及心腔内回声、密度和信号的改变。

2. 心包

（1）心包缺损：超声、CT 和 MRI 均可显示心包缺损和可能合并的其他畸形。

（2）心包积液：正常心包腔含有 20～30ml 液体。超声和 CT 扫描很容易发现心包积液，少至 50ml 的液体即可检出。超声表现为在心脏周围出现液性暗区，其形态可随体位的改变而改变。CT 表现为一水样密度带环绕心脏，而使壁层心包与心脏的距离加大。渗出液在 MRI 的 SE 序列 T1WI 上呈低信号，血性积液或心包积血时，则可呈中、高信号，T_2WI 上呈均匀高信号。

（3）心包增厚和钙化：心包厚度在 5～20mm，部分增厚的心包内可出现钙化。超声示心包不均匀性增厚，回声增强。CT 扫描因其良好的密度分辨力而成为检测钙化最敏感的检查方法，并能准确定位钙化的部位和范围。MRI 可显示心包增厚，对钙化的显示不如 CT。

（4）心包新生物：增强 CT 扫描常更有利于观察心包肿瘤的大小和范围，并能区分是大量渗出所致的心脏压塞还是肿瘤直接侵犯心包合并腔静脉阻塞。MRI 所见为心包内异常信号团块影，SE 序列 T_1WI 上为混杂信号，T_2Wl 呈高信号。

3. 大血管的异常

（1）位置的异常：CT 平扫和增强扫描与 MRI 均可显示大血管位置的异常。如迷走右锁骨下动脉、右位主动脉弓等。

（2）管径的异常：主动脉瘤二维超声心动图和 CT 扫描可直接显示出主动脉内径增大的部位、范围和程度。而主动脉缩窄或狭窄则表现为管腔内径变小。MRI 可获取沿血管走行方向的切层，观察到血管全程管径的变化及主要分支受累的情况。

（3）回声、密度和信号的异常：血管壁的钙化，CT 表现为高密度影，CT 值可达 200HU 以上。在主动脉夹层时，超声心动图主要表现为主动脉壁内血肿产生的内膜片以及由此形成的真假腔。CT 增强扫描可区分真、假腔及内膜片。CT 平扫时还可见内膜片的钙化。MRI 血流信号的改变直接起因于血流速度的改变，如在主动脉夹层时因真假腔内血流速度不同而在 sE 脉冲序列扫描可见血管内流空信号的改变。

4. 冠状动脉的异常表现 CT 能清楚地显示冠状动脉的钙化及其程度，表现为动脉壁的高密度影。冠状动脉 CTA 和 MRA 可显示其主要分支的局限性狭窄。

第二节　先天性心脏病

先天性心脏病是胎儿期心脏及大血管发育异常而致的先天畸形，是小儿最常见的心脏病。先天性心脏病可按病理生理的血流动力学改变分为左向右、右向左与无分流三类；按临床分为发绀与无发绀二型；按 X 线片肺血情况分为肺血增多、肺血减少与肺血无明显改变三类。

一、房间隔缺损

【概述】

先天性房间隔缺损，简称房缺，是先天性心脏病中最常见病变之一。房间隔缺损属无发绀心房水平的左向右分流的先天性心脏病。包括第一孔型（即原发孔型）和第二孔型（即继发孔型）。临床上以第二孔型最为常见，根据缺损部位不同可分为卵圆窝型、下腔型、上腔型和混合型四型。

通常情况下，左心房压力高于右心房压力，因此，当有房间隔缺损时，左心房的血液分流入右心房，使右心房、右心室及肺血流量增加，加重了肺循环负担，导致右心房、右心室心肌肥厚、心腔扩大，肺血流量持续增高导致肺动脉高压，严重时出现心房水平双向分流或右向左分流。

一般临床症状出现较晚可有劳累后心悸、气促、易患呼吸道感染，重度肺动脉高压者可有发绀。查体于胸骨左缘第 2、3 肋间闻及 2~3 级的收缩期吹风样杂音。

【影像学表现】

1. X线表现

（1）X线平片：

①肺血增多；

②心脏增大呈"二尖瓣"型，多为中度以上增大；右心房、右心室增大；

③肺动脉段多呈中度以上明显凸出，肺门动脉搏动增强，透视下可见"肺门舞蹈"征象；

④主动脉结、左心室缩小或正常；

⑤有明显肺动脉高压时，肺动脉呈残根样改变，右心室明显增大。

（2）心血管造影：左心导管检查，左心房充盈后右心房立即显影，是心房水平左向右分流的直接征象。右心导管经间隔缺损进入左心房；当右心房压力增高并大于左心房时，右心房造影可见分流，左心房提前显影。

2. 超声

可在剑突下四腔心、心尖四腔心和主动脉水平的短轴断面图观察。

（1）二维超声心动图：出现房间隔局部回声中断，缺损断端回声增强、增粗，并可出现明显的左右摆动现象。同时可见右心房、右心室增大，右心室流出道扩大，肺动脉增宽，搏动增强。

（2）M型超声心动图：在2a区波形中测量到右心室增大。在4区波形中测量到右心室流出道扩大。

（3）多普勒超声心动图：对发现小的房间隔缺损具有重要的价值。可以通过彩色血流成像观察左心房向右心房分流的过隔彩色血流，亦可通过频谱多普勒在缺损的右房侧测及过隔血流（在收缩期和舒张早期均可测到）。

3. CT和MRI CT平扫难以直接显示缺损的部位和大小，诊断价值不大。MRI的SE脉冲序列可多方位、多层面直接显示房间隔有中断，利用快速成像序列MRI电影能在SE序列清楚地显示有无左向右分流的血流情况。

【诊断要点、鉴别诊断及检查方法的比较】

1. 诊断要点

①临床症状较轻，无发绀，胸骨左缘第2、3肋间收缩期吹风样杂音；

②X线检查，肺血增多，右心房、右心室增大；

③二维超声心动图可观察房间隔缺损的大小及范围，多普勒超声心动图可明确由左心房向右心房分流的过隔血流。

2. 鉴别诊断超声心动图多可明确诊断。

3. 检查方法比较超声心动图对房间隔缺损有肯定的诊断价值；X线检查对肺血改变观察较好；房缺较少应用CT和MRI检查。

二、法洛四联症

【概述】

法洛四联症是发绀型先天性心脏病中最常见的一种畸形。居发绀型右向左分流先天性心脏病的首位。法洛四联症包括肺动脉狭窄、室间隔缺损、主动脉骑跨和右心室肥厚。20%～30%伴右位主动脉弓。血流动力学变化是由于肺动脉狭窄（为右心室漏斗部肌肉肥厚呈管状或环状狭窄）和室间隔缺损，心脏收缩期大部分血射向主动脉，且肺动脉狭窄越重，通过缺损的室间隔右向左分流量也就越大，使主动脉管径增粗，右心室射血受阻而肥厚。肺动脉内血量减少。漏斗部下方的局限性环形狭窄与肺动脉瓣膜之间形成的局限性扩张，称之为第三心室。

临床表现中常有发绀，出生后4～6个月出现，且随年龄增大而加重；并出现气短，蹲踞现象，缺氧性晕厥；胸骨左缘可闻及收缩期杂音及震颤，肺动脉第二音减弱或消失。

【影像学表现】

1. X线表现

（1）平片：典型表现是：

①肺血减少，两肺门血管影细小，严重时可见两肺门区及下肺野杂乱无章、粗细不均的侧支循环影；

②心影呈"木靴状"，肺动脉段凹陷，心尖圆隆、上翘；如有第三心室则肺动脉段可平直；

③主动脉升弓部不同程度增宽、突出；20%～30%的病例合并右位主动脉弓。

（2）心血管造影

①左室和主动脉提早显影：右心室造影可在收缩期时左心室及主动脉几乎同时或稍后提早显影，主动脉前移跨在室间隔之上，升主动脉扩张。

②肺动脉狭窄：漏斗部狭窄呈管道状或局限性狭窄，后者在狭窄远端与肺动脉瓣之间可见第三心室；瓣膜狭窄收缩期可呈鱼口状突向肺动脉；肺动脉主干及其左右分支常较细小。

③可显示室间隔缺损及右心室肥厚。

2. 超声

可在左心室长轴断面图及主动脉瓣水平短轴断面图上观察。

（1）二维超声心动图：在左心室长轴断面图上可见主动脉增宽、右移并骑跨在室间隔之上，主动脉前壁与室间隔不连续，出现缺损，右心室流出道狭窄。在主动脉短轴断面图上显示漏斗部狭窄，或肺动脉瓣及其左、右肺动脉处有狭窄或缩窄。右心室肥厚。

（2）M型超声心动图：在2a区波形中测量到右心室增大，室壁增厚，室间隔增厚及左心室缩小。在4区波形中测量到左心房缩小，主动脉增宽。

（3）多普勒超声心动图：可见在收缩期左、右心室血流均进入主动脉；肺动脉狭窄处的彩色血流束变细及其远端五彩镶嵌色血流。

3. CT和MRI

MRI能够显示复杂型先天性心脏病的解剖异常。

【诊断要点、鉴别诊断及检查方法的比较】

1. 诊断要点

①出生后数月出现发绀，有典型杂音；

②X线平片示肺少血，心影呈靴形；

③超声心动图可直接显示室间隔缺损的范围，和动脉骑跨、肺动脉狭窄及血流动力学改变，多能做出明确诊断；

④必要时行心脏造影。

2. 鉴别诊断

一般诊断不难，但应注意与右心双出口、大动脉转位、单心室等鉴别。

3. 检查方法比较首选超声检查，必要时行 MRI 及心脏造影检查。

第三节　获得性心脏、大血管病

一、风湿性心脏病

【概述】

风湿性心脏病分为急性风湿性心脏病与慢性风湿性心脏病二个阶段，后者为急性期后遗留下的心脏瓣膜病变，以二尖瓣狭窄最为常见，常并有关闭不全。

二尖瓣狭窄时，左心房血液进入左心室受阻，左心房内压力增高，致左心房增大，肺静脉各毛细血管压力增高，引起肺静脉和肺毛细血管扩张、淤血。为保持正常的肺动、静脉压差，建立有效的肺循环，肺动脉平均压必须上升，持续增高的肺动脉高压可致右心室负荷加重，右心室肥大和扩张。当并有关闭不全时，左心室收缩除将大部分血液推入主动脉外，有部分血液回流到左心房，使左心房充盈度和压力增加，因而发生扩张，而左心室也因额外的左心房回流血液，产生容量的过负荷，因而左心室扩张。

临床上以劳累后心悸、气短、咳嗽等主要表现，严重的可出现端坐呼吸、咯血、肝大、下肢水肿及颈静脉怒张。心尖区闻及舒张期隆隆样较局限杂音。心电图示左心房扩大、右心室肥厚或心房纤颤。

【影像学表现】

1. X 线表现

（1）X 线平片：二尖瓣狭窄的基本 X 线表现是左心房增大，右心室增大，伴有肺淤血及不同程度的肺动脉高压，伴有二尖瓣关闭不全时还有左心室增大。

（2）心血管造影：可显示二尖瓣狭窄及二尖瓣关闭不全，但为创伤性检查，少用。

2. 超声

可通过左心室长轴断面图、心尖四腔心和二尖瓣水平的短轴断面图来观察二尖瓣的改变。二尖瓣狭窄表现如下。

（1）二维超声心动图：主要表现为二尖瓣活动度受限，瓣口变小，瓣膜增厚，回声增强。当二尖瓣体部病变较轻，而二尖瓣口部粘连较重时，二尖瓣前叶可呈"圆顶形"改变，即呈吹气球样向左心室突出。可见左心房增大，右心室增大。

（2）M 型超声心动图：二尖瓣前叶呈"城墙样"改变，前、后叶开放幅度减低，当重度狭窄时，舒张期二尖瓣前、后叶呈同向运动，前、后叶曲线会增粗。在 4 区波形中测量到左心房增大，在 2a 区波形中测量到右心室增大。

（3）多普勒超声心动图：通过二尖瓣的血流速度明显加快，进入左心室后会形成涡流。故在彩色血流成像中，二尖瓣口部的血流呈现红黄为主的五彩镶嵌色，并且色彩明亮；在频谱多普勒中，将取样容积置于二尖瓣口左心室侧，可测到经二尖瓣口部的舒张期血流速度增快，达到 1.5m/s（正常不超过 1.2m/s）。

3. CT 和 MRI 较少用于瓣膜病变的检查。

【诊断要点、鉴别诊断及检查方法的比较】

1. 诊断要点

①二尖瓣狭窄者心尖区有舒张期隆隆样杂音；

②X 线平片为肺淤血，左心房、右心室增大；

③二维超声心动图表现为二尖瓣活动度受限，瓣口变小，瓣膜增厚，回声增强，二尖瓣前叶可呈"圆顶形"改变；M 型超声心动图示二尖瓣前叶呈"城墙样"改变，舒张期二尖瓣前、后叶呈同向运动。

2. 鉴别诊断

诊断不难，应注意是否有关闭不全和多瓣膜病变。

3. 检查方法比较 X 线平片多能结合临床做出诊断；超声的诊断价值很大，能直接显示瓣膜的情况，有相当的特异性。MRI、心脏造影必要时可做补充检查。

二、冠状动脉粥样硬化性心脏病

【概述】

动脉粥样硬化累及冠状动脉，导致冠状动脉管腔狭窄、闭塞而引起心肌缺血，而导致心绞痛等一系列临床症状的称为冠状动脉粥样硬化性心脏病，简称冠心病。

病理上冠状动脉粥样硬化主要侵犯主干和大支，引起管腔狭窄以致阻塞；粥样瘤破损，表面粗糙易于形成血栓；以左冠状动脉的前降支近心段最常见，次为右冠状动脉和左旋支。

冠状动脉狭窄可产生缺血，缺血的心肌有间质纤维化及小的坏死灶，重度的冠状动脉狭窄或出血及血栓栓塞形成管腔完全阻塞，该部心肌因营养不足产主急性坏死则为急性心肌梗死；急性梗死后数周或数月，肉芽组织、结缔组织代替了原来的心肌以致该区心肌变薄弱，不能抵挡心腔内的压力的冲击而产生局部向外膨隆，形成室壁瘤；心室破裂，室间隔穿孔和乳头肌断裂也是急性严重的心肌梗死的并发症，可致急性衰竭而死亡。

临床表现主要是心绞痛发作；严重、频发、持续时间长的心绞痛，一旦发生左心衰竭，可有呼吸困难、咳嗽、咯血及夜间不能平卧等。心电图可有 T 波倒置，持续出现 ST 段升高，进而出现深大 Q 波；急性心肌缺血可使心脏突然停搏而猝死。

【影像学表现】

1. X 线表现

（1）X 线平片表现

①隐性冠心病和心绞痛患者一般无异常表现，如有左心室增大，多合并

有高血压。

②心肌梗死：部分病例的心脏和肺循环可显示异常：梗死区搏动异常；心影增大多呈主动脉型心脏，心影中度以上增大；左心衰竭时有肺淤血及肺水肿。梗死区附近的心包和胸膜可以产生反应性炎症和粘连。

③室壁瘤：左心室缘局限性膨凸；左心室增大，左心室缘的搏动异常及钙化。

（2）冠状动脉血管造影：显示管腔狭窄或闭塞，管腔不规则或有瘤样扩张；严重狭窄或闭塞形成侧支循环，通过侧支循环逆行充盈，可显示出狭窄或闭塞的范围；狭窄近端血流缓慢，狭窄远端显影和廓清时间延迟；闭塞近端管腔增粗和血流改道，闭塞远端出现空白区或（和）逆行显影的侧支循环影。

2. CT、MRI

多排螺旋 CT 冠状动脉增强扫描法的三维重建技术及 CT 仿真内镜技术，可良好地显示冠状动脉内腔、测量冠状动脉的直径，显示粥样硬化斑块。冠状动脉钙化灶多表现为沿冠状动脉走行的斑点状、条索状影，亦可呈不规则轨道状或整支冠状动脉钙化。

冠状动脉磁共振血管成像（MRA）能较好地显示左主干、右冠状动脉和左前降支的近段。MRI 能良好地显示心室壁的形态、厚度及信号特征。如长期缺血引起心肌纤维化时，左心室壁普遍变薄、信号降低、运动减弱等；急性心肌梗死在 T_2WI 上呈较高信号，增强后 T_1WI 呈明显高信号等。

3. 超声

（1）M 型及二维超声心动图可显示心肌结构及运动异常表现。

（2）多普勒超声心动图可显示左、右冠状动脉影像，并可获得冠状动脉主干血流频谱，这为无创性观察冠脉血流和冠脉储备功能提供了重要途径。

（3）超声心动图还可显示冠心病的合并症的改变。如室壁瘤、假性室壁、乳头肌功能不全、左心室血栓形成。

【诊断要点、鉴别诊断及检查方法的比较】

1. 诊断要点

①临床有心绞痛及心电图改变；②冠状动脉造影示冠状动脉主支及分支的狭窄和（或）闭塞即可确诊。

2. 鉴别诊断

一般诊断不难，但应注意并发的诊断。

3. 检查方法比较 X 线平片无明显价值，冠状动脉造影有最重要的诊断意义，可以确诊是否有狭窄或闭塞，也可显示心肌梗死区的相反搏动现象。冠状动脉 CTA 能显示主支近段，可作为冠状动脉粥样硬化性心脏病的筛选检查手段。超声对观察室壁运动异常很有价值，MRI 对心肌缺血及其程度的评价有一定的帮助。

第四节　心包疾病

心包为一坚韧的纤维浆膜囊，包裹心脏和大血管根部，心脏包膜分为脏层和壁层，脏层紧贴心脏，壁层下部附着于横膈的中心腱，两侧与纵隔胸膜疏松相连接。正常心包腔内有 15～50ml 液体。

一、心包炎和心包积液

【概述】

心包炎是心包膜脏层和壁层的炎性病变，可分为急性和慢性，前者常伴有心包积液，后者可继发心包缩窄。急性心包炎以非特异性、结核性、化脓性、病毒性、风湿性等较为常见。

临床表现：心前区疼痛，呼吸困难，水肿及心脏压塞症状；面色苍白或发绀，乏力等；体征有心包摩擦音，心界扩大，心音遥远；颈静脉怒张，肝大和腹水等。

【影像学表现】

1. X 线

干性心包炎、300ml 以下少量心包积液，在 X 线平片可无明显改变。中等量到大量积液：心影向两侧增大呈球形或烧瓶状，心缘各段界线消失，上纵隔影增宽变短，心膈角锐利；心尖搏动减弱或消失，主动脉搏动正常；肺野清晰，肺纹理减少或正常，左心衰时出现肺淤血。

2. 超声、CT 和 MRI 如第一节所述。

【诊断要点、鉴别诊断及检查方法的比较】

1. 诊断要点

①临床有心前区疼痛，心脏压塞症状；

②X 线平片示心影增大如球形或烧瓶状，心缘各弧段界线消失；③超声示心脏周围的液性暗区，CT 和 MRI 示心脏周围的液性密度和信号。

2. 鉴别诊断

大量心包积液须与扩张型心肌病、三尖瓣下移畸形等进行鉴别。

3. 检查方法比较超声、CT 和 MRI 均可很好地显示心包积液，超声简便易行是首选；CT 和 MRI 同时有助于对纵隔的了解；MRI 则更可对积液的性质进行观察。

二、缩窄性心包炎

【概述】

急性心包炎心包积液吸收不彻底，可遗留不同程度的心包肥厚、粘连。缩窄性心包炎心脏舒张受限，右心室受压，使腔静脉回流受阻；左心室受压，进入左心室血量减少，心排血量减少；二尖瓣口被纤维包绕时可引起肺循环淤滞、左心房增大等。

临床表现中多有急性心包炎病史；颈静脉怒张、腹水、下肢水肿伴心悸、气短、咳嗽、呼吸困难等。

【影像学表现】

1. X 线

①心影可正常或稍增大；心影多呈三角形，心缘变直，各弓分界不清，心脏边缘不规则；或呈怪异状；

②心包增厚部位心脏搏动明显减弱或消失；

③心包钙化：呈线状、小片状或带状，多见于右心房室前缘、膈面和房室沟区，广泛者大片包围心影如甲壳称盔甲心，为特征性表现；

④上纵隔影增宽；可有胸膜增厚和胸腔积液；

⑤累及左侧房室沟致左心舒张受限时，左心房可增大，有肺淤血表现。

2. CT 和 MRI　心包增厚或弥漫性或局限性，各部位增厚的程度可不均匀，可在 5 ~ 20mm。CT 平扫能很好地显示心包内钙化，特别是平片不能显示的钙化灶。MRl 能较好地显示左、右心室腔缩小，心室缘及室间隔僵直并有轻度变形等。

3. 超声

（1）M 型及二维超声心动图：心包不均匀性增厚，回声增强，室壁在舒张中晚期活动受限，双心房增大，而心室腔正常或稍减少，下腔静脉扩张。

（2）多普勒超声心动图：各瓣膜中血流频谱随呼吸发生变化，吸气时主动脉瓣口和肺动脉瓣口收缩期血流速度减小；二尖瓣口舒张期血流频谱呼气时峰值流速低于吸气时峰值流速。

【诊断要点、鉴别诊断及检查方法的比较】

1. 诊断要点

①临床心脏压塞（心包填塞）表现；

②X 线平片、CT 见心包钙化影等；

③超声心动图可以观察到心肌活动受限情况及血流变化情况。

2. 鉴别诊断不难，有时要与心肌病进行鉴别，以 MRI 检查最有鉴别意义。

3. 检查方法比较

超声检查可以观察到心肌活动受限情况及血流变化情况。CT 能更好地显示心包增厚和平片不显示的钙化，及上、下腔静脉情况。MRI 可显示心室壁及心室壁运动，对本病与限制性心肌病的鉴别最有价值。

第五节　大血管疾病

一、主动脉瘤

【概述】

主动脉某部病理性扩张称主动脉瘤。按病理与组织结构分真性动脉瘤、假性动脉瘤。真性动脉瘤由动脉壁的三层组织结构组成；假性动脉瘤是由动脉破裂后形成的血肿与周围包裹的结缔组织所构成。按动脉瘤形态可分为囊状、梭形和混合型。据病因分为粥样硬化、感染性、先天性、创伤性、大动脉炎、梅毒性等。

临床表现中常见有胸背痛，可持续性或阵发性；主动脉瘤的压迫症状：压迫气管、食管、喉返神经及上腔静脉等。

【影像学表现】

1. X 线

（1）X 线平片：纵隔阴影增宽或形成局限性肿块影，呈梭形或囊状影，从各种体位观察均不与主动脉分开；肿块有扩张性搏动；瘤壁钙化可呈线状、弧形、片状及斑片状；主动脉瘤压迫或侵蚀周围器官的征象。

（2）心血管造影：胸主动脉造影可使主动脉瘤直接显影，显示瘤体的形态、范围及主动脉与周围血管的关系；瘤囊内如有对比剂外渗，为动脉瘤外穿。

2. 超声

超声心动图检查，如发现主动脉超过近端正常主动脉宽度的30%就应考虑主动脉瘤。假性动脉瘤表现为包块中心为囊性，周围为强回声或回声不均的血栓组织，瘤体与血管腔有交通，并有血流通过。

3. CT 和 MRI　CT 和 MRI 可显示动脉瘤的大小、形态、部位及与瘤体周围结构的关系，及瘤壁钙化、附壁血栓、主动脉瘤渗漏或破入周围组织脏器等

（图 4—26）。

【诊断要点、鉴别诊断及检查方法的比较】

1. 诊断要点

①X 线平片显示不能与主动脉分开的局限性纵隔肿块影，有扩张性搏动；

②胸主动脉造影、超声、CT 及 MRI 均可直接显示动脉瘤。

2. 鉴别诊断一般无需鉴别诊断

3. 检查方法比较

心血管造影、超声、CT 及 MRI 均可直接显示动脉瘤的大小、形态、部位与瘤体周围结构的关系，但心血管造影是有创检查。

二、动脉夹层

【概述】

动脉夹层为主动脉壁中膜血肿或出血，病因尚不清楚，重要因素为高血压。主动脉腔内的高压血流灌人中膜形成血肿，并使血肿在动脉壁内扩展延伸，形成所谓"双腔"主动脉。多数在主动脉壁内可见二个破口，一为人口，一为出口；少数没有破口，为主动脉壁内出血。病理是按 DeBaKey 分型，工型夹层广泛，破口在升主动脉；Ⅱ型局限于升主动脉，破口也在升主动脉；Ⅲ型局限或广泛，破口均在降部上端。

临床表现：急性者有突发的剧烈胸痛，严重者可发生休克，夹层血肿累及或压迫主动脉主支时肢体血压、脉搏不对称，如血肿外穿可有杂音和心脏压塞征。慢性者可无临床表现。

【影像学表现】

1. X 线

（1）疑有动脉夹层者一般不选用平片检查。

（2）行胸主动脉造影可观察夹层范围和病变全貌，对比剂在真腔通过主动脉管壁内破口喷射、外溢或壁龛样突出等。当对比剂进入假腔后，在真假腔之间可见线条状负影，为内膜片。但为创伤性检查，现少用。

2. 超声

超声心动图主要表现为主动脉壁内血肿产生的内膜片以及由此形成的真假腔。内膜片很薄，在心动周期有不同程度的摆动。内膜片将血管腔分为真、假两腔，一般真腔受压较小，假腔较大；多普勒超声心动图见真腔血流信号强，流速较快。

3. CT 和 MRI 增强 CT 可显示主动脉夹层的各种征象，主要优点为显示内膜钙化灶内移，假腔内血栓，及血液外渗、纵隔血肿、心包和胸腔积血等。MRI 通过自旋回波（SE）和梯度回波（GRE）电影显示，可分别用于观察夹层的解剖变化和血流动态，大视野、多体位直接成像，无需对比增强，即可明确显示内膜片、内破口，显示真假腔、腔内血栓及分支受累主要征象，能满足分型的诊断要求。

【诊断要点、鉴别诊断及检查方法比较】

①X 线平片主动脉增宽，主动脉壁（内膜）钙化内移，心影增大；②心血管造影、超声、CT 和 MRI 均能很好显示真假腔、内膜片及假腔内血栓等，但心血管造影为有创检查。一般无需鉴别诊断。

三、肺栓塞

【概述】

肺栓塞是肺动脉分支被栓子堵塞后引起的相应肺组织供血障碍。常见的栓子来源是下肢和盆腔的深静脉血栓，如血栓性静脉炎、手术后、创伤后、长期卧床不动及慢性心肺疾患等，少数来源于右心附壁血栓、骨折后的脂肪栓子和恶性肿瘤的瘤栓。

肺栓塞的病理改变取决于肺血液循环状态和栓子的大小、数目。当肺的某一分支栓塞后，肺组织因支气管动脉的侧支供血而不发生异常，栓子较小未能完全堵塞动脉分支时也不易发生供血障碍。

多数肺栓塞病人无明显临床症状，或仅有轻微的不适。部分病人可表现为突发的呼吸困难和胸痛。肺动脉大分支或主干栓塞或广泛的肺动脉小分支栓塞可出现严重的呼吸困难、发绀、休克或死亡。

【影像学表现】

1. X 线

（1）X 线平片：病变累及肺动脉主干及大分支，其所分布区域示有肺血减少，肺纹理缺如，或仅有少许杂乱的血管纹理，肺野透明度增高。病变累及外围分支少数可无异常征象；伴肺动脉压增高表现。

（2）肺动脉造影：

①肺动脉分支内的充盈缺损或截断；

②肺局限性血管减少或无血管区，相应区域的血灌流缓慢；③小分支多发性栓塞引起肺动脉外围分支纡曲，突然变细，呈剪枝样改变；

④继发肺动脉高压和肺心病时，肺动脉主干和大分支扩张，周围分支变细。但对外围小分支的小血栓有时只能显示肺动脉高压，而不见直接征象。

2. 超声、CT 和 MRI 超声对肺动脉栓塞作用不大。CT 检查肺动脉内栓子的显示是诊断肺栓塞最可靠的直接征象。肺门区较大肺动脉栓塞平扫时左右肺动脉、肺动脉上干及下干内可见高密度或低密度病灶。高密度为新鲜血栓，低密度为陈旧血栓。增强扫描血栓部位表现为长条状及不规则形态充盈缺损区，其 CT 值明显低于其他部位。MRI 靠近肺门的较大肺动脉呙的栓子可被检出、确诊。

【诊断要点、鉴别诊断及检查方法的比较】

1. 诊断要点

①临床有血栓性深静脉炎病史；

②X 线平片局部肺血减少伴肺动脉高压表现；

③增强 CT 见长条状及不规则充盈缺损；

④部分病例须行肺血管造影，显示为充盈缺损、管腔狭窄或闭塞及肺动脉高压表现。

2. 鉴别诊断据影像学表现，结合临床表现，多可确定诊断。

3. 检查方法比较肺血管造影仍为诊断肺栓塞最可靠的检查方法，但为一创伤性检查。CT 和 MRI 对肺门区较大动脉栓塞的诊断有帮助。

第二章 肺、胸膜与纵隔的影像学诊断

第一节 诊断基础

一、检查方法及其价值

（一）X线摄影

1. 胸部摄影

由于胸部是人体组织结构自然对比最佳的部位，所以X线摄影是胸部疾病最常用的检查方法。常规的摄影体位包括：

（1）正位：通常采取后前位，站立位前胸壁靠胶片，双臂内收，X线自背部穿入。

（2）侧位：正常是左侧胸壁靠片，如有病变则患侧侧胸壁靠片，双手抱头，X线从健侧摄入。

（3）前弓位：为立位摄片，胸部前弓，用于显示肺尖部及与锁骨、肋骨重叠的病变。

（4）前后位：通常是病人病情很重不便于站立，X线自前胸穿入，胶片置于背侧。

2. 胸部透视也是胸部疾病较常用的方法，尤其是在观察心脏、大血管搏动状态、肺内病变囊实性鉴别及膈肌运动、纵隔摆动等方面很有价值，但透视图像清晰度较差，不易观察细微病变，以及射线剂量较大等原因，目前应用有减少的趋势。

3. 特殊摄影如高千伏摄影，它是指应用高于 120 kV 电压进行摄影的检查方法，特点是穿透力强，有助于纵隔病变及心影后病变的显示，但目前应用亦很少。其他特殊摄影基本不使用。

4. 造影检查血管造影主要用于检查肺动脉瘤、肺动静脉瘘及血管发育异常性疾病；支气管造影主要用于支气管扩张的确诊，目前也很少使用，基本被 CT 或高分辨率扫描 CT（HRCT）检查所替代。

（二）CT

1. CT 平扫

是指不使用对比剂的常规扫描，扫描范围从肺尖至肺底，层厚 7～10mm。通常使用肺窗观察肺，使用纵隔窗观察纵隔及软组织。

2. CT 增强

通常使用高压注射器经静脉快速注射对比剂后再进行扫描，多在 CT 平扫发现病变的基础上应用。可用于鉴别病变是否为血管性、明确纵隔病变与心脏大血管的关系以及了解病变血供的情况，以鉴别病变的良、恶性。

3. 高分辨率计算机断层扫描（HRCT）

其技术要点是使用薄层（1～2mm）扫描、缩小视野（FOV）、提高扫描条件（如 mA），以及采用高分辨率重建算法（即骨重建）等。主要应用于观察肺部小病灶的细微结构、弥漫性肺间质病变以及支气管扩张的诊断等。

（三）MRI

1. 检查方式

常用的扫描序列包括自旋回波（SE）、反转恢复及饱和恢复序列，以 SE 序列最常用，常规应用 SE 序列 T_1WI 和 T_2WI。

2. 扫描断面

MRI 可不改变病人体位直接进行三维方向的扫描成像。根据检查需要可以先行横断面扫描，再辅以冠状面和矢状面扫描；心脏还可以进行沿心脏轴线的斜位扫描等。

3. 肺血管成像技术包括时间飞越法（TOF）和相位对比法（PC）。TOF是利用流动相关增强效应，PC法是利用血流中的相位效应。还可以静脉注射对比剂后再进行肺血管 MRI，称为 CE—MRA。

（四）超声

超声波不能通过含气的肺组织，难以观察到深层肺组织的结构及病变，仅可对肺浅表部位某些病变的观察有些意义，故临床上超声检查一般不用于肺部病变的诊断。但超声对胸腔积液及纵隔肿瘤的诊断有一定作用。

二、正常影像解剖

（一）X 线平片

1. 胸廓包括软组织和骨骼。

（1）软组织：①胸锁乳突肌与锁骨上皮肤皱褶：前者自两侧颈部向内下斜行，呈倒"八"字，两侧对称，外缘清晰；后者为锁骨上缘 3～5mm 宽的条状软组织影，与锁骨平行；②胸大肌：位于两肺中野中外带的扇形略高密度影，下缘清楚，并斜向腋部皮肤皱褶；③女性乳房及乳头：两肺下野对称性半圆致密影，下缘清晰，并向外上延伸至腋部；在第 5 前肋间水平，有时可见小圆形致密影，多两侧对称，为乳头影。

（2）骨骼：①肋骨：肋骨的形态呈后高前低的走行特点，一般第 6 肋骨的前端相当于第 10 肋骨后端的高度，第 1～10 肋骨前端借肋软骨与胸骨相连。肋骨常见的变异有三种：即颈肋、叉状肋和肋骨联合。②锁骨：两侧基本对称，呈横"S"形，内侧缘与胸骨柄构成胸锁关节，其内端下缘有半圆形凹陷，称"菱形窝"，为菱形韧带附着处。③肩胛骨：位于两肺野外上方，有时内缘可重叠在肺野上外带，不要误为胸膜病变。④胸骨：由胸骨柄、体及剑突构成，柄体交界处向前突出称胸骨角，相当第 2 肋前端。⑤胸椎：正位片上除上位 4 个胸椎可显示外，其他均与纵隔影重叠，横突影有时可见。

（3）胸膜：胸膜分为两层，包裹肺和叶间的部分为脏层，与胸壁、纵隔及膈相贴者为壁层，两者之间为潜在的胸膜腔。正常胸部后前位平片上有时可显示水平裂胸膜，表现为从腋部第6肋骨水平向内止于右肺门外约1cm处的水平细线影。①斜裂：在侧位片上，斜裂胸膜表现为自后上（第4、5胸椎水平）斜向前下方的细线状致密影，在前肋膈角后2～3cm处与膈肌相连，正常情况多不能显示。一般左斜裂起点位置较高，在第3～4后肋端水平（图3-1A）。②横裂（水平裂）：位于右肺上叶和中叶之间，起自斜裂中点，向前水平走行达前胸壁。

2. 肺

（1）肺野：充满气体的两肺脏在X线胸片上表现为均匀一致的较透明的区域称为肺野。为了便于指明疾病的部位，通常将两侧肺野分别划分为上、中、下野和内、中、外带共九个区域。横的划分是分别在第2、4肋骨的前端下缘划一水平线，则将肺野分为上、中、下三野；纵的划分是分别将两侧肺纵行分为三等份，即将肺野分为内、中、外带。

此外，习惯上将第1肋圈外缘以内部分称肺尖区，锁骨以下至第2肋圈外缘以内的部分称为锁骨下区。

（2）肺门：肺门影是指肺动脉、肺静脉、支气管和淋巴组织在X线片上的总合投影。肺门位于两肺中野的内带区域，一般左侧肺门较右侧高1～2cm。两肺门均可分为上、下两部，右肺门上、下两部之间相交形成钝的夹角，称为肺门角，而左侧肺门无肺门角。

侧位时，两肺门大部重叠呈逗号形，右肺门略偏前，前缘为上肺静脉干，后上缘为左肺动脉弓，逗号拖长的尾巴由两下肺动脉干构成。

（3）肺纹理：在胸部X线片上自肺门向外呈放射分布的树枝状影，称肺纹理（lung mark—ings），主要由肺动脉和肺静脉组成。肺动脉纹理影一般密度较高，分支逐渐变细，分支呈锐角，呈放射状走行；而肺静脉纹理影密度较淡，分支不甚均匀，分支角较大，略呈水平状走行。

（4）肺叶：肺叶是解剖学概念，肺野是影像学概念。肺叶是由叶间胸膜分隔而成，右肺分为上、中、下三叶，左肺分为上、下两叶。副叶是由副裂深入肺叶内而形成，属于肺分叶的先天变异，常见的有奇叶、下副叶（心后叶）等。

在胸部正位 X 线片上，上叶下部与下叶上部重叠，中叶与下叶下部重叠。侧位胸片上，上叶位于前上部，中叶位于前下部，下叶位于后下部，彼此无重叠。

（5）肺段：肺叶由 2~5 个肺段组成。每个肺段有其单独的肺段支气管，肺段通常呈圆锥形，尖端指向肺门，底部朝向肺的外围，肺段之间无明显的边界。

肺段的名称与其相应的支气管名称一致，右肺上叶分为尖段、后段和前段，中叶分为外段和内段，下叶分为背段、内基底段、前基底段、外基底段和后基底段；左肺上叶分为尖后段和前段，舌叶分为上段和下段，下叶分为背段、前内基底段、外基底段和后基底段。

各肺段在其相应的肺叶中具有较为固定的位置，熟悉其位置有助于判断病变发生的位置。

（6）肺小叶：肺小叶是肺组织的最小单位，每个小叶的中部有小叶支气管及小叶动脉进入。小叶与小叶之间有小叶间隔，其内由疏松结缔组织构成，有小叶静脉及淋巴管走行其中，一个小叶的直径为 10~25mm。

右肺：1. 尖段；2. 后段；3. 前段；4. 外段；5. 内段；6. 背段；7. 内基底段；8. 前基底段；9. 外基底段；10. 后基底段

左肺：1+2. 尖后段；3. 前段；4. 上舌段；5. 下舌段；6. 背段；7+8. 前内基底段；9. 外基底段；10. 后基底段

（7）肺实质与肺间质：肺实质是指具有气体交换功能的含气间隙及结构，包括肺泡管、肺泡囊、肺泡及肺泡壁。肺间质是指肺的结缔组织所构成的支架和间隙，包括肺泡间隔、小叶间隔、支气管及血管的周围组织。

3. 气管和支气管

（1）气管：上缘相当于第 6~7 颈椎水平，起于喉部环状软骨下缘，下界相当于第 5~6 胸椎水平，分为左、右主支气管。气管长为 10~13cm，宽为 1.5~2.0cm，气管分叉的角度为 60°~85°，一般应该不超过 90°。

（2）支气管及分支：右侧主支气管较短粗，长1~4cm，走行较为陡直，与中线的夹角为20°~30°；而左侧主支气管较细长，长4~7cm，与中线交角为40°~55°。

各叶段支气管的分支与命名：详见表2—1。

表2－1 两侧肺脏各叶段支气管的分支与名称

	右　肺		左　肺
上叶支气管	1. 尖支 2. 后支 3. 前支 中间支气管	上叶支气管	上部 　1+2. 尖后支 　3. 前支 舌部 　4. 上支 　5. 下支
中叶支气管	4. 外支 5. 内支		
下叶支气管	6. 背支 7. 内基底支 8. 前基底支 9. 外基底支 10. 后基底支	下叶支气管	6. 背支 7+8. 前内基底支 9. 外基底支 10. 后基底支

4. 纵隔

纵隔位于胸骨之后，胸椎之前，介于两肺之间，上至胸廓入口，下达膈肌，两侧为纵隔胸膜和肺门。纵隔有较多分区的方法，目前采用较多的为九分区法，即在侧位胸片上将纵隔划分为前、中、后和上、中、下九个区。

前纵隔位于胸骨后，心脏、升主动脉和气管之前的狭长三角形区域。中纵隔相当于心脏、主动脉弓、气管和肺门所占据的区域。食管前壁为中、后纵隔的分界线，故食管以后及胸椎旁的区域为后纵隔。纵隔横的划分是以胸骨柄、体交界处至第4胸椎体下缘划一连线，再过肺门下缘划一条与之平行的连线（相当于第8胸椎椎体下缘），则将纵隔分为上、中、下三个区域。

5. 膈 膈位于胸、腹腔之间，左右均呈圆顶状，一般右膈顶位于第6前肋水平，比左膈高1~2cm，多数在左膈下可见半圆形的低密度影即胃泡。膈的圆顶一般位于偏内侧及偏前方约1/3处，其在前、外、后侧形成肋膈角，在内侧形成心膈角。膈肌平静呼吸运动幅度1~2.5cm，深呼吸可达3~6cm。

膈肌的变异包括局限性膈膨出和"波浪膈"。

（二）CT

1. 胸壁

胸壁的组成包括软组织和骨骼。前胸壁的外侧有胸大肌与胸小肌覆盖，在女性可见乳房，其内的腺体组织在脂肪影衬托下呈树枝状或珊瑚状致密影。后胸壁肌肉包括脊柱两旁的背阔肌、斜方肌、大小菱形肌、肩胛提肌以及肩胛骨周围的肩胛下肌、冈下肌等。

胸骨柄呈前凸后凹的梯形，胸骨体呈长方形，胸骨剑突多呈三角形致密影。胸椎在 CI、上可分辨为椎体、椎板、椎弓、椎管、横突、棘突、小关节和黄韧带。肋骨从椎体两侧发出由后上向前下斜行，故在 CT 横断面上可同时显示多根肋骨的部分断面。第 1 肋软骨钙化影往往可突向肺野内，应注意鉴别勿认为是肺内病变。

2. 纵隔

CT 显示纵隔内结构明显优于 X 线。主要通过纵隔窗来观察纵隔内的结构，也分为前、中、后纵隔三部分。

（1）前纵隔：位于胸骨后方，心脏大血管之前，主要有胸腺组织、淋巴组织、脂肪组织和结缔组织。胸腺位于上纵隔血管前间隙，分左、右两叶，形似箭头。10 岁以下胸腺外缘多隆起，10 岁以上外缘常凹陷，20～30 岁外缘平直，密度低于肌肉，30～40 岁胸腺密度明显降低。

（2）中纵隔：为心脏、主动脉及气管所占据的部位。中纵隔结构包括气管与支气管、大血管及其分支、膈神经及喉返神经、迷走神经、淋巴结及心脏等。心脏内血液与心肌密度相等，所以不能区分。在 CT 横断面上心脏四腔的位置关系是，左心房位于心脏后上方，右心房居右，右心室居前，左心室位于前下偏左。在左、右心膈角区有时可见三角形心包脂肪垫影。

中纵隔淋巴结多数沿气管、支气管分布，主要有气管旁淋巴结、气管支气管淋巴结、奇静脉淋巴结、支气管肺淋巴结、隆突下淋巴结等。CT 可显示正常淋巴结，直径多小于 10mm。一般前纵隔淋巴结较多，隆突下淋巴结较大。通常将淋巴结直径 11～14mm 视为临界性，≥15mm 视为病理性，≥20ram 多为恶性或转移性。CT 不能显示走行于纵隔内的神经。

（3）后纵隔：为食管前缘之后，胸椎前及椎旁沟的范围。后纵隔内有食管、降主动脉、胸导管、奇静脉、半奇静脉及淋巴结等。

3. 肺　两肺野可见由中心向外围走行的肺血管分支，由粗变细；上下走行或斜行的血管则表现为圆形或椭圆形的断面影。肺动脉的断面直径与伴行的支气管管径相近。有时在仰卧位 CT 检查时，由于血液分布及动力等因素，在下胸部层面的后部血管相对粗于前部，血管影边缘模糊，常出现两侧性弧形略高密度影，这种现象称为肺血容积坠积效应，不要误为病变，改为俯卧位检查则消失。

A. 胸锁关节层面：1. 无名动脉；2. 右侧头臂静脉；3. 气管；4. 左颈总动脉；5. 左侧头臂静脉；6. 左锁骨下动脉

B. 主动脉弓层面：1. 上腔静脉；2. 气管；3. 主动脉弓；4. 食管

C. 主动脉窗层面：1. 上腔静脉；2. 奇静脉；3. 气管分叉；4. 升主动脉；5. 主肺动脉窗；6. 降主动脉

D. 主肺动脉层面：1. 升主动脉；2. 右肺动脉；3. 主肺动脉；4. 左肺动脉

E. 左心房层面：1. 升主动脉；2. 右心房；3. 左心房；4. 右心室；5. 降主动脉

F. 四腔心层面：1. 右心窜；2. 右心房；3. 左心房；4. 室间隔；5. 左心室

肺门影主要由肺动脉、肺叶动脉、肺段动脉以及伴行的支气管与肺静脉构成。分为右肺门与左肺门，右肺动脉在纵隔内分为上、下肺动脉，然后继续分出肺段动脉分支；左肺动脉跨越左主支气管分出左上肺动脉后延续为左下肺动脉。肺静脉包括两上肺静脉干和两下肺静脉干，均汇入左心房。

A.1I 气管；2. 右上叶尖段支气管 B. 1. 气管隆突；2. 右上叶支气管；3. 肺纹理 C. 1. 右中间段支气管；2. 左主支气管 D. 1. 右中间段支气管；2. 左

上叶支气管 E. 1. 右中叶支气管；2. 右下叶支气管主干；3. 左下叶支气管主干 F. 1. 右下肺静脉干；2. 右下叶后基底段支气管；3. 左下叶后基底段支气管

4. 气管与支气管胸段气管 CT 呈圆形或椭圆形，与周围结构界限清楚。40 岁以上者气管壁软骨可发生钙化。部分气管的右侧后壁直接与肺相邻，此处气管壁厚度如超过 4mm 视为异常。

右主支气管短而粗（直径约 15mm），左主支气管细而长（直径约 13mm）。支气管走行与 CT 扫描层面平行时在肺窗上呈条形低密度影，垂直时呈圆形影，斜交时呈卵圆形低密度影。

5. 胸膜脏层胸膜向肺内伸入构成叶间裂，是 CT 上肺叶划分的主要标志，叶间裂走行多呈螺旋形。两斜裂在普通 CT 扫描时呈无肺纹理的"透明带"，而在 HRCT 扫描时呈高密度的"线状"影。通常左斜裂高于右侧，上部斜裂内侧高于外侧、凸面向后，下部斜裂外侧高于内侧、凸面向后。水平裂与 CT 扫描层面平行，呈三角形或椭圆形无或少肺纹理区。

A. 普通 CT 扫描，两侧斜裂表现为无肺纹理的条带状影（↓）；B. 高分辨率 CT 扫描，两侧斜裂表现为细线样高密度影（↑）

6. 肺段

肺段与肺段之间无明确分界。CT 图像上肺段的位置是根据肺段支气管及伴随的血管位置及其走行来进行判断的；肺段支气管及伴随的肺动脉位于肺段中心，而肺段静脉位于相邻肺段之间。一般肺段动脉分支位于同名支气管的前、外或上方，而肺段静脉主干则位于同名支气管的后、内或下方，多不与支气管并行。

肺小叶既是解剖单位又是功能单位。肺小叶包括小叶核心、小叶实质和小叶间隔三部分，HRCT 呈多边形或锥体形，底朝向胸膜，尖指向肺门。小叶核心为小叶肺动脉和细支气管，直径约 1mm；小叶实质主要为肺腺泡结构；小叶间隔由结缔组织和其中小静脉组成，长 10 ~ 25mm。

（三）MRI

1. 胸壁

胸壁肌肉在 T_1WI 和 T_2WI 上均呈较低信号（灰黑影），肌肉间可见线状脂肪影及流空的血管影。脂肪组织在 T_1WI 上呈高信号，为白影，在 T_2WI 上呈较高信号，显示为灰白影。

胸骨、胸椎、锁骨和肋骨周边骨皮质在 T_1WI 和 T_2WI 上均为低信号，中心的海绵状骨松质含有脂肪，显示为较高信号。

2. 纵隔前纵隔胸腺呈均质的信号，T_1WI 上信号强度低于脂肪，T_2WI 上信号强度与脂肪相似。气管与支气管均呈无信号区；纵隔内血管腔内也呈无信号，其轮廓由周围脂肪组织的高信号所衬托。淋巴结易于显示，T_1WI 上表现为均质圆形或椭圆形结构，通常前纵隔淋巴结、右侧气管旁淋巴结、右气管支气管淋巴结及隆突下淋巴结等易于显示。纵隔内神经不能显示。

3. 肺正常肺野基本呈黑影。肺纹理显示不如 CT，近肺门处可见少数由较大血管壁及支气管壁形成的支状结构。

由于肺血管的流空效应，肺动脉、肺静脉均呈管状无信号影，肺门部的支气管也呈无信号影，两者只能根据解剖关系进行分辨，但应用快速梯度回波序列时，则肺动、静脉均呈高信号影，有助于鉴别。

A. SE 序列 T_1WI 图像，两肺野呈无信号区，大血管及心腔亦呈无信号影（→）；B. 为快速梯度回波序列，大血管呈高信号影（→）

4. 横膈冠状面及矢状面能较好地显示横膈的高度和形态，其信号强度低于肝脾的信号强度，表现为弧形线状影；横断面上膈脚显示清楚，呈较纤细、向后凹陷的曲线状软组织信号影，前方绕过主动脉，止于第 1 腰椎椎体的外侧缘。

三、基本病变的影像学表现

（一）肺部病变

1. 渗出与实变

（1）X 线检查：渗出系指肺泡腔内的气体被血管渗出的液体或细胞成分部分所替代，如果完全替代则形成肺实变。X 线表现特点为：①病变呈较高密度影，边缘模糊不清，如扩展至叶间胸膜处则相应部位的边缘清晰锐利；②当病变扩展至肺门附近时，可在实变的密度增高阴影中显示含气的支气管影，称为空气支气管征（air bronchogram）；③病变中心密度较高而均匀，边缘部分较淡；④病变变化较快，经恰当治疗，1~2周内可吸收。

肺渗出多见于各种急性炎症、渗出性肺结核、肺出血及肺水肿等；肺实变常见于大叶性肺炎、支气管肺炎、肺泡肺水肿、肺梗死及肺结核等。

（2）CT检查：肺渗出病变在肺窗上呈略高密度的磨玻璃样影，其内可见肺血管纹理影。肺实变呈较均匀性高密度影，有时其内可见空气支气管征，但不能见到肺血管影靠近叶间胸膜处的边缘清晰。纵隔窗上渗出病灶可完全不显示，肺实变病灶的大小也较肺窗上有所缩小。

（3）MRI检查：由于对液体的显示较敏感，因此MRI对显示肺泡腔内的渗出性病变很有帮助，在T_1WI上表现为边缘不清的片状略高信号影，T_2WI上也呈较高信号影。

2. 增殖性病变

（1）X线检查：增殖性病变为肺的慢性炎症在肺组织内形成的肉芽组织，其主要病理特点是以成纤维细胞、血管内皮细胞和组织细胞增生为主。X线表现：①病灶多呈小结节状；②密度较高，边缘清楚，无融合的趋势；③动态变化缓慢。

（2）CT检查：表现为数毫米至1cm的小结节灶，密度较高，边界很清晰，有时似梅花瓣状。

3. 纤维化

（1）X线检查：纤维性病变为肺部慢性炎症，或增殖性病变在修复愈合过程中，纤维成分逐渐替代细胞成分而形成的瘢痕，可分为局限性和弥漫性两大类。局限者X线表现为结节、斑块、索条及线样僵直的致密影；弥漫性纤维化主要表现为弥漫分布的网状、线状及蜂窝样影，还可见到网状结节病变。

（2）CT检查：局限者表现为条索状僵直的高密度影，走行及分布均与肺纹理不同；弥漫者表现为自肺门向外伸展的线条、网状或蜂窝状影，有时在网状影背景上可见颗粒状或小结节影。

（3）MRI检查：比较大的条索状纤维化病灶在T_1WI和T_2WI上均呈中等或略低信号。

4. 钙化

（1）X线检查：钙化属于变质性病变，一般发生在退行性变或坏死组织内，也可见于良性肿瘤。X线表现特点是密度很高，边缘清晰锐利，大小及形状各不相同。肺结核及其淋巴结钙化最常见，呈斑点或片状；错构瘤典型钙化为"爆米花"样；矽肺的淋巴结钙化呈蛋壳样。

（2）CT检查：表现为形态多样、边界清楚的很高密度影，CT值常达100HU以上，可呈细粒状、结节状、层状等。层状钙化多为良性，"爆米花"状钙化多为肺错构瘤，肺门淋巴结蛋壳状钙化常见于尘肺（肺尘埃沉着病）。通常钙化在病灶中所占比例越大，良性的可能性就越大。CT显示钙化比X线、MRI检查敏感性高，HRCT检查更有助于小钙化灶的显示 。A. 左上肺错构瘤病灶内见"爆米花"状钙化及脂肪影（←）；B. 右下肺结核球病灶内见环形钙化（3）MRI检查：钙化通常呈无信号影，较大的钙化灶可表现为病灶内的信号缺损区。

5. 结节与肿块 （1）X线检查：肺内病灶直径小于或等于2cm者称为结节，大于2cm者称为肿块。肺内结节或肿块可单发，也可多发。单发者常见于肺癌、结核球、炎性假瘤等，多发者多见于肺转移瘤等。

良性肿块多有包膜，呈膨胀性生长，因此形态多呈球形，边缘清楚光滑；恶性肿块呈浸润性生长，形状不规整，边缘可出现分叶征、毛刺征、胸膜凹陷征等，较大的恶性肿瘤中央易发生坏死液化形成厚壁空洞，以鳞癌多见。结核球易出现钙化，周围常有卫星病灶。

（2）CT检查：①肿块的边缘：轮廓呈多个弧形凸起，弧形之间则凹入，两者形成分叶征，以肺癌多见；当肿块边缘出现不同程度棘状或毛刺状突起，则称为棘状突起或毛刺征；②肿块的内部结构：当出现直径1~3mm的透亮区时，称为空泡征或小泡征；当发现脂肪密度影则有助于肺错构瘤诊断；还可显示各种形态的钙化灶，CT 值多大于 100HU，良性肿块钙化多较大或呈环形、层状，恶性钙化多很小，呈颗粒或斑点状；③肿块的周围：与邻近的胸膜之间可见胸膜凹陷征；结核球周围常可见大小不等的小结节状卫星病灶；④增强检查：良性肿块可不强化或轻度均匀性强化，结核球呈周边环形强化；恶性肿瘤常为均匀强化或中心强化 。

（3）MRI 检查：MRI 信号取决于肿块内的成分，慢性肉芽肿、干酪结核或错构瘤等由于含有较多纤维组织与钙质，在 T_2WI 上呈低信号；而肺癌或转移瘤 T_2WI 多呈高信号。肿块内坏死腔在 T_1WI 上呈低信号，T_2WI 上呈高信号。

6. 肺内空洞与空腔

（1）X 线检查：空洞是肺内病变组织发生坏死液化后，经引流支气管排出后形成的透亮区。X 线表现分三种：①虫蚀样空洞，又称无壁空洞，为大片致密阴影中多发的边缘不规则的虫蚀状透亮区，最常见于干酪性肺炎；②薄壁空洞，洞壁厚度在 3mm 以下，洞壁为薄层纤维组织和肉芽组织等，内壁多光整，多见于肺结核，有时可见于肺脓肿及肺转移瘤等；③厚壁空洞，洞壁厚度超过 3mm，可见于肺结核、周围型肺癌及肺脓肿，后者常有液平面 。

空腔的概念是肺内生理腔隙的病理性扩大，如肺大疱、含气肺囊肿及肺气囊等。X 线表现为壁菲薄的无结构透明区，腔内一般无液体，囊壁周围肺野无实变。

（2）CT 检查：CT 在显示空洞的存在、空洞的大小与形态、空洞的壁及洞内情况等均优于 X 线。①空洞直径大于 3cm 者多为肿瘤，即癌性空洞，其特点是内壁可见壁结节，外壁不规则或呈分叶状；②空洞壁厚度小于 4mm 者多为良性病变，大于 15mm 者多为恶性病变；③偏心性空洞与壁之间形成半月形空气影，称为空气新月征，为空洞内曲菌球的特征，曲菌球可以随着体位的变化而移动，但总是处于近地位；④空腔病变，如肺囊肿、肺大疱等的囊壁很薄而均匀，周围肺野清晰。

（3）MRI 检查：空洞内气体在 T_1WI 和 T_2WI 均呈低信号影，空洞壁的信号则因病变性质而异。

7. 肺间质改变

（1）X 线检查：①较大支气管、血管周围间隙的病变表现为肺纹理增粗、模糊；②外围的间质改变呈网状、细线状或蜂窝样影；③有时可见到局限性线条状或索条状影及间隔 B 线等。

（2）CT 检查：CT 对肺间质病变的检出很敏感，尤其是 HRCT 更有价值。①线状影，为小叶间隔增厚，长 1～2cm；②胸膜下弧线影，长 2～5cm，位于胸膜下 1cm 以内；③蜂窝状影，为肺纤维化后期表现，位于两中、下肺野的胸膜下区，大小数毫米至数厘米 。

（3）MRI 检查：网状及细线状影多不能显示，较大纤维化病灶在 T_1WI 和 T_2WI 上呈中等信号。

（二）支气管病变

1. 阻塞性肺气肿

（1）X 线检查：阻塞性肺气肿是指终末细支气管以远的含气腔隙过度充气、异常扩大，多伴有不可逆性肺泡壁的破坏，分局限性和弥漫性阻塞性肺气肿。

局限性阻塞性肺气肿：是较大的支气管部分阻塞的结果。X 线表现为：一叶或一侧肺透明度增加，肺纹理稀疏，横膈和纵隔的位置可有或无移位（取决于肺气肿的范围与程度）。

弥漫性阻塞性肺气肿：X 线表现为：①桶状胸，肋骨平举，肋间隙增宽，胸廓前后径增宽；②两肺透明度增加，呼吸气相时肺的透明度改变不大，肺纹理稀疏、纤细、变直；③膈肌低平，活动度明显减弱；④心影居中狭长，呈垂位心型。

（2）CT 检查：①局限性阻塞性肺气肿表现为肺局部透明度增加，肺纹理稀疏，CT 比 X 线更敏感和更准确；②弥漫性阻塞性肺气肿表现为肺纹理稀疏、变细、变直，在肺的边缘处常可见肺大疱影。

2. 阻塞性肺不张

（1）X线检查：阻塞性肺不张系指支气管完全阻塞后，相应肺的部分或全部无气而不能膨胀，并导致肺体积缩小的状态，可发生在主支气管、叶或段支气管等。

一侧性肺不张：为一侧主支气管完全阻塞的后果。X线表现为：①患侧肺野呈均匀一致性密度增高影；②患侧胸廓塌陷，肋间隙变窄；③纵隔向患侧移位；④患侧膈肌升高；⑤健侧肺出现代偿性肺气肿。有时需要与一侧性大量胸腔积液鉴别。

肺叶不张：不同肺叶的肺不张可有不同的X线表现，但其共同的X线表现为：①不张的肺叶体积缩小，密度增高；②叶间裂向患处移位；③肺门及纵隔可不同程度向患部移位（根据肺不张的程度等）；④邻近肺叶可出现代偿性肺气肿。

（2）CT检查：①一侧性肺不张：肺叶体积缩小，呈边缘清晰的软组织致密影，增强可见明显强化，周围结构向患侧移位。②肺叶不张：各肺叶不张会出现不同表现，但均发生肺叶体积缩小（多呈三角形），密度均匀增高，叶间裂处边缘清晰；有时邻近结构出现轻度移位。CT增强检查有助于鉴别肿块影与肺不张。③肺段不张：多呈三角形，尖端指向肺门。

（三）胸膜病变

1. 胸腔积液

（1）X线检查：胸腔积液根据液体在胸膜腔内是否可以随体位移动，可分为游离性胸腔积液和局限性胸腔积液。

游离性胸腔积液根据液体量的多少可分为以下三种：①少量积液，是指积液量在250ml左右，在站立位胸片上仅表现为肋膈角变浅、变钝；②中量积液，积液的上缘呈典型的外高内低弧线影，即渗液曲线，是由于胸腔的负压、液体的重力、肺组织的弹性及液体的表面张力等因素共同作用而形成的；③大量积液，一般是指积液上缘达第2肋前端以上，表现为患侧肺野呈均匀致密影。

局限性胸腔积液包括以下三种：①包裹性积液：由于脏、壁层胸膜发生粘连使积液局限于胸膜腔的某一部位，称包裹性积液，多见于侧后胸壁。X线表现为自胸壁向肺野突出的半圆形致密影，上、下缘与胸壁呈钝角，边缘清晰，其内密度均匀。②叶间积液：液体局限于水平裂或斜裂的叶间裂内者称叶间积液。X线表现为沿叶间裂方向走行分布的梭形阴影，密度均匀，边缘清楚。③肺底积液：液体位于肺底与膈之间的胸膜腔内者称为肺底积液，右侧多见。X线表现为假性的"膈升高"，其圆顶最高点位于偏外 1/3 处，立位时向一侧倾斜 60。或取仰卧位检查可见游离性积液的征象（图 3—16）。

（2）CT 检查：①少量、中量游离积液，表现为后胸壁下弧形窄带状或新月形液体样密度影；②大量积液，表现为几乎整个胸腔均为液体样密度影所占据，肺被压缩于肺门处呈软组织影，纵隔向对侧移位；③包裹性积液，表现为自侧胸壁向肺野突出的凸透镜形液体样密度影，边缘清楚，两侧与胸壁夹角多为钝角；④叶间积液，表现为叶间裂走行区的梭形或带状液体样密度影（图 3—17）。

（3）MRI 检查：可以清晰地显示胸腔积液的存在，其 MRI 信号与液体内成分有关。非出血性积液在 T1WI 多呈低信号，T2WI 呈高信号；结核性胸膜炎积液由于蛋白含量较高在 T1WI 可呈中至高信号。

2. 气胸与液气胸

（1）X 线检查：①气胸：空气进入胸膜腔内称为气胸，进入胸腔的原因是脏层或壁层胸膜破裂。X 线表现为胸壁与被压缩的肺脏边缘之间的条带状无肺纹理含气区。②液气胸：胸膜腔内液体与气体同时存在称为液气胸。立位 X 线胸片表现为横贯胸腔的气液平面，内侧是被压缩的肺脏。

（2）CT 检查：①在肺窗上气胸表现为肺外侧带状无肺纹理的低密度透亮区，其内侧可见弧形的脏层胸膜呈细线状，肺组织有不同程度萎缩；②液气胸由于重力关系，液体分布于背侧，气体分布在腹侧，两者之间可见明显的液气平面及受压萎缩的肺边缘。

3. 胸膜肥厚、粘连及钙化

（1）X线检查：①轻度局限性胸膜肥厚、粘连多发生在肋膈角区，表现为肋膈角变浅、变平，透视下膈肌的运动轻度受限；②广泛胸膜增厚、粘连时，则出现患侧胸廓塌陷，肋间隙变窄，以及条带状致密影，膈顶升高变平，运动明显受限；③胸膜钙化表现为肺野边缘片状、不规则点状及条状高密度影。

（2）CT检查：①胸膜肥厚表现为沿胸壁的带状软组织影，厚薄不均，表面多欠光滑；当胸膜厚度大于2cm时应考虑为恶性可能；②胸膜钙化多呈点状、弧形或带状更高密度影。

第二节　支气管扩张

【概述】

支气管扩张症是指支气管径呈不同程度的异常扩张。少数为先天性，大多为后天性，好发于儿童及青壮年。主要发病机制为：①慢性感染引起支气管壁组织破坏；②支气管内分泌物淤积和长期剧烈咳嗽，引起支气管内压增高；③肺不张及肺纤维化对支气管壁产生的外在性牵引。

根据支气管扩张的形态可分为三型：①柱状型支气管扩张；②囊状型支气管扩张；③曲张型支气管扩张，以上类型可以混合存在。该病的临床三大主要症状为咳嗽、咳痰和咯血。

【影像学表现】

1. X线表现

目前常规X线胸片仅作为初选检查，轻度支气管扩张X线胸片可表现正常，重度支气管扩张可表现为肺纹理增粗模糊、"轨道征"、蜂窝肺等征象。

2. CT表现

①柱状型支气管扩张，表现为"轨道征"（支气管走行与CT层面平行

时）或"戒指征''（支气管与 CT 层面垂直走行时）；②囊状型支气管扩张，表现为多发囊状或葡萄串状阴影，如合并感染则囊内出现液面及囊壁增厚；③曲张型支气管扩张，由于扩张的支气管腔粗细不均，可呈念珠状；④如扩张的支气管腔内充满黏液栓，则表现为棒状或结节状高密度影，称"指状征"。

【诊断要点、鉴别诊断及检查方法的比较】

1. 诊断要点

①儿童及青壮年多见，临床表现为咳嗽、咳痰和咯血；②CT 表现为两肺下叶或右中叶、左舌叶好发，可出现"轨道征"和（或）"戒指征"、葡萄串状阴影、念珠状阴影（可伴有液面，提示继发感染）、"指状征"等征象。

2. 鉴别诊断

典型支气管扩张诊断不难，不典型者有时须与慢性支气管炎等鉴别。

3. 检查方法比较

目前常规 X 线检查仅作为初筛，其诊断价值有限；以往支气管碘油造影曾是该病诊断的"金标准"，但由于操作复杂、病人痛苦，已经逐渐废弃；目前 CT 检查，尤其是 HRCT 是确定支气管扩张的存在、类型和范围最理想的影像方法；MRI 亦无诊断价值。

第三节　肺炎性病变

一、大叶性肺炎

【概述】

大叶性肺炎是细菌性肺炎中最常见的一种，主要致病菌为肺炎链球菌，炎症多累及整个肺叶，某一阶段也可呈肺段分布。

病理改变分为 4 期：①充血期：发病后 12～24h，肺部毛细血管扩张、充血，有浆液性渗出液；②红色肝样变期：2～3d肺泡内以红细胞和大量纤维蛋白为主，肺组织切面呈红色；③灰色肝样变期：再过2～3d肺泡内主要为大量的白细胞，肺组织切面呈灰色；④消散期：发病1周后，肺泡内纤维蛋白渗出物溶解、吸收，肺泡重新充气。

本病在冬春季节发病多见，以青壮年好发。临床起病急，以突然高热、恶寒、胸痛、咳嗽、咳铁锈色痰为主要临床症状；血中白细胞总数及中性粒细胞明显增高。

【影像学表现】

1. X线表现与病理分期有关，一般较临床症状出现为晚。①充血期：可正常或仅表现为病变区肺纹理增强。②实变期（包括红色和灰色肝样变期）：表现为密度均匀的致密实变影，累及整个肺叶时呈相应肺叶形态的致密影，在叶间裂处边缘清晰，有时可见树枝状透亮影，称支气管充气征。炎症累及肺段时表现为三角形或片状致密影。③消散期：炎症可完全吸收或表现为不均匀的斑片影或少量纤维条索影，偶可机化演变成机化性肺炎。

2. CT表现

CT密度分辨率明显高于X线。①充血期：病变区可见磨玻璃密度阴影，边缘模糊；②实变期：表现为大叶或肺段分布的均匀致密影，容易显示支气管充气征；③消散期：呈散在的、大小不一的斑片影或少量条索影，最后可完全消失（图3—20）。

【诊断要点、鉴别诊断及检查方法的比较】

1. 诊断要点①青壮年发病，起病急，表现为高热、胸痛、咳嗽、咳铁锈色痰，血中白细胞总数及中性粒细胞明显增高；②典型X线及CT表现为大叶性或肺段分布的均匀致密影，部分病例可见支气管充气征；③经过抗感染治疗有效，约1周后病灶大部分吸收消散。

2. 鉴别诊断

有时需要与结核性大叶干酪样肺炎和不全肺不张等鉴别。结核性大叶干酪样肺炎在临床上具有肺结核的症状和实验室检查结果，在影像上表现为病灶内出现多发、大小不等的虫蚀样空洞，并在同侧或对侧肺野可见到支气管播散病灶。轻度的肺不张也呈均匀致密影，但其中多不会出现支气管充气征，肺叶体积常有不同程度缩小，叶间裂有移位或内凹。

3. 检查方法比较　X 线是本病基本和首选的检查方法，CT 在早期发现病变和不典型病例的鉴别诊断方面具有重要作用，MRI 和超声一般不用于大叶性肺炎的检查。

二、支气管肺炎

【概述】

支气管肺炎也称小叶性肺炎，多见于婴幼儿和老年与极度衰弱的病人。病理改变主要为支气管周围的肺实质炎症，病变范围为小叶性。临床发病急骤，有高热寒战、咳嗽及呼吸困难等。

【影像学表现】

1. X 线表现　①两肺中下野的内中带为好发区；②该区域肺纹理增多、增粗、模糊；③沿肺纹理分布斑片状模糊致密影，密度不均，有的可融合成大片影。同侧肺门淋巴结可增大。

2. CT 表现　①两肺中下部支气管血管束增粗；②可见大小不等的结节状及片状阴影；③在片状影之间可见 1～2cm 类圆形透亮阴影。

【诊断要点、鉴别诊断及检查方法的比较】

1. 诊断要点

①婴幼儿或老年衰弱病人，临床发病急骤，高热寒战、咳嗽及呼吸困难等。②X 线与 CT 表现为两肺中下部内中带区域肺纹理增粗模糊伴有结节或片状影。

2. 鉴别诊断

根据典型的影像学表现及临床特点不难诊断支气管肺炎，但细菌、病毒和真菌均可引起支气管肺炎，仅根据影像学表现，难于鉴别支气管肺炎的病原性质。

3. 检查方法比较　X 线是支气管肺炎的基本和首选的检查方法；CT 可以

早期发现病变，在显示小叶支气管部分阻塞引起的小叶过度充气或小叶肺不张等方面更有价值；MRI 诊断价值小。

三、间质性肺炎

【概述】

间质性肺炎是以肺间质炎症为主的肺炎，包括支气管壁、支气管周围的间质组织和肺泡壁。多见于小儿，常继发于麻疹、百日咳或流行性感冒等急性传染病。临床除原发急性传染病症状外，常出现气急、发绀、咳嗽等，但体征少。

【影像学表现】

1. X 线表现①两肺门及中下肺野区域内的肺纹理增粗、模糊，有时见网状影及斑片影；②伴有弥漫性阻塞性肺气肿；③可出现肺门影密度增高、模糊不清。

2. CT 表现①早期或轻症病例，表现为两侧支气管血管束增粗伴有磨玻璃样阴影；②重症者可伴有小叶性实变（斑片状阴影）；③肺门及纵隔淋巴结可有增大。

【诊断要点、鉴别诊断及检查方法的比较】

1. 诊断要点

①小儿发病，常继发于麻疹、百日咳或流行性感冒等急性传染病；②影像学表现为肺纹理增粗、网状及小结节阴影、肺门影增大模糊等。

2. 鉴别诊断

间质性肺炎主要应与支气管肺炎鉴别，后者以两肺中、下野散在小片状影为主要表现；有时还要与急性粟粒性肺结核鉴别。

3. 检查方法比较 X 线是支气管肺炎的基本和首选的检查方法，但有时可表现正常；CT 有助于发现早期和细微的病变，在该病的诊断中具有较大的作用，但结合临床更为重要。

四、肺脓肿

肺脓肿系由多种病原菌引起的肺部化脓性感染，早期为化脓性肺炎，继而发生坏死、液化和脓肿形成。临床表现为高热寒战、咳嗽咳痰（大量脓臭痰）、胸痛等。

影像学特点为：①化脓性肺炎阶段，表现为密度较高的片团状阴影，边缘模糊；②肺脓肿急性期，表现为肺内高密度阴影中央的厚壁空洞影，内壁多较光滑，腔内多可见较大的气液平面，洞壁外缘模糊；③肺脓肿慢性期，仍可见空洞，但洞壁逐渐变薄，洞腔变小，外缘较清楚，周围伴有较多索条状纤维病灶，也可出现胸膜肥厚等改变。

第四节 肺结核

肺结核是由结核杆菌在肺内所引起的一种常见的慢性疾病。肺内基本的病变性质可分为：①渗出性病变：可向好转愈合和进展恶化两个方面发展；该病变经治疗可完全吸收或残留少许纤维化改变；②增殖性病变：即结核性肉芽肿，须经纤维化才能愈合；③变质性病变：即干酪样病变，并可产生液化、形成空洞、沿支气管播散等，该病变须经钙化才能愈合。

肺结核病的转归取决于治疗和机体的免疫力。当机体抵抗力增强，并经过积极抗结核治疗时，则病灶缩小或消失，或经纤维化或钙化而治愈；当机体抵抗力低下，或未经适当治疗时，则病灶扩大，或干酪样坏死、形成空洞，或经支气管播散，或经淋巴及血液循环播散，使结核病变恶化。

肺结核临床表现个体差异很大。①有的可以无任何症状；②有的仅有咳嗽、咯血及胸痛；③有的还可出现全身中毒症状，表现为低热、盗汗、乏力、食欲减退和消瘦等。但总体上结核病的症状与体征均缺乏特异性。痰检找到结核菌或痰培养阳性及纤维支气管镜检发现结核病变是诊断肺结核的可靠根据。结核菌素反应阳性有助于小儿肺结核的诊断。

结核病的分类：目前采用中华结核病学会 1998 年 8 月制定的我国新分类法。

1. 原发型肺结核（Ⅰ型）：包括原发复合征和胸内淋巴结结核。

2. 血行播散型肺结核（Ⅱ型）：包括急性粟粒性肺结核和亚急性或慢性血行播散型肺结核。

3. 继发性肺结核（Ⅲ型）：包括渗出浸润为主、干酪为主和空洞为主型肺结核。

4. 结核性胸膜炎（Ⅳ型）。

5. 其他肺外结核（Ⅴ型）。

一、原发型肺结核（Ⅰ型）

【概述】

原发型肺结核多见于儿童和青少年，包括原发复合征和胸内淋巴结结核。原发复合征典型者包括肺内原发病灶、局部淋巴管炎和所属淋巴结炎，可呈哑铃状改变。胸内淋巴结结核根据边缘是否清楚又可分为炎症型和结节型。

【影像学表现】

1. X线表现

①肺内原发浸润病灶：以中、上肺野多见，呈局限性斑片状影，边缘模糊；②淋巴管炎：从原发病灶向肺门引流的一条或多条线样或条索状阴影；③肺门、纵隔淋巴结肿大：呈结节状或肿块状，边缘清楚或不清楚。

2. CT表现

CT更有助于早期发现肺内的原发小病灶；更清晰地显示肺门及纵隔淋巴结形态、大小、边缘轮廓和密度等。

【诊断要点、鉴别诊断及检查方法的比较】

1. 诊断要点

①儿童初次感染发病；②影像学典型者表现为中、上肺野斑片影、条索影及肺门、纵隔的肿大。

2. 鉴别诊断

原发型肺结核中典型的原发综合征结合临床不难诊断；如仅表现为胸内

淋巴结结核则需要与结节病及肺癌转移等鉴别，通过 CT 增强表现及结合临床有助于鉴别。

3. 检查方法比较 X 线是原发型肺结核基本和初选的检查方法，CT 在早期显示肺浸润病灶及胸内淋巴结肿大等方面明显优于 X 线；MRI 亦有助于肺门、纵隔淋巴结的显示。

二、血行播散型肺结核（Ⅱ型）

【概述】

血行播散型肺结核为结核菌经血行播散到肺内的结核。根据结核菌侵入血液循环的途径、数量、次数和机体的反应，此型又可分为急性粟粒性肺结核和亚急性或慢性血行播散型肺结核。

【影像学表现】

1. X 线表现①急性粟粒性肺结核典型表现为"三均匀"，即病灶大小一致、密度均匀、分布均匀；②亚急性或慢性血行播散型肺结核，典型表现为"三不均匀"，即病灶大小不一、分布不均匀、密度不均匀；病灶的分布以两上、中肺野为多，下肺野分布少；病灶密度有的为渗出性，有的已经硬结或钙化。值得提出的是在急性粟粒性肺结核初期，X 线检查可正常或仅可见肺纹理增强，大约 2 周才出现典型粟粒样结节．

2. CT 表现

尤其是 HRCT 更容易显示粟粒性病灶，对于早期急性粟粒性肺结核的显示优于 X 线平片。①急性粟粒性肺结核：典型表现为"三均匀"，即病灶的大小一致，直径 1～2mm 的小点状影；病灶的分布均匀，即两侧肺野以及每侧肺的上、中、下野分布均匀；病灶的密度均匀，均为渗出病灶，边界较清楚；②亚急性或慢性血行播散型肺结核：表现为病灶分布以上、中肺野为多，病灶的大小不一致，病灶的密度不均匀，即呈现出"三不均匀"的特点。此外，CT 对于显示小的钙化和空洞及胸膜改变也十分敏感和准确。

【诊断要点、鉴别诊断及检查方法的比较】

1. 诊断要点

①急性粟粒性肺结核临床病情较重；②影像学表现为典型的"三均匀"特征；③亚急性或慢性血行播散型肺结核表现为"三不均匀"。

2. 鉴别诊断需要与弥漫性肺泡癌、血行肺转移瘤、矽肺等鉴别。弥漫性肺泡癌病灶大小多不等，可出现胸腔积液、淋巴结肿大等征象；肺转移瘤多有原发癌病史，肺内呈界限清晰的大小不等结节影；矽肺结节以两肺中、下野内中带分布较多，边缘清晰，有淋巴结钙化。

3. 检查方法比较

急性粟粒性肺结核应首选 CT 或 HRCT 检查，有时 X 线胸片无异常发现或仅肺纹理模糊；X 线与 CT 检查对于亚急性或慢性血行播散型肺结核诊断均有很大价值。

三、继发性肺结核（Ⅲ型）

【概述】

继发性肺结核是成年人最常见的肺结核类型。其特点一是有好发部位，即两肺锁骨上、下区和下叶背段；二是病灶的多形性改变，即可出现浸润病变、增殖病变、干酪样病变、纤维化病变、空洞病变以及钙化与肿块样病变等。临床上可以无明显症状，也可表现为低热、盗汗、乏力、咳嗽、食欲减退和消瘦等。

（一）浸润型肺结核

【影像学表现】

1. X 线表现特点是征象多种多样，可以以一种为主或多种征象混合并存，主要可见以下 8 种征象：①局限性斑片状影，以两肺上叶尖段、后段及下叶背段多见；②大叶性干酪性肺炎；③增殖性病变，呈斑点状，边缘清晰，排列成"梅花瓣"或"树芽"状；④结核球，呈圆形或椭圆形，直径多 2~3cm，边缘清楚，密度多均匀，可见斑点、层状或环状钙化，有时周围肺野可见散在的纤维增殖性病灶，称为"卫星灶"；⑤结核性空洞，可呈薄壁空洞或厚壁空洞，常见一条或数条粗大条状阴影与空洞相连，为引流支气管；⑥支气管播散病变，同侧或对侧肺野沿支气管分布的斑片或结节状阴影，有时呈"树芽状"；⑦硬结钙化；⑧小叶间隔增厚。

2. CT 表现

CT 表现与 X 线类似，但在以下方面更有优势：①可发现病灶内的小空洞和小钙化；②显示支气管播散结核病灶的"树芽状"改变；③详细了解空洞壁的情况以及引流支气管是否通畅；④了解结核球的细节征象，以便与肺内其他肿块鉴别；⑤可显示支气管内膜结核的改变，与肺癌引起支气管狭窄不同的是其支气管狭窄范围更长，出现狭窄与扩张并存现象。

【诊断要点、鉴别诊断及检查方法的比较】

1. 诊断要点①病人年龄多为青年或中年；②有明确的好发部位，即两上肺尖段、后段及下叶背段；③浸润型肺结核病灶具有多形性的特点；④结核球有典型的影像学表现。

2. 鉴别诊断浸润型肺结核主要须与肺炎鉴别，后者临床及化验结果均有所不同，经抗炎治疗短期病变有吸收。结核球须与周围型肺癌、炎性假瘤、错构瘤等鉴别，肺癌发病年龄较大，形态不规则，有深分叶征、短细毛刺征、小泡征、胸膜凹陷征等；炎性假瘤多边缘光滑，密度均匀，无卫星病灶；错构瘤位置表浅，边缘清晰，可出现"爆米花"样钙化或脂肪成分。

3. 检查方法比较常规 X 线检查基本可以解决浸润型肺结核的大部分诊断问题，并在抗结核治疗后的随诊复查中成为主要检查方法。CT 可以发现胸片难以显示的隐蔽性病灶和小的空洞及播散病灶。MRI 检查在结核球与其他肺内肿物的鉴别诊断中有一定价值。

（二）慢性纤维空洞型肺结核

【影像学表现】

1. X 线表现①单侧或双侧肺的中、上部多发的空洞性病变；②广泛明显的纤维化病变以及继发性改变，如双肺上叶收缩硬化、肺门影上抬、肺纹理垂柳状、支气管扩张等；③常见支气管播散型病灶。

2. CT 表现 CT 表现基本同 X 线表现，显示支气管扩张及小的播散病灶更清晰。

【诊断要点、鉴别诊断及检查方法的比较】

1. 诊断要点

该型肺结核有三大病灶，即多发空洞、广泛纤维化病灶及支气管播散灶。

2. 鉴别诊断

主要须与矽肺并发结核鉴别，后者可见中、下肺野的矽肺结节肺门淋巴结蛋壳样钙化以及特殊的职业病史。

3. 检查方法比较 X 线与 CT 检查在该病诊断中均有十分重要的作用；MRI 检查少用。

四、结核性胸膜炎（Ⅳ型）

【概述】

结核性胸膜炎可单独发生，也可与肺部结核病变同时发生。可分为结核性干性胸膜炎和结核性渗出性胸膜炎，以后者多见，常为单侧发生，一般为浆液性。

【影像学表现】

X 线与 CT 检查①结核性干性胸膜炎多无异常影像表现；②结核性渗出性胸膜炎可表现为不同程度的游离性胸腔积液的征象，有时可见肺部结核病灶；③慢性者可见包裹性积液、叶间积液等局限性胸腔积液的征象，并伴有胸膜肥厚、粘连和钙化等。

【诊断要点、鉴别诊断及检查方法的比较】

1. 诊断要点

①多见于儿童与青少年；②游离性或局限性胸腔积液；③结合临床。

2. 鉴别诊断

影像学检查可以明确胸腔积液的存在，但难以确定其性质；因此结核性渗出性胸膜炎的胸腔积液需要与其他引起胸腔积液的疾病鉴别，结合临床及化验十分重要。

3. 检查方法比较

X 线与 CT 检查均可显示胸腔积液，CT 诊断更优，MRI 也十分敏感。

第五节　肺肿瘤

肺肿瘤分为原发性与转移性两大类。原发性肿瘤又分为良性及恶性，肺部最常见的原发性恶性肿瘤是支气管肺癌，占98%；最常见的良性肿瘤是肺错构瘤。原发性支气管肺癌是指起源于支气管上皮、腺体或细支气管及肺泡上皮的恶性肿瘤。组织学上可分为小细胞肺癌与非小细胞肺癌两大类，后者又包括鳞癌、腺癌、腺鳞癌和大细胞癌。

影像学上按照肺癌发生的部位可分为三型：①中央型肺癌：是指肿瘤发生在主支气管、叶支气管和肺段支气管；②周围型肺癌：是指肿瘤发生在肺段支气管以下者；③弥漫型肺癌：肿瘤发生在细支气管或肺泡，呈弥漫性分布于两肺。

一、中央型肺癌

【概述】

中央型肺癌是指肿瘤发生在肺段和段以上支气管的肺癌，以鳞癌和小细胞癌多见。肿瘤的生长方式有三种：①管内型：肿瘤呈结节状或息肉样向管腔内突入生长；②管壁型：肿瘤沿支气管壁浸润生长，使管壁增厚、管腔狭窄；③管外型：肿瘤穿破支气管壁向肺内生长，易形成支气管周围肿块。临床上可较早出现咳嗽、咳痰、咯血及发热等症状。

【影像学表现】

1. X 线表现

中央型肺癌的 X 线表现大致可分为肿瘤直接征象与间接征象。①直接征象为肺门区肿块影和支气管狭窄或截断等；②间接征象为阻塞性肺气肿、阻塞性肺炎和阻塞性肺不张，右上肺中央型肺癌的典型征象为横"S"征，是由右上叶肺不张体积缩小形成的凹面向下的下缘与肺门区肿块下凸的下缘相连而成的。

2. CT 表现

①肺门区肿块，表现为不规则或分叶状，同时伴有远端的阻塞性肺炎和阻塞性肺不张；②肺门区较大支气管的锥形狭窄、鼠尾状狭窄以及杯口状截断，伴有远端肺不张；③侵犯纵隔结构，如侵犯血管引起受压移位、管腔变窄或闭塞等（以增强扫描显示更清楚）；④纵隔肺门淋巴结转移，呈结节状或分叶状阴影，增强有明显强化或中心出现坏死。

【诊断要点、鉴别诊断及检查方法的比较】

1. 诊断要点

①老年男性多见，多有长期吸烟史，临床常出现咳嗽、咳痰、咯血等症状；②影像学显示肺门区肿块和支气管改变等直接征象，阻塞性肺气肿、阻塞性肺炎和阻塞性肺不张为间接征象，提示临床应当进一步获得组织学检查或密切随诊观察。

2. 鉴别诊断

中央型肺癌的阻塞性肺炎 X 线表现须与一般肺炎或浸润型结核鉴别，CT 显示支气管狭窄情况有助于鉴别；此外，还应与支气管内膜结核鉴别，一般肺癌的支气管狭窄较局限，可伴有肺门区肿块，而支气管内膜结核狭窄范围较长，多无肺门区肿块。

3. 检查方法比较 X 线检查是基本和初筛性检查，发现间接征象时应当进一步进行 CT 检查；CT 在发现肺门区肿块，显示支气管壁及管腔的改变以及转移征象等方面均很有价值。MRI 检查可显示支气管壁增厚、管腔狭窄及腔内息肉，还可分辨阻塞性肺不张与肿块。

二、周围型肺癌

【概述】

周围型肺癌是指肿瘤发生在肺段支气管以下者的肺癌。可见于各种组织学类型，其中以腺癌和细支气管肺泡癌最多见，其次为鳞癌和小细胞肺癌等。大体病理形态主要为肺内结节或肿块。发生于肺尖部的周围型肺癌称为肺上沟瘤。临床上出现症状较晚，多体检偶然发现。

【影像学表现】

1. X线表现①早期表现为肺内结节影（<2cm），边缘毛糙；②典型者表现为肺内球形肿块影，边界毛糙或较清，可呈分叶状，可见毛刺征及胸膜凹陷征，较大者可见厚壁空洞。

2. CT表现

①肿瘤的密度：早期者可出现磨玻璃样影，小泡征（约2ram小透亮区），及细支气管像较多见；少数可见沙粒或斑点状钙化；体积较大者可见癌性空洞，以鳞癌多见，多为厚壁偏心空洞，内壁不规则可有壁结节，洞内一般无液面；②肿瘤的边缘：肺癌边缘多毛糙，可出现短细毛刺；分叶征也较多见，且以深分叶征多见；③肿瘤周围征象：可见血管集聚征和胸膜凹陷征，后者多见于腺癌和细支气管肺泡癌，表现为肿瘤与胸膜之间的线样或三角形影；④肺癌增强：肺癌的增强幅度平均在20HU以上，强化的方式多表现为完全强化；⑤肺门或纵隔淋巴结转移：直径多大于1.5cm（图3—28）。

【诊断要点、鉴别诊断及检查方法的比较】

1. 诊断要点①中老年病人发现肺内结节或肿块影；②影像学表现为小泡征、细支气管像、短细毛刺征、分叶征、血管集聚征以及胸膜凹陷征，直径较大者可出现厚壁空洞，CT增强扫描出现中度以上完全强化，如发现淋巴结或肺内、胸膜转移则更有助于诊断。

2. 鉴别诊断

应与炎性假瘤、结核球和肺错构瘤等鉴别。炎性假瘤边缘光滑清楚、一般无毛刺及深分叶征等；结核球边界也清楚，无短细毛刺，偶有分叶，纤维化、钙化及"卫星灶"多见；肺错构瘤常边缘光滑锐利，无毛刺及胸膜凹陷征，有时见"爆米花"样钙化及脂肪。

3. 检查方法比较

目前X线检查是最基本和常用的检查方法，但不易发现早期小病灶；CT检查是发现和诊断周围型肺癌最佳的影像学方法，并有助于分期诊断和鉴别诊断。

三、转移瘤

【概述】

肺转移瘤较为常见，肺外恶性肿瘤发生肺转移者占 20% ~ 54%，以头颈部、乳腺、消化系统及肾脏等原发恶性肿瘤发生肺转移最常见。转移途径有血行转移、淋巴道转移和肿瘤直接侵犯。临床上多以原发肿瘤症状为主，肺部症状可出现咳嗽、咳痰、胸痛、咯血等。

【影像学表现】

1. X 线表现

①两肺多发大小不等结节影，轮廓清楚，密度均匀，以两肺中、下野中外带多见，少数可以单发，类似原发肺肿瘤；②淋巴道转移者表现为肺门及纵隔淋巴结肿大，肺内可见网状及多发小结节影，以两肺中、下野多见。

2. CT 表现①两肺弥漫分布结节及多发球形病灶，大小不等，边缘清晰光滑，密度均匀，以中、下肺野及胸膜下区更多见；②有些转移病灶可见囊状、空洞及钙化或骨化，后者多见于骨肉瘤或软骨肉瘤转移；③淋巴道转移表现为支气管血管束增粗、小叶间隔增厚，并见伴随的细小结节影，呈串珠状。MRI 检查一般不用于肺转移瘤的诊断。

【诊断要点、鉴别诊断及检查方法的比较】

1. 诊断要点①多数有原发肿瘤病史；②影像学表现为两肺野弥漫分布的大小不等结节影，或呈网状及串珠状，以两肺中、下野和胸膜下分布为多。单发者诊断较难，可穿刺活检。

2. 鉴别诊断血行肺转移瘤需要与急性粟粒性肺结核鉴别，后者除临床有特点外，影像学表现为病灶大小一致、分布均匀、密度均匀的"三均匀"特征。淋巴道转移者须与间质肺水肿、结节病、尘肺等鉴别。

3. 检查方法比较 X 线是基本的检查方法，可对大多数典型肺转移瘤做出诊断。CT 对发现肺部更多、更小的转移病灶以及显示淋巴道转移的征象较 X 线平片更加敏感和准确。

四、错构瘤

【概述】

肺错构瘤是因为内胚层与间胚层发育异常而形成的。根据发生部位可分为周围型及中央型（发生于肺段和肺段以上支气管者）。组织学上周围型肺错构瘤主要由软骨组织、纤维结缔组织、平滑肌和脂肪等组织构成，中央型者以脂肪组织较多。临床上可无任何症状，一般在体检中偶然发现，中央型者有时可出现咳嗽、咳痰及发热等阻塞性肺炎症状。

【影像学表现】

1. X 线表现①周围型肺错构瘤表现为肺内孤立结节或肿块影，边缘清楚，可有分叶，密度多数均匀，较大者可见钙化影，典型者为"爆米花"样；②中央型者主要表现为阻塞性肺炎征象，即斑片状模糊阴影，有时可出现肺不张。

2. CT 表现

①肺内单发结节或肿块影，直径多在 2.5cm 以下；②病灶位置表浅，边缘光滑锐利，无毛刺征及胸膜凹陷征，可出现分叶征；③密度多均匀，部分可出现钙化和（或）脂肪，典型钙化呈"爆米花"状，脂肪成分 CT 值为 −90 ～ −40HU；④增强扫描绝大多数无明显强化；⑤中央型者有时可见较大支气管腔内结节影以及远端阻塞性肺炎及肺不张。

【诊断要点、鉴别诊断及检查方法的比较】

1. 诊断要点①肺内孤立结节或肿块影，位置表浅，边缘光滑清晰，无毛刺；②发现病灶内钙化和（或）脂肪影对确定诊断有重要意义，HRCT 检查可增加钙化与脂肪的显示率。

2. 鉴别诊断

中央型肺错构瘤须与中央型肺癌鉴别，错构瘤无肺门区肿块，无淋巴结转移。周围型肺错构瘤须与周围型肺癌、结核球、炎性假瘤等鉴别（如前述）。

3. 检查方法比较 X 线是基本的和初筛性检查方法，典型者可提示诊断。

CT 检查，尤其是 HRCT 更有助于清晰显示病灶的边缘以及内部钙化及脂肪成分，是最主要的检查方法。

第六节　纵隔肿瘤

纵隔原发肿瘤种类繁多，比较常见的有神经源性肿瘤、淋巴瘤、畸胎瘤、胸腺瘤等，一般各类肿瘤在纵隔内均有好发的部位，因此，了解纵隔内肿瘤的准确定位有助于诊断。临床上早期多无症状，肿瘤较大时可出现相应的压迫或浸润症状。

纵隔内肿块位置与定性诊断：①胸廓人口区，如伴有气管受压移位或变形，多为胸骨后甲状腺肿，儿童可为淋巴管瘤；②前纵隔中部，以胸腺瘤和畸胎瘤多见，前心膈角区以心包囊肿和心包脂肪垫常见；③中纵隔区，以淋巴瘤最常见，其次为气管支气管囊肿；④后纵隔区，以神经源性肿瘤最常见；⑤主动脉走行区多为动脉瘤和主动脉夹层等。

纵隔内肿块良恶性鉴别征象：①肿块边缘状态：良性者边缘光滑清晰，与邻近结构之间脂肪层存在；恶性肿瘤边界模糊不清，与邻近结构的脂肪层消失或侵犯周围结构；②恶性肿瘤常并发胸膜腔和心包腔积液，有时可见多发转移性小结节以及淋巴结转移等征象；③肿块邻近结构受累情况：良性肿瘤多表现为压迫和推移邻近纵隔内的结构；恶性者可引起上腔静脉梗阻或瘤栓，喉返神经和膈神经受累表现为声音嘶哑与膈肌麻痹，还可侵犯大血管及心包。

一、胸腺瘤

【概述】

胸腺瘤是前纵隔最常见的肿瘤，起源于未退化的胸腺组织。组织学上分为上皮细胞型、淋巴细胞型及混合型，大多数为良性，少数为恶性。约 1/3 胸腺瘤患者有重症肌无力，临床表现为重症肌无力者 10% 可有胸腺瘤。

【影像学表现】

1. X 线表现①正位片可见纵隔一侧或两侧增宽，侧位片可见前纵隔内椭圆形肿块影；②透视检查可见病变形态随呼吸有一定程度的改变。

2. CT 表现①前纵隔中部呈类圆形致密肿块影；②边缘清楚，可略有分叶；③增强检查肿瘤呈中度强化；④恶性胸腺瘤边缘不规则，中央可发生坏死液化，可侵及周围结构和出现胸膜结节、胸腔积液、心包积液等。

3. MRI 表现

三维成像有助于立体显示病变部位与形态，肿瘤在 T_1WI 呈低信号，T_2WI 呈高信号，Gd – DTPA 增强肿瘤出现较明显强化。

【诊断要点、鉴别诊断及检查方法的比较】

1. 诊断要点

①部分病例临床可出现重症肌无力症状；②影像学显示前纵隔中部椭圆形软组织密度肿块影，边界清楚（恶性者不清），密度较均匀，增强检查出现中度强化。

2. 鉴别诊断

主要与胸腺增生进行鉴别，后者虽然胸腺增大，但形态正常，密度较高。

3. 检查方法比较 X 线检查可以发现病变并提示诊断；CT 更有助于显示病变部位、边缘及内部结构；MRI 可三维成像及信号敏感，亦有助于该病的诊断及判断有无恶性变。

二、畸胎瘤

【概述】

畸胎瘤病理上可分为两种类型：一类是囊性畸胎瘤，即皮样囊肿，含外胚层与中胚层组织，可见脂肪、毛发、钙化、牙齿及骨骼等；另一类为实性畸胎瘤，即通常所称的畸胎瘤，组织学上含三个胚层，因此结构更为复杂。临床上肿瘤较小时无症状，较大时出现前纵隔肿瘤相应症状，典型时可咳出毛发、钙化物等。

【影像学表现】

1. X 线表现①位于前纵隔中部，特别是心脏与大血管交界处；②肿瘤呈类圆形，可向一侧突出，左侧多于右侧；③有时可显示肿瘤内部的钙化与骨骼影。

2. CT 表现

①囊性畸胎瘤表现为厚壁囊性肿物；②含脂肪成分者呈低密度影，CT 值为 $-25 \sim -50HU$ 或更低；③可显示瘤灶内钙化与骨化影，CT 值大于 100HU；④表现为囊实混合成分者，与周围结构界限不清，呈浸润性生长者提示为恶性；⑤增强检查多为不均匀强化 。

3. MRI 表现

对脂肪显示具有特征性，T_1WI 和 T_2WI 均呈高信号，对钙化显示不如 CT。

【诊断要点、鉴别诊断及检查方法的比较】

1. 诊断要点

①位于前纵隔心脏与大血管交界处类圆形肿块；②肿块密度不均匀，可出现囊性变、钙化、骨骼、牙齿及脂肪等多种组织成分；③肿块呈浸润性生长，增强扫描出现一过性显著强化者提示为恶性畸胎瘤。

2. 鉴别诊断

出现典型表现者该病诊断不难；不典型者须与胸腺瘤等纵隔内其他肿瘤鉴别。

3. 检查方法比较

CT 检查是诊断畸胎瘤的最佳影像学方法；MRI 检查亦有重要的诊断价值，但价格较昂贵；X 线检查简便、经济，是发现肿物的基本的和初筛的方法。

三、淋巴瘤

【概述】

淋巴瘤是全身性恶性肿瘤，起源于淋巴结或结外淋巴组织。病理上分为霍奇金病（Hodgkin disease，HD）和非霍奇金淋巴瘤（non Hodgkin lymphoma，NHL）两大类，其病理区别是在霍奇金病中可找到 R—S 细胞，而非霍奇金淋巴瘤中则没有。临床上霍奇金病多见，好发于青年人，其次为老年人，病人可出现发热、疲劳和消瘦等症状。

【影像学表现】

1. X 线表现①正位片主要表现为纵隔影增宽，以上纵隔为主，边缘清楚，可呈锯齿状；②侧位片可在中纵隔区域见到肿块影，边缘欠清。

2. CT 表现①纵隔内多发肿大淋巴结；②以前纵隔和支气管旁组淋巴结肿大最常见，其次为气管与支气管组和隆突下组；③肿大淋巴结可融合成块，中央发生坏死，可出现钙化；④增强检查可见轻度强化；⑤可侵犯胸膜、心包以及肺组织，出现胸腔积液、心包积液等。

3. MRI 表现

有助于区别肿大淋巴结与血管影，在 T_1WI 呈等信号，T_2WI 呈高信号。

【诊断要点、鉴别诊断及检查方法的比较】

1. 诊断要点

①青年人或老年人发病，出现不明原因发热、消瘦；②影像学表现为纵隔多发淋巴结增大，以前纵隔和支气管旁组最常见，较大者可融合成块，他处有淋巴结增大。

2. 鉴别诊断需要与结节病、淋巴结结核和转移性淋巴结增大鉴别。结节病淋巴结增大具有对称性，且以两肺门为主。淋巴结结核多为一侧性，肺内多有结核病变，增强检查呈环形强化。淋巴结转移多有原发癌病史，淋巴结肿大也多为一侧性，多为老年病人。

3. 检查方法比较 CT 与 MRI 检查均是淋巴瘤诊断的重要方法，X 线检查价值有限。

四、神经源性肿瘤

【概述】

神经源性肿瘤是十分常见的纵隔内肿瘤，占全部纵隔肿瘤的 14% ~ 25%，其中 90% 位于椎旁间隙，主要包括神经鞘瘤和神经纤维瘤。临床上多无症状。

【影像学表现】

1. X 线表现①肿瘤位于后纵隔脊柱旁，呈类圆形或哑铃状；②有时可见椎间孔扩大，邻近骨质有吸收或破坏。

2. CT 表现①位于脊柱旁沟呈类圆形软组织密度肿块影；②肿瘤边界清楚，密度较均匀；③增强扫描可出现轻或中度强化，但神经鞘瘤易出现囊性变；④可压迫骨质造成骨质吸收，侵及椎管内外时呈哑铃状形态；⑤恶性者呈浸润生长，边界不清，密度不均 。

3. MRI 表现①后纵隔呈长 T_1、长 T_2 信号的肿块影；②增强检查瘤体出现明显强化，神经鞘瘤囊性变则不强化，呈低信号区；③哑铃状生长者可见瘤体长入椎管与脊髓的关系 。

【诊断要点、鉴别诊断及检查方法的比较】

1. 诊断要点①发病年龄较年轻；②病变多位于后纵隔，形态规整呈类圆形，边缘光滑，如出现哑铃状形态，并见椎间孔扩大，邻近骨质有破坏等则不难做出诊断。

2. 鉴别诊断需要鉴别的疾病主要有椎旁脓肿、脑脊膜膨出等。前者形态多为梭形，中心为液化区，邻近可有椎体结核破坏的改变；后者为先天性脊椎畸形，结合病变与脊柱之间的关系及其内部结构的密度等有助于鉴别。

3. 检查方法比较 X 线检查有时可以显示病变和发现脊椎的改变，但价值有限；CT 检查密度分辨力高，有助于病变部位、内部结构及椎间孔扩大与椎体破坏的显示；MRI 检查软组织分辨力高，可以三维方向成像，对于多方位显示瘤体与椎管及脊髓的关系有重要的价值。

第三章 肝、胆、胰腺、脾的影像学诊断

肝、胆和胰腺是重要的消化腺器官，脾为网状内皮系统器官，因同位于上腹部且与肝脏关系密切，故在本章一并叙述。

第一节 诊断基础

一、检查技术及其价值

（一）X 线检查

1. X 线平片及透视对腹腔内游离气体，肝、脾等的轮廓，钙化的结石或组织，以及腹腔积液的观察有所帮助，但诊断价值有限。胃肠道钡剂检查可用于观察上腹部占位性病变与胃肠道的关系，对肝硬化患者也可观察食管和胃底部有无静脉曲张及其程度。

2. 数字减影血管造影（DSA）

采用 Seldinger 插管技术，经股动脉等血管把导管插至腹腔动脉、肝动脉等处，注射对比剂后使相应血管显影，主要包括选择性腹腔动脉造影、超选择性肝段动脉造影和脾动脉造影、间接门静脉造影等，可显示肝、脾、胰等血管，对诊断肝内占位性病变特别是肝癌有较大价值，对胰腺病变则主要用于胰岛细胞瘤的诊断。但 DSA 检查是一种侵入性的检查方法，有一定风险，一般多用于 CT 和超声检查难以确诊的患者。

（二）超声

超声检查简便、价格低廉，特别适合对疾病的普查、筛选和追踪观察，是肝、胆、胰、脾的重要的影像学检查方法，尤其对肝、胆疾患，已成为首选的影像学检查方法。对肝、脾疾患，检查前一般无需特殊准备，对胆和胰腺疾患，检查前须禁食 8h 以上，以利于胆囊处于充盈状态，同时避免胃内容物对胆、胰的观察产生干扰。检查时一般取仰卧位，根据脏器或部位的需要可适当改变体位，在鉴别胆囊占位性病变和可移动结构（如结石等）也常须改变体位。

超声检查可用于肝脏局灶性和弥漫性病变的诊断和介入性治疗，用 CD-FI 测定门静脉和脾静脉血流动力学参数可以为肝硬化和门脉高压症的严重程度提供诊断依据；胆囊结石、胆囊壁息肉及隆起性病变在声像图上都能清楚地显示，有利于早期胆囊癌的诊断；超声能准确地发现肝内、外胆管扩张，有助于阻塞性黄疸的诊断与鉴别诊断；对胰腺癌的诊断，虽不如 CT 等检查方法，但对显示胰管扩张比 CT 简便、有效，有助于早期检出胰头癌；另外，还可对急性胰腺炎的声像图变化进行动态观察，并能了解有无合并积液、假性囊肿及胆道结石；对脾的实质性和囊性占位性病变比较敏感、准确，CDFI 能准确地诊断脾血管疾病。

（三）CT

CT 检查具有优良的组织分辨率和清晰的解剖学图像，使其在肝、胆、胰、脾疾病的诊断与鉴别诊断中起主导作用，常作为基本检查和进一步检查的方法，尤其对肝、胰疾病有进一步确诊的价值。检查前 8h 禁食，扫描前30min 口服 1% ~3% 的泛影葡胺 500ml，检查前即刻再口服 500ml，充分充盈胃及十二指肠。对怀疑肝左叶病变及胆系结石的患者，可口服水作为对比剂以减少伪影和避免肠道高密度对比剂影响结石的显示。检查时患者取仰卧位，层厚和间距通常为 10mm，胆囊和胰腺扫描为 3 ~5mm，检查范围从膈顶至十二指肠水平部。常规平扫对诊断脂肪肝、胆系结石、钙化及外伤出血疾患具确诊价值，其他疾病一般须做增强扫描。增强扫描目的：①增加正常组织与病灶之间的密度差，更清楚地显示平扫不能发现或可疑病灶；②帮助鉴别病灶的性质；③显示肝、胰血管。增强扫描一般分双期扫描或三期扫描，使用螺旋 CT 分别在肝动脉期（静脉注射对比剂后 20～25s）、门静脉期（静脉注射对比剂后 60s）进行全肝扫描，称双期扫描，双期扫描后再加做延迟（肝实质期）扫描，则称为三期扫描。

（四）MRI

MRI 除可提供优异的解剖学图像外，还可根据信号特征分析病变性质，用于超声和 CT 鉴别诊断有困难的病例，在显示胆管、胰管梗阻性病变时，MRI 优于超声和 CT。MRI 检查常规取仰卧位，使用自旋回波（SE）序列，先做横断面和冠状面的 T_2WI 和 T_2WI，必要时加做矢状面成像。T1WI 利于观察解剖结构，T_2WI 对显示病变敏感性高。使用 Gd－DTPA 进行 MRI 增强扫描，其作用与 CT 增强扫描相似。利用 MR 水成像技术可在不使用对比剂的情况下使胆道及胰管显影，即。MR 胆胰管造影（MR cholangiopancr patography，MRCP），其效果可与内镜逆行胆囊－胰腺造影 ERCP 相媲美，且该检查无创伤性，方法简便，已逐渐成为胆系疾病的主要检查手段之一。

二、正常影像解剖

（一）超声

正常肝脏呈楔形，表面光滑锐利，包膜线清晰，膈顶部呈圆弧形，右叶厚而大，左叶渐小而薄，其大小、形态因体形、身长而异，肝右叶厚度为 12～14cm，左叶厚度通常小于 5cm。在锁骨中线，肝下缘不超过肋下 1cm，剑突下，肝下缘不超过 5cm。肝实质为均匀分布的细小光点，中等回声。肝内管道结构呈树状分布，根据清晰显示的三支肝静脉、门静脉的走向，按 Couinaud 法将肝脏划分 8 个功能段，尾叶为 S1，左外上段为 S2，左外下段为 S3，左内段为 S4，右前下段为 S5，右后下段为 S6，右后上段为 S7，右前上段为 S8。肝内门静脉管壁厚，回声较强，肝静脉壁薄回声弱，血管腔无回声，肝内胆管与门静脉伴行，管径较细，约为伴行门静脉的 1/3，肝内动脉一般较难显示。

胆囊在肝右叶下方，呈圆形或类圆形，表现为均匀的液性暗区，囊壁较薄，为边缘光滑的强回声，厚度 2~3mm。高分辨超声可显示肝内胆管，内径多在 2mm 以内。肝外胆管位于门静脉前方，管壁薄而光滑，纵切面呈无回声长管状影，横切面呈小圆形无回声影，肝总管内径不超过 6mm，胆总管内径不超过 8mm。

正常胰腺胰头略显膨大，向左后突出部为钩突，胰头向左前移行经较窄的胰颈达胰体，胰体位于腹主动脉前方，向左后方延伸至脾门的胰尾，整个胰腺呈带状结构，轮廓光滑整齐，内部呈均匀细小光点回声，多数回声稍强于肝实质。胰头厚度通常小于 25mm，胰体、尾厚度在 1mm 左右，主胰管直径为 1~2mm。

脾脏的肋间斜切面略呈半月形，长轴与左侧第 10 肋平行，外侧缘呈弧形，内侧缘内陷为脾门，脾门处脾动、静脉为无回声平行管状结构，脾门处脾静脉内径小于 8mm，脾实质呈均匀中等回声，光点细密，脾包膜呈光滑的细带状回声。脾厚度（前后径）：左侧肋间斜切显示脾门及脾静脉，从此处至外侧缘弧形切线的连线，正常不超过 4cm；脾长径（上下径）：脾下极最低点至脾上极最高点之间的距离，正常小于 11cm。

（二）CT

正常肝脏轮廓光滑，CT 自上而下逐层连续扫描，不同层面显示的肝脏形态不同。平扫时肝实质呈均匀的软组织密度，CT 值为 50~60HU，高于脾、胰等脏器。肝叶、肝段的显示与超声检查相同。CT 可通过肝叶径线的测量对肝脏的大小作出估计，取门静脉主干层面，分别测量左、右叶最大前后径和右、尾叶最大横径进行相应比较。正常肝右/左叶前后径比例为 1.2~1.9，肝右/尾叶横径比例为 2~3。肝门区脂肪组织呈不规则形低密度影，其内有肝动脉、门静脉和胆管进出。门静脉较粗居后，肝动脉位于其前内，胆管主要是肝总管位于前外方。肝内门静脉和肝静脉为低密度的管道状或圆形影，越近肝门或下腔静脉越粗大。下腔静脉为圆形或卵圆形低密度影。肝内动脉和胆管分支细小，通常不能见到。增强后扫描，肝实质和肝内血管均有强化，CT 值较平扫升高。动脉期，肝内动脉明显强化，肝实质无强化。门静脉期，门静脉和肝静脉强化明显，肝实质开始强化，CT 值逐渐升高，但静脉血管的密度仍高于肝实质。门静脉晚期或肝实质期，门静脉和肝静脉内对比剂浓度迅速下降，肝实质达到强化的峰值，此时静脉血管的密度与肝实质相当或低于后者。肝内胆管分支于增强时也不易显示。

胆囊位于肝门下方，肝右叶内侧。CT 横断面上表现为圆形或卵圆形，直径 4～5cm，胆囊腔呈均匀水样低密度，CT 值 0～20HU。胆囊壁光滑，厚度均匀一致，2～3mm。增强扫描时，胆囊壁表现为均匀一致的强化，胆囊腔内无强化。正常肝内胆管和左、右肝管多不显示，薄层扫描少数可能显示，平扫时表现为小圆形或管状低密度影，与血管影表现相同，对比增强后血管强化而胆管无强化可以鉴别。胆总管约在 1/3 的人中显示，其直径 6～8mm。

胰腺在 CT 断面上呈凸向腹侧的带状影，外形轮廓大多光滑连续，自胰头至胰尾逐渐变细。胰腺实质密度均匀，稍低于脾，CT 值在 35～45HU，增强扫描密度均匀增高。老年人胰腺萎缩，由脂肪取代，可呈羽毛状，且较中年人细小。钩突是胰头部最低的部分，表现为胰头部向肠系膜上静脉后方的楔形突出。脾静脉沿胰腺后缘走行，是识别胰腺的重要标志。胰管通常不能显示或小于 4mm，胆总管胰头段呈圆形低密度影，直径小于 1cm 为正常范围。

脾脏位于左上腹，胰尾与左肾之间，CT 图像上近似于新月形或内缘凹陷半圆形，实质密度均匀，略低于肝脏，前后径平均为 10cm、宽为 6cm、上下径为 15cm，一般横断面上正常脾外缘最长不超过 5 个肋单元（1 个肋骨或肋间隙断面为 1 个肋单元）。增强扫描动脉期脾强化密度不均匀，静脉期和实质期脾的密度逐渐均匀一致。

（三）MRI

在横断面图像上，肝、胆、胰、脾的形态和解剖结构与 CT 图像相似，结合冠状面图像能更好地显示其大小、形态及其与邻近器官的关系。正常肝

实质在 T_1WI 上呈均匀的中等信号，较脾信号稍高，T_2WI 上信号强度明显低于脾。肝内血管在 T_1WI 及 T_2WI 均为黑色流空信号，与肝实质对比明显。肝内外胆管因含胆汁，表现为长 T_1、长 T_2 的圆点状或长条状信号。肝门区及肝裂因含较多脂肪，故在 T_1WI 呈不规则高信号，T_2WI 上信号稍降低。胆囊在 T_1WI 上呈低于肝的信号强度，在 T_2WI 上信号强度高于肝。近几年开展的 MRCP 能够很好地显示肝内外胆道系统，作为一项无侵袭的检查方法，日益被临床所认识。

脾脏因含有大量血液，其 T_1 及 T_2 弛豫时间均较长，故 T_1WI 上脾信号低于肝，T_2WI 上信号强度高于肝，脾门血管呈黑色流空信号。胰腺在 T_1WI 和 T_2WI 上表现为均匀的较低信号结构，与肝的信号相似，其背侧的脾静脉由于"流空效应"呈无信号血管影，可作为识别胰腺的标志。

三、基本病变的影像学表现

（一）形态的异常

肝体积增大，影像学表现为肝边缘变钝，肝叶厚度和长度超过正常范围，肝叶形态饱满；肝萎缩则表现为肝叶缩小，变形，各叶大小不成比例，肝缘凹凸不平，肝外缘与腹壁距离增宽，肝裂增宽。

胆系的梗阻性病变可致胆囊体积明显增大，梗阻程度越重，胆囊及胆管扩张越明显。胆囊缩小则常并有胆囊壁增厚。

胰腺形态异常可表现为局部或全胰体积增大，外形改变。急性水肿性胰腺炎常呈胰腺弥漫性肿大，边缘模糊；慢性胰腺炎则由于纤维增生，胰腺萎缩变细；胰腺肿瘤表现为胰腺局限性隆起，肿瘤较小者胰腺形态可正常。

脾形态异常常表现为脾大，脾外缘超过 5 个肋单元。

（二）密度、信号、回声的异常

根据病灶与所在的正常器官的实质比较，可分为低、等或高密度（信号、回声）病灶，一个病灶内兼有两种或两种以上密度（信号、回声）者，称为混杂密度（信号、回声）病灶。大多数病灶表现为低密度（低回声）病灶或长 T_1、长 T_2 信号病灶。恶性病变多数表现为密度（信号、回声）不均。良性病变则多表现为密度（信号、回声）均匀，但较大的血管瘤内有血栓形成时，其密度（信号、回声）不均。病灶内出现液气平面，为脓肿或感染的典型表现。囊肿表现为水样密度（信号、回声），钙化或结石在 MRI 表现为低 T_1、低 T_2 信号，CT 或超声则表现为高密度或高回声。血肿在 CT 表现为高密度，MRI 则根据时间的不同，其信号表现也不同。

（三）胆管扩张

胆管结石或肿瘤可致梗阻近段的胆管全程扩张，肝内胆管扩张表现为肝内增宽、纡曲的条状、树枝状管状结构，与门静脉伴行，由粗到细，从肝门向外周延伸。胆总管扩张时直径超过 1cm。先天性胆管扩张表现为单发或多发的局部胆管梭形或囊形扩大。

（四）主胰管扩张

胰腺癌、慢性胰腺炎易导致主胰管扩张，胰头—壶腹区肿瘤可致胰管和胆总管同时扩张，称"双管征"。

（五）血管的异常

增强扫描可显示病灶引起的血管异常，恶性病变常表现为侵蚀、破坏邻近血管，以及血管内癌栓形成引起的管腔内充盈缺损等征象，良性占位性病变则推移邻近血管。

第二节　肝脓肿

【概述】肝脓肿为肝组织局限性化脓性炎症，分为细菌性肝脓肿和阿米巴性肝脓肿，以细菌性肝脓肿常见，致病菌多为大肠杆菌、金黄色葡萄球菌等。

病因病理：全身细菌性感染，特别是腹腔内感染，均可导致肝脓肿。细菌通过血液循环或胆道等途径到达肝脏，导致局部肝组织充血、水肿，然后液化、坏死形成脓腔，周围肉芽组织增生形成脓肿壁。脓肿壁周围肝组织多伴水肿。肝脓肿多为单发脓肿，少数为多发，可单房或多房。

临床表现：典型表现为寒战、高热、肝区疼痛及全身炎症反应，血白细胞计数升高。

【影像学表现】

1. 超声表现在脓肿形成之前，表现为肝实质内出现边缘模糊的低回声影。脓肿形成之后，表现为单发或多发的低回声或无回声肿块，脓肿壁表现为强回声，厚薄不等，外壁光滑，内壁不光整，脓肿后壁回声增强。急性期脓肿周围组织水肿可产生较宽的声圈。脓腔内部回声依液化程度形成不同的回声表现，脓肿液化充分、脓液稀薄时，呈典型的圆形或类圆形无回声区，边界清楚，伴后方回声增强效应；脓液较稠，含有坏死组织时，则无回声区内出现密集的细点状回声，其间有散在的片状或条索状高回声，可随活动出现变化。脓肿内出现气体，后方出现狭长带状强回声 。

2. CT 表现平扫表现为圆形或类圆形低密度肿块，中央脓腔密度均匀或不均匀，CT 值高于水而低于正常肝组织，可有间隔，部分脓肿内出现气泡或气液平面。脓肿壁为脓腔周围的一环形带，密度高于脓腔而低于正常肝。增强扫描脓腔不强化，脓肿壁出现环状强化，密度高于邻近正常肝实质，其外可有稍低密度的水肿带环绕，呈所谓"双靶征"。

3. MRI 表现平扫脓腔在 T_1WI 呈均匀或不均匀低信号，T_2WI 呈高信号，即长 T_1 长 T_2 信号改变，脓肿壁的信号强度 T_1WI 高于脓腔而低于肝实质。Gd－DTPA 增强后脓肿壁呈环形强化。

【诊断要点、鉴别诊断及检查方法的比较】

1. 诊断要点

①患者有感染病史；②影像学检查显示肝内厚壁囊性肿块，出现典型的环状强化；③若出现气体或气液平面，则具确诊价值。

2. 鉴别诊断

影像学表现不能鉴别细菌性肝脓肿和阿米巴性肝脓肿，须结合临床病史和病原学检查，脓腔抽液中发现咖啡样坏死液或粪便找到阿米巴滋养体有助于阿米巴性脓肿的诊断。早期肝脓肿未出现液化须与肝癌鉴别，结合临床有无炎症反应，血甲胎蛋白（AFP）是否升高，抗感染治疗后复查脓肿吸收可资鉴别。

3. 检查方法比较 超声是诊断肝脓肿首选的检查方法，CT 和 MRI 有助于鉴别诊断。

第三节　海绵状血管瘤

【概述】

海绵状血管瘤为肝内最常见的良性肿瘤，大小不一，以单发多见。

病理表现：海绵状血管瘤外观呈紫红色，表面光滑，质地柔软，一般无包膜，肿瘤内由异常扩张的大小血腔和血腔间隙间的纤维组织组成，形成海绵状结构，血腔内衬扁平内皮细胞，充满新鲜血液，管壁厚薄不同，偶可见肿瘤内血栓形成，并可见钙化。

临床表现：绝大多数肝血管瘤无任何临床症状，少数较大血管瘤可出现上腹部不适、胀痛，有时可触及肿块。

【影像学表现】

1. 超声表现 肝内圆形或类圆形肿块，边界清晰。小的血管瘤，多呈均匀低回声，内可见血管断面回声；大于3cm以上血管瘤，呈高回声或混合性回声，内可见血窦形成的无回声区，钙化则为强回声伴有声影。瘤体内血流缓慢，多普勒血流信号不丰富。大的血管瘤可致肝轮廓改变，肝内结构受压、变形、移位。

2. CT表现 平扫表现为肝实质内圆形或类圆形低密度肿块，边界清楚，较小血管瘤密度均匀，大的血管瘤，瘤体内有时可见不规则形更低密度影或小钙化影。增强扫描病灶于动脉期出现周边结节状高密度强化，密度与腹主动脉接近，并一直持续到门脉期和平衡期仍为高密度，强化从周边向中心逐渐扩大充填病灶，延迟扫描可完全充填病灶，较大的病灶中心可见裂隙状、星形或不规则形低密度区，为瘢痕组织、血栓形成或出血灶。血管瘤强化过程表现为"快进慢出"特征。

3. MRI 表现血管瘤在 T_1WI 像呈边缘光滑的均匀稍低信号，T_2WI 像呈均匀高信号，且随回波时间延长其信号逐渐升高，呈所谓"灯泡征"。Gd – DTPA 对比增强后动态扫描，肿瘤亦从边缘开始强化，逐渐向中央扩展，最后充盈整个肿瘤。

【诊断要点、鉴别诊断及检查方法的比较】

1. 诊断要点①肝海绵状血管瘤境界清楚，超声表现为强回声影，CT 平扫呈低密度肿块，MRI 呈长 T_1、长 T_2 信号肿块，具"灯泡征"；②增强扫描动脉期呈周边结节状强化，强化程度同大血管；③门脉期及延迟扫描，强化不断向中央扩大，最后充盈整个肿瘤。

2. 鉴别诊断肝海绵状血管瘤须与多血供的肝细胞癌或转移瘤鉴别。肝癌也出现早期明显对比增强，但持续时间短，多数在门脉期出现明显消退，接近平扫密度，呈"快进快出"特征。转移瘤多数无明显强化。

3. 检查方法比较肝海绵状血管瘤首选超声检查，鉴别困难时选择 CT 或 MRI 检查。

第四节　原发性肝癌

【概述】

原发性肝癌指自肝细胞或肝内胆管细胞发生的癌肿，是我国常见恶性肿瘤之一。

病因病理：原发性肝癌的病因和发病机制尚未完全肯定，目前认为与肝硬化、病毒性肝炎、黄曲霉素等某些化学致癌物质和水土因素有关。①大体类型分为三型：结节型、巨块型和弥漫型。结节型肝癌表现为大小和数目不等的癌结节，一般直径在 5cm 左右，常伴肝硬化；巨块型肝癌表现为单发大块状，直径大于 10cm，也可为多个结节融合成块，较少伴肝硬化或硬化程度较轻；弥漫型肝癌少见，表现为全肝散布米粒至黄豆大小的癌结节，肉眼难以与肝硬化区别。②细胞分型为肝细胞型、胆管细胞型和混合型。肝细胞型肝癌为癌细胞由肝细胞发展而来，此型约占肝癌的 90%；胆管细胞型肝癌为癌细胞由胆管细胞发展而来，此型少见；混合型肝癌为前两型同时存在。

肝细胞癌主要由肝动脉供血，绝大多数为血供丰富的肿瘤，易侵犯门静脉和肝静脉引起血管内癌栓或肝内外血行转移。

临床表现：原发性肝癌早期一般无症状，中晚期表现为肝区疼痛，消瘦乏力，腹部包块，大多数患者甲胎蛋白（AFP）阳性。

【影像学表现】

1. 超声

肝实质内单发或多发的圆形或类圆形肿块，多数呈膨胀性生长，局部肝表面膨隆，瘤内表现为均匀或不均匀弱回声、强回声或混杂回声，肿瘤周围可见完整或不完整的低回声包膜，外周常有声晕。超声易发现静脉内癌栓、肝内管道推压移位、胆管阻塞扩张等征象，同时可显示肝门、腹主动脉旁肿大淋巴结。

2. CT 平扫常见肝硬化，肿瘤表现为肝实质内单发或多发低密度肿块，可造成肝局部膨隆，肝内管道和肝门推移，较大的肿瘤密度多不均匀，瘤体内可有坏死、钙化或出血，多数边界不清，少数有边界清楚的包膜。增强扫描绝大多数肝癌动脉期明显增强，密度高于正常肝实质，部分肝癌如见到瘤体内或邻近门静脉高密度显影提示有动静脉分流的存在，门静脉期和肝实质期病灶密度迅速下降，低于正常肝实质，对比剂呈"快进快出"的特征表现。肝癌侵犯血管或癌栓形成，可见门静脉、肝静脉或下腔静脉扩张，血管内出现充盈缺损和管壁强化。侵犯胆道系统，引起胆管扩张。肝门、腹主动脉旁淋巴结增大提示淋巴结转移。

3. MRI 肝癌在 T_1WI 像上呈边界不清的稍低信号，T_2WI 呈略高于肝实质的高信号，如肿瘤内有脂肪变性、出血、坏死囊变等，可呈不均匀混杂信号。假包膜在 T_1WI 像上表现为环绕肿瘤的低信号环。Gd—DTPA 对比增强扫描，肿块表现与 CT 相同。

【诊断要点、鉴别诊断及检查方法的比较】

1. 诊断要点

①肝细胞癌常有肝硬化背景，AFP 检查阳性；②瘤体周围可见假包膜，外周常有声晕；③CT、MRI 增强扫描动脉期明显强化，门脉期及延迟扫描对比剂迅速下降，强化过程呈"快进快出"特征。

2. 鉴别诊断

不典型肝细胞癌须与血管瘤、肝硬化再生结节、转移瘤等鉴别。CT 和 MRI 多期增强扫描，发现"快进快出"征象，肿瘤假包膜，血管受侵，临床检查有肝硬化、AFP 阳性等表现，有助于肝癌诊断。

3. 检查方法比较超声和 CT 检查诊断肝癌具重要价值，超声更适合于肝癌的普查筛选和动态观察，当鉴别困难时，可考虑 MRI 和血管造影帮助诊断。

第五节　转移性肝癌

【概述】

转移性肝癌指人体其他部位的恶性肿瘤经门静脉、肝动脉及淋巴途径转移到肝脏所致。

病理表现：肝内多发结节，大小不一，可形成巨块。以胃、结肠、直肠、胰腺及乳腺、肺癌转移到肝脏多见。

临床表现：除原发肿瘤症状外，出现肝大、肝区疼痛、消瘦、黄疸及腹水，AFP 多为阴性。

【影像学表现】

1. 超声

肝内多发强回声或低回声结节，大小不一，部分出现"牛眼症"或"靶症"，表现为肿瘤周围有较宽的低回声晕，内部呈高回声或等回声。部分肿瘤内出现坏死类似肝囊肿，但多数边界不清，壁厚且厚薄不均。

2. CT 平扫可见肝内多发、大小不等的圆形或类圆形低密度肿块，可有囊变、出血或钙化。增强扫描多数呈不均匀边缘强化，典型表现为病灶中心为低密度，边缘呈环形强化，外周有一稍低于肝密度的水肿带，构成所谓的"牛眼症"。

3. MRI 表现为肝内多发肿块，T_1WI 像上多数呈边界较清楚的均匀稍低信号，T_2WI 上多呈高信号，部分肿瘤中央可见小圆形 T_1 低信号，T_2 高信号区，称为"靶症"，有的转移瘤周围 T_2WI 可见高信号带，称为"晕症"。增强扫描可提高肿瘤的检出率，多数呈不均匀或环状强化。

【诊断要点、鉴别诊断及检查方法的比较】

1. 诊断要点①原发肿瘤病史；②肝内多发病灶，典型的呈"牛眼症"或"靶症"；③AFP 检查阴性。

2. 鉴别诊断

原发肿瘤不明或单发转移瘤须与肝脓肿、原发性肝癌鉴别。根据多期增强扫描特点，结合 AFF'检查、有无感染、短期内变化明显等病史，多数可明确诊断。

3. 检查方法比较转移瘤在超声和 CT 检查多可明确诊断，一般无需 MRI。

第六节　肝囊肿

【概述】

肝囊肿为肝内小胆管丛异常扩张，逐渐融合形成的囊性病变。

病理表现：分为孤立性和多发性囊肿，囊肿大小不等，囊壁很薄，囊内充满澄清液体。

临床表现：无明显临床症状，巨大囊肿可有上腹胀痛。

【影像学表现】

1. 超声表现肝内圆形或椭圆形均匀无回声区，囊壁厚薄一致、光整，呈菲薄的高回声带，囊肿后方回声增强。

2. CT 表现平扫表现为单个或多个的圆形或椭圆形低密度影，呈水样均匀密度，边缘光滑、锐利。对比增强扫描，境界更加清晰，囊内无强化。

3. MRI 表现病灶表现边缘光滑、锐利，T_1WI 像呈均匀低信号，T_2WI 呈高信号，增强扫描囊肿轮廓更清楚，囊内无强化。

【诊断要点、鉴别诊断及检查方法的比较】

1. 诊断要点

①囊肿边界光滑锐利；②囊内均匀一致呈水样；③增强扫描无强化。

2. 鉴别诊断肝脓肿及囊性转移瘤有时易与肝囊肿混淆，鉴别诊断有赖于病史或增强扫描。

3. 检查方法比较肝囊肿的诊断首选超声检查，对极少数鉴别困难病例，可选用 CT 或 MRI 检查。

第七节　肝硬化

【概述】

肝硬化是以广泛结缔组织增生为特征的慢性、进行性、弥漫性肝病。

病因病理：病因很多，如肝炎、酒精和药物中毒、胆汁淤积等，国内以乙型肝炎为主要病因。病理组织学上有广泛肝细胞变性、坏死，肝细胞结节性再生，结缔组织增生及纤维化，导致正常肝小叶结构破坏和假小叶形成，肝逐渐变形、变硬而发展为肝硬化。

临床表现：早期可无症状，以后逐渐出现恶心、呕吐、消化不良、乏力等，中晚期可出现不同程度的门静脉高压、低蛋白血症和黄疸。

【影像学表现】

1. 超声表现肝表面不光滑，呈波浪状或锯齿状改变，肝内回声弥漫性增粗、增强，深部回声衰减，可见低回声再生结节，肝静脉变细，走向显示不清，肝动脉可扩张和再生，肝缘变钝，肝叶比例失调，门静脉流速减慢，开放的侧支循环血管显影。脾体积增大。

2. CT 表现早期肝硬化肝脏呈正常表现或略增大，中晚期肝脏缩小，肝表面凹凸不平，肝叶比例失调，多表现为尾叶、左外侧叶增大，右叶萎缩，肝门、肝裂增宽，脾增大，可伴有腹水，增强扫描可显示条索状曲张的食管胃底静脉。

3. MRI 表现肝硬化表现与 CT 相同。肝再生结节 T_1WI 像上一般呈等信号，T_2WI 上呈低信号，当结节信号发生改变，应注意癌变可能。

【诊断要点、鉴别诊断及检查方法的比较】

1. 诊断要点

①肝实质不均匀，表面凹凸不平，肝叶比例失调；②脾大并有侧支循环形成。

2. 鉴别诊断肝硬化再生结节须与早期原发性肝癌鉴别，再生结节为门静脉供血，肝癌主要为肝动脉供血，故增强扫描动脉期再生结节无强化，门脉期轻度强化呈低密度，边界较平扫更加模糊。

3. 检查方法比较超声检查发现肝硬化较 CT、和 MRI 早，但 CT 和 MRI 有利于发现肝硬化合并的肝癌，并与肝硬化再生结节鉴别。

第八节　胆石症与胆囊炎

【概述】

胆石症是胆道系统，包括胆囊和胆管内发生结石的疾病。

病因病理：在胆汁淤滞和胆道感染等因素影响下，胆汁内胆色素、胆固醇、黏液物质和钙盐物质析出、凝集而形成胆结石。结石分为胆固醇性、胆色素性和混合性结石，依结石发生部位不同分别称为胆管结石和胆囊结石。胆结石在胆囊或胆管内引起胆汁淤滞，易诱发胆囊、胆道梗阻和炎症，继而又促进结石形成和发展。

临床表现：胆石症和慢性胆囊炎常见症状为反复、突然发作的右上腹绞痛，并放射至后背和右肩胛下部。急性胆囊炎常表现为持续性疼痛、阵发性绞痛，伴畏寒、高热、呕吐。检查有右上腹压痛，墨菲（Murphy）征阳性。

【影像学表现】

1. 超声表现肝内外胆管结石表现为胆管内强回声光团，后方伴声影，结石部位以上胆管扩张，有时管壁增厚。胆囊结石表现为胆囊腔内一个或多个强回声光团，后方伴声影，强回声光团可随体位改变而移位。泥沙样结石表现为胆囊内细小的强回声光点群，后方伴声影。急性胆囊炎表现为胆囊增大，轮廓不光滑，胆囊壁弥漫性增厚，呈强回声。慢性胆囊炎胆囊多缩小，胆囊壁增厚，回声增强，边缘毛糙。

2. CT 表现胆系结石的化学成分不同，可表现为高密度、低密度或等密度，单发或多发，胆囊内结石位置随体位变换而改变。胆管内结石发生梗阻，梗阻以上胆管扩张。急性胆囊炎平扫时胆囊增大，囊壁增厚，胆囊周围水肿；慢性胆囊炎则表现为胆囊缩小，囊壁均匀增厚，可见囊壁钙化。增强扫描可见增厚的胆囊壁均匀强化，囊腔和结石无强化。

3. MRI 表现

胆系结石在 T_1WI、T_2WI 像上均为无信号或低信号影，在 T_2WI 上表现为高信号胆系内出现低信号充盈缺损。MRCP 是诊断胆系结石的有效方法，可清楚显示结石的部位、大小、形态和数目以及梗阻部位和程度。胆囊炎在 MRI 也表现为胆囊增大或缩小，胆囊壁增厚，如有囊壁水肿，则表现为 T_1WI 低信号，T_2WI 高信号。

【诊断要点、鉴别诊断及检查方法的比较】

1. 诊断要点

①胆系结石超声表现强回声光团，CT 为高密度，MRI T_1WI、T_2WI 均为低或无信号影，如有梗阻，则梗阻部位以上胆管扩张；②胆囊内结石则随体位变化而改变；③急性胆囊炎表现为胆囊扩大，囊壁水肿；④慢性胆囊炎多数胆囊缩小，囊壁无水肿。

2. 鉴别诊断

胆系结石表现典型，一般可明确诊断，如结石或炎症引发梗阻，须与胆管肿瘤鉴别，胆管肿瘤一般为低或中等回声，后方无声影，可见胆管壁受侵征象。慢性胆囊炎须与胆囊癌鉴别，胆囊癌引起的囊壁增厚显著且不均匀，同时胆囊内可见软组织肿块，如有邻近肝实质侵犯则诊断更明确。

3. 检查方法比较超声检查是诊断胆石症和胆囊炎的首选方法，CT 和 MRI 仅用于少数鉴别诊断困难者。

第九节　胆囊癌

【概述】

胆囊癌是胆道系最常见的恶性肿瘤，常发生在 50～70 岁老年人，女性多见。

病因病理：胆囊癌的发病与胆囊结石长期刺激致胆囊黏膜发生慢性炎症有关，胆囊的腺瘤性息肉也有发展成癌的倾向。胆囊癌多发生在胆囊体部和底部，80% 为腺癌，其次为磷癌。胆囊癌的转移以淋巴道转移多见。

临床表现：早期无特殊临床表现，仅有右上腹痛，食欲不振，恶心，呕吐等胆石症和胆囊炎的症状，后期可出现黄疸、发热、右上腹肿块和腹水等。

【影像学表现】

1. 超声表现根据胆囊癌形态表现，分为隆起型、厚壁型、混合型、实块型。隆起型表现为结节状或蕈伞状的低回声或等回声肿块突入胆囊腔内，肿块基底宽，表面凹凸不平；厚壁型表现为胆囊壁不均匀增厚，内侧表面不规则；混合型多见，同时具有隆起型和厚壁型的声像表现；实块型表现为胆囊增大，形态失常，胆囊腔充满不均匀低回声的实性肿块，常伴有结石强回声光团及声影，为胆囊癌的晚期表现。胆囊癌容易侵及肝脏，出现胆囊周围的异常回声。

2. CT 表现

表现为胆囊壁不规则增厚，单发或多发宽基底结节突入腔内，肿块充满整个胆囊，周围肝实质受侵，呈边界不清的低密度影。增强扫描，不规则增厚的胆囊壁或结节及肿块有明显强化。

3. MRI 表现

胆囊癌表现与 CT 相似，肿瘤组织在 T_1WI 呈不均匀低信号，T_2WI 呈不均匀高信号，增强后出现不均匀强化。T_2WI 像上肿瘤周围的肝实质多形成不规则高信号带，提示肿瘤侵犯肝脏。

【诊断要点、鉴别诊断及检查方法的比较】

1. 诊断要点①胆囊癌表现为胆囊壁不规则增厚，胆囊腔内大小不等的宽基底肿块。②增强后不均匀强化。

2. 鉴别诊断侵及肝脏的胆囊癌易与肝癌混淆，胆囊癌累及胆道引起的胆道扩张明显，而肝癌侵及胆道扩张较轻．同时容易发生门静脉癌栓。厚壁型胆囊癌须与胆囊炎鉴别，胆囊壁明显不规则增厚，多数超过 1cm，对比增强明显强化，侵犯周围肝实质支持胆囊癌诊断。

3. 检查方法比较超声和 CT 是诊断胆囊癌最常用的影像学方法，在评价胆囊癌侵犯邻近器官及转移方面，MRI 优于超声和 CT。

第十节　胆管癌

【概述】

胆管癌指发生左、右肝管至胆总管下端的肝外胆管癌，不包括肝内胆管细胞癌和壶腹部癌。

病因病理：胆管癌发病原因不明，原发性硬化性胆管炎和胆石病与本病的发病有一定关系。先天性胆管扩张症发生癌变的机会较高。胆管癌多为腺癌，少数为未分化癌、乳头状癌和鳞癌。大体标本有乳头状和扁平状之分。生长方式以局限型较多，也有弥漫性生长者。胆管癌生长较慢，主要转移方式是淋巴转移，个别可血行转移至肺。

l临床表现：主要症状为进行性加重的梗阻性黄疸，伴上腹部胀痛、恶心、呕吐、体重减轻等。体检肝大，质硬，胆囊不易触及。晚期可出现腹水和门脉高压症状。

【影像学表现】

1. 超声表现扩张的胆管突然狭窄或截断，远端显示边缘不整的软组织肿块影，呈低回声或稍强回声，无声影，与胆管壁分界不清。

2. CT表现肝内外胆管向心性扩张，扩张的胆管突然变小或截断，末端可见局部胆管壁增厚或形成软组织肿块，增强扫描轻度强化。

A. 超声表现为扩张的胆管突然截断，管内显示低回声软组织肿块；B. CT扫描示左、右肝管汇合部软组织影，远端肝内胆管向心性扩张

3. MRI表现表现与CT相似，扩张胆管表现为T_1WI低信号、T_2WI明显高信号，于胆管狭窄或截断部位可见T_1WI低信号、T_2WI呈不均匀高信号的软组织肿块。

【诊断要点、鉴别诊断及检查方法的比较】

1. 诊断要点

①扩张胆管突然狭窄或中断；②胆管狭窄或截断处胆管壁增厚或出现软组织肿块。

2. 鉴别诊断

主要排除扩张胆管末端的引起梗阻的结石。慢性胆管炎表现为长范围的胆管鼠尾状狭窄，末端无阳性结石，也不显示软组织肿块影。

3. 检查方法比较超声检查可明确胆道有无扩张，胆道梗阻及梗阻原因，

CT 和 MRI 可作为补充手段进一步明确梗阻的部位及病因。

第十一节 胰腺炎

一、急性胰腺炎

【概述】急性胰腺炎指胰腺及其周围组织被胰腺分泌的消化酶自身消化的化学性炎症。

病因病理：急性胰腺炎的病因复杂，一般认为，胆汁和胰液逆流和胰酶损害胰腺组织在发病中起着重要作用，常见发病原因有胰胆管梗阻、酒精中毒、暴饮暴食、感染及外伤和手术。出血和坏死是急性胰腺炎的基本病理改变，分为①水肿性胰腺炎：胰腺呈局限性或弥漫性水肿，腺体增大变硬，被膜紧张充血。显微镜下见腺泡和间质水肿，炎性细胞浸润，伴有轻度出血及局灶性坏死。②出血性和坏死性胰腺炎：胰腺发生严重的自身消化，导致胰腺出血和坏死。胰腺除有水肿外，被膜下有出血斑或血肿，腺体可见大片出血、坏死灶，腹腔内有血性腹水或浑浊渗液。

临床表现：急性胰腺炎发病急，主要表现剧烈腹痛、恶心、呕吐、腹胀、体温升高及腹膜炎体征。腹痛位置与病变部位有关，腹痛为持续性并阵发性加重，严重的胰腺坏死伴有休克。

【影像学表现】

1. 超声表现胰腺弥漫或局限性肿大，边缘模糊，内回声强度减低，呈均匀低回声或混杂回声，胰周积液或腹水则在相应部位出现液性暗区。

2. CT 表现平扫表现为胰腺弥漫或局限性肿大，密度不均匀减低，胰周常有炎性渗出致边缘模糊，与周围器官分界不清，邻近肾前筋膜增厚，胰腺内坏死出现更低密度区，出血呈高密度影，并可见胰周积液和腹水，液体可进入小网膜囊或肾周间隙等部位。增强扫描胰腺均匀强化，如有坏死，则坏死区无强化。

3. MRI 表现

胰腺肿大，形态不规则，边缘模糊不清，T_1WI 像表现为胰腺信号减低，T_2WI 呈高信号，腺体内如有出血，T_1WI 上表现为高信号。Gd – DTPA 增强扫描呈不均匀强化，坏死组织区不强化。

【诊断要点、鉴别诊断及检查方法的比较】

1. 诊断要点

①临床症状典型，血、尿淀粉酶显著升高；②影像学表现为腺体弥漫或局部水肿增大，边缘模糊，回声或密度不均匀降低，多累及邻近结构；③CT 或 MRI 增强扫描呈不均匀强化。

2. 鉴别诊断急性胰腺炎若主要引起胰头局部肿大，须与胰头肿瘤鉴别，随访检查十分重要，抗感染治疗后，炎症消退，形态恢复正常，有助于胰腺炎诊断。

3. 检查方法比较超声检查对急性胰腺炎多可明确诊断，可作为首选检查方法。急性胰腺炎常出现肠腔充气扩张，影响超声检查诊断效果，可选择 CT 检查，MRI 对急性胰腺炎诊断价值有限。

二、慢性胰腺炎

【概述】

慢性胰腺炎是由多种原因引起的胰腺持续的炎性病变，呈坏死与纤维化，伴有疼痛和内、外分泌功能减退、丧失的疾病。

病因病理：常见病因与急性胰腺炎相同，即由于诱发炎症的病因未能消除，使胰腺炎反复发作所致，如胆石症、胆道蛔虫症等。另一部分是由于邻近脏器炎症侵入胰腺，如胆总管炎。由于持续的炎症使胰腺缩小、变硬，呈结节状。表面腹膜增厚，与周围器官粘连。有的可形成囊肿。胰管有狭窄和扩张，胰石形成。当有急性炎症发作时，胰腺有水肿、脂肪坏死和出血。

临床表现：由于胰腺病理改变的差异，临床经过、症状、体征表现也不同。

腹痛是最常见的症状，呈反复发作，常因饮酒、劳累、饱食诱发。腹痛多位于剑突下、中上腹部，向肩背部放射；有时呈顽固性剧烈疼痛，仰卧时加重。上腹部有深压痛。复发性胰腺炎急性发作时，呈急性胰腺炎表现。

【影像学表现】

1. 超声表现胰腺轻度增大或萎缩变小，轮廓不清，边缘多不规则，常呈锯齿状，胰腺实质内回声增强，分布不均，主胰管呈囊性或串珠样扩张，有时胰管内可见呈强回声光斑的结石影，部分慢性胰腺炎可伴假囊肿形成，表现为腺体内或周围局部出现无回声区。

2. CT 表现较轻的慢性胰腺炎 CT 表现可完全正常。异常表现为胰腺局部增大或萎缩，主胰管呈管状或串珠样扩张，常见胰腺内钙化或结石形成，表现为沿胰管分布的斑点状高密度影，合并假囊肿形成则表现为胰内或胰外边界清楚的囊性低密度影，呈水样密度。部分慢性胰腺炎可见肾前筋膜增厚。

3. MRI 表现表现为胰腺正常、增大或缩小，腺体内信号不均匀，主胰管扩张及胰腺周围筋膜增厚，钙化在 MRI 上难以识别。合并假囊肿形成表现为局部圆形 T_1WI 低信号，T_2WI 高信号区，Gd – DTPA 增强扫描囊肿边缘更清楚，囊内无强化。

【诊断要点、鉴别诊断及检查方法的比较】

1. 诊断要点

①反复发作的病史；②影像学表现为胰腺增大或萎缩，边缘呈锯齿状改变；③主胰管扩张并伴钙化或假囊肿形成。

2. 鉴别诊断

慢性胰腺炎表现为局部增大时，须与胰腺癌鉴别。

3. 检查方法比较慢性胰腺炎首选超声检查，CT 和 MRI 检查并无优越之处。

第十二节　胰腺癌

【概述】

病因病理：胰腺癌多发生于胰头部，其次是体尾部。全胰癌较少。组织学类型以胰管上皮细胞发生的胰管癌最多，其次是腺泡细胞癌、胰岛细胞癌，未分化癌少见。胰腺癌转移和扩散途径最多见为淋巴转移和癌浸润。淋巴转移多见于胰头部前后、幽门上下等处。在胰内转移可发生跳跃性、多发性癌灶。胰腺癌可直接浸润到邻近的门静脉、肠系膜上动静脉以及胃、十二指肠等处。少数病人血行转移至肝、肺、骨等。

临床表现：胰腺癌无特异症状，最常见的首发症状是上腹痛和饱胀不适，胰头癌多为黄疸，以及食欲不振、消化不良和消瘦、乏力等。

【影像学表现】

1. 超声表现胰腺多呈局限性肿大，内见异常回声肿块，轮廓不规则，边缘模糊，可向周围组织呈蟹足样浸润，肿块回声多数为低回声，内有液化、坏死时出现无回声区。胰头癌可使十二指肠圈扩大，压迫胆总管致梗阻以上肝内、外胆管扩张，胆囊增大、饱满，胰管扩张，并可推压或侵犯邻近血管及器官。胰颈癌可推压门静脉、肠系膜上静脉变形、移位。胰尾癌易推压和侵犯胃、脾、脾静脉和左肾。

2. CT表现平扫时胰腺癌多呈低密度，少数呈高密度或等密度。肿瘤较大时表现为胰头、胰颈或胰尾相应部位局限性隆起，如有坏死液化，则出现更低密度区。肝内外胆管、胆囊、胰管不同程度扩张，胰管、胆管扩张形成的"双管征"为胰头癌的常见征象。胰腺癌为少血供肿瘤，增强扫描时动脉期肿块强化不明显，呈均匀或不均匀低密度灶，有时呈环状强化灶，静脉期仍为低密度灶，密度差较动脉期缩小。胰腺癌易侵犯、包埋邻近门静脉、肠系膜上静脉、脾静脉等血管，并出现肝门、腹膜后淋巴结及肝内转移。

3. MRI表现

表现为胰腺轮廓发生改变，局部不规则肿大，肿瘤 T_1WI 上多数呈低信号，与正常胰腺组织分界不清，T_2WI 上呈不均匀高信号，Gd—DTPA增强扫描早期肿瘤强化不明显，与强化的正常胰腺组织形成明显对比。胰头癌压迫侵犯主胰管和胆总管下端造成梗阻，梗阻部位以上胰管、胆管和胆囊扩张。

【诊断要点、鉴别诊断及检查方法的比较】

1. 诊断要点①中晚期胰腺癌表现为胰腺实质性肿块，伴胰管扩张；②进行性加重的黄疸。

2. 鉴别诊断胰腺癌须与慢性胰腺炎鉴别。炎性病变胰管多呈串珠样扩张，无中断，并可见胰腺萎缩和钙化，肾前筋膜增厚，不侵犯、包埋邻近血管结构。

3. 检查方法比较超声和 CT 检查为胰腺癌首选检查方法，MRCP 对显示胰胆管改变有独特价值。

第十三节　脾梗死

【概述】

脾是动脉终末循环部位，加之脾动脉常扭曲，在行程中又缺乏支持组织，易形成脾梗死。

病因病理：脾梗死最常见原因为心腔壁血栓脱落形成栓子阻塞脾动脉系统。

临床表现：多数脾梗死无症状，常在尸检时偶然发现，少数有左上腹疼痛、左膈升高或胸腔积液。

【影像学表现】

1. 超声表现脾实质内单个或多个低回声区，呈楔形或不规则形，楔形底部朝向脾外缘，尖端指向脾门。梗死灶内部可呈蜂窝状回声或不均匀分布的斑片状强回声，发生液化坏死时，呈无回声区。陈旧性梗死灶纤维化、钙化时，回声明显增强，后方伴声影。

2. CT 表现

平扫表现为脾实质内尖端指向脾门的楔形低密度区，边界清楚，无占位征象。增强扫描，梗死区不强化，与明显强化脾实质形成明显对比。

3. MRI 表现

急性和亚急性脾梗死 T_1WI 表现为均匀低信号，T_2WI 呈均匀高信号，边界清楚。慢性期脾梗死病灶内有瘢痕组织和钙化形成，T_1WI、T_2WI 均呈低信号。Gd – DTPA 增强扫描梗死区不强化。

【诊断要点、鉴别诊断及检查方法的比较】

1. 诊断要点

①脾梗死表现为无占位征象的楔形区，尖端指向脾门；②增强扫描无强化。

2. 鉴别诊断脾梗死影像学表现典型，不易与其他疾病混淆

3. 检查方法比较超声检查即可明确诊断，一般无需 CT 和 MRI 检查。

第四章　泌尿系统与肾腺的影像学诊断

　　泌尿系统包括肾、输尿管、膀胱及尿道，这些结构在普通 X 线检查时缺乏自然对比，适于排泄性和逆行性泌尿系统造影检查。当前，CT 和超声已广泛用于泌尿系统检查，效果要明显优于常规 X 线检查，已成为主要检查方法。MRI 检查泌尿系统已日趋普及，某些成像方法如 MR 水成像技术和 MRA 检查显示出独特价值。因此，临床疑为泌尿系统疾病时，应注意影像学检查的适应证，有目的地选择一种影像检查方法，并根据结果再考虑是否选择其他检查方法。

　　肾上腺不属于泌尿系统，但它与肾脏的解剖关系密切，与肾共同包裹于肾筋膜内，故于本章内讲述。超声、CT 和 MRI 均可用于检查肾上腺，其中 CT 是主要检查方法。

第一节　诊断基础

一、检查技术及其价值

（一）X 线摄影

包括平片、尿路造影和血管造影。

1. 平片

是泌尿系统常用的检查方法，常规取仰卧前后位摄片，包括第 11 肋骨至耻骨联合，主要观察肾脏的形态、大小、轮廓和位置，肾和尿路有无阳性结石或异常钙化，必要时加摄侧位片以确定异常阴影与肾脏、输尿管、膀胱的关系。

2. 尿路造影

根据对比剂进入途径，分为静脉尿路造影和逆行性尿路造影。

（1）静脉尿路造影：又称排泄性尿路造影。其原理是将有机碘化物的水溶液如泛影葡胺或碘海醇（碘苯六醇，非离子型造影剂）注入静脉内，造影剂由肾小球滤过排入肾盏、肾盂，从而显示整个尿路，如此不但能了解两肾的排泄功能情况，又可观察尿路的形态和通畅情况。

检查步骤为：①检查前行碘过敏试验并清除肠管气体和粪便，限制饮水；②取仰卧位检查，先摄取腹部平片；③下腹部用压迫带，暂时阻断输尿管，以使对比剂充盈肾盏、肾盂；④静脉内注入对比剂，成人用60%泛影葡胺或碘海醇（含碘300mg）20ml，2min注毕；⑤注药后1~2min摄取双肾区片，一般能较好地显示肾实质影像；15min和30min后分别摄取双侧肾区片；如肾盏、肾盂显影良好则去除压迫带并摄取全腹片，此时输尿管和膀胱亦显影。

（2）逆行性尿路造影：包括逆行性膀胱造影和逆行性肾盂造影。

逆行性肾盂是在行膀胱镜检查时，将导管经膀胱输尿管外口插入输尿管，在透视下缓慢注入造影剂使输尿管、肾盂、肾盏显影，此法适用于静脉尿路造影显影不佳的患者。

逆行性膀胱造影是将导管经尿道插入膀胱，抽出余尿，注入碘化钠溶液或空气，行多角度摄片，用以观察膀胱的大小、位置、形态、与邻近器官的关系。

3. 腹主动脉造影和选择性肾动脉造影

一般采用经皮股动脉穿刺插管技术，主要用于观察肾动脉的走行、分布、管径、管壁有无异常，明确肾和肾周围肿块的供血情况。腹主动脉造影是将导管顶端置于肾动脉开口上方，快速注入造影剂后连续摄片；选择性肾动脉造影是将导管送至一侧肾动脉内，注入造影剂后使得一侧肾动脉和肾实质显影。

（二）CT

1. 平扫检查

肾与输尿管 CT 检查无需特殊准备。常规取仰卧位。检查范围要包括全部肾脏，如须同时观察输尿管，则继续向下扫描，直至输尿管的膀胱入口处。层厚通常为 10mm，必要时用 3 ~ 5mm 以更佳显示小病灶。

2. 增强检查

肾与输尿管应常规行增强检查。静脉内快速注射对比剂 60 ~ 100ml，注毕后即行双肾区扫描，可显示肾实质强化；5 ~ 10min 后，再次行双肾区和输尿管区扫描，以观察肾盂和输尿管充盈情况，称为肾盂期。若应用多层螺旋 CT，在肾盂期行薄层扫描并用最大强度投影行三维重建，可获得类似 X 线排泄尿路造影图像，称为 CT 尿路造影。

3. 膀胱 CT 检查

在检查前 3h 内须分次口服 1% ~ 2% 泛影葡胺 1 000ml，以利区分盆腔的肠管，检查须在膀胱充盈状态下进行，扫描层厚 5mm 或 10mm。增强扫描，静脉注入对比剂后即行病变区扫描，30 ~ 60min 再次扫描，前者观察病变早期强化情况，后者显示膀胱壁或腔内病变的形态。

4. 肾上腺 CT 检查

检查肾上腺宜选用快速、高分辨力 CT 机。常规用 3 ~ 5mm 薄层并靶扫描技术，以利于病变特别是小病变的显示。肾上腺某些病变如肾上腺增生、萎缩和髓脂瘤等，平扫检查即可确诊；增强扫描并非必需，在鉴别肿块性质时仍需增强扫描。

（三）MRI

1. 平扫检查

常规用 SE 序列，行横断面 T_1WI 和 T_2WI 检查，必需时辅以冠状或矢状面 T_1WI 检查。应用 T_1WI 并脂肪抑制技术有助于对肾和肾上腺等器官解剖结构的分辨及含脂肪性病变的诊断。

2. 增强检查

顺磁性对比剂 Gd – DTPA 如同含碘的尿路对比剂，可由肾小球滤过。向静脉内快速注入 Gd – DTPA 后，即行 T_1WI 检查或 T_1WI 并脂肪抑制技术检查。对比剂用量为每千克体重 0. 1 ~ 0. 2mmol。体位选择与平扫检查一致，以利于对照比较。

3. MRI 尿路成像（MRU）

原理是尿液中游离水的 T_2 值明显长于其他组织，因此在 T_2WI 上呈高信号，背景结构皆为低信号，再用最大强度投影（MIP）进行三维重建，即可获得如 X 线静脉尿路造影的图像，主要用于尿路梗阻性病变的检查。

（四）超声

肾与输尿管超声检查宜选用线阵式探头，频率 3. 5MHz，消瘦者或新生儿用 5MHz。肾检查体位可为俯卧位、侧卧位及仰卧位，必要时还需站立位，经背部、侧腰部、腹部途径扫查肾脏。输尿管检查可取侧卧或仰卧位，沿输尿管走行区进行寻找。

膀胱超声可采用腹部或腔内途径检查。经腹部超声检查主要选用凸阵式探头，须充盈膀胱，取仰卧位或侧卧位检查；经直肠超声检查选用单平面或双平面直肠探头，须排空大便，适度充盈膀胱，取膀胱截石位或侧卧位检查。

检查肾上腺宜选用线阵式或凸阵式探头，频率为 3. 5MHz，新生儿用 5MHz。常规仰卧位检查，可经肋间、侧腰部或腹部途径扫查肾上腺，也可俯卧位经背行纵切和横切扫查。

二、正常影像解剖

（一）X 线

1. 肾脏

（1）腹部平片：前后位片上，在脊柱两侧可见双侧‘肾的轮廓，正常肾影呈蚕豆状，边缘光滑，密度均匀；长 12 ~ 13cm，宽 5 ~ 6cm，上下位于第 12 胸椎至第 3 腰椎之间，右侧上方因有肝脏，故右肾较左肾低 1 ~ 2cm；肾长轴自内上向外下倾斜，与脊柱间所成的角度称为肾脊角，正常为 15°~ 25°。侧位片上，肾影与腰椎重叠，上极较下级略偏后。

（2）静脉尿路造影：正常情况下，注入造影剂 1~2min，肾实质显影，密度均匀；2~3min 肾盏、肾盂开始显影，15~30min 显影最浓，随时间的延长，造影剂经肾盂、输尿管向下排泄至膀胱。

肾盏包括肾小盏和肾大盏。一般显示肾小盏 7~14 个，分别汇合成 2~4 个肾大盏；肾小盏分为体部和穹窿部，体部是呈漏斗状与肾大盏相连的短管，管的远端为穹窿部，其顶端由于肾乳头的突入呈杯口状凹陷，杯口的两侧缘是尖锐的小盏穹窿；肾大盏边缘光滑，呈长管状，分为三部分，顶端与数个小盏相连，峡部为长管状，基底部与肾盂相连；肾大、小盏的形态、数目有个体差异且两侧多不对称；肾盂略呈三角形，上缘凸隆，下缘微凹，边缘光滑。肾盂的形态有许多变异，常为喇叭状，部分为分支形或壶腹形。

（3）逆行肾盂造影：正常肾盏、肾盂的形态、位置与排泄性尿路造影的表现相同。但如果注射压力过高可形成造影剂从肾盂、肾盏回流入肾实质，称为肾逆流，此征象需要认识以免误诊。

（4）腹主动脉造影与选择性肾动脉造影：正常分为三期：肾动脉期显示肾动脉主干及分支，自主干至分支逐渐变细，走行自然，边缘光滑，无狭窄、扩张、中断；肾实质期显示肾实质密度增高，其中皮质较髓质显影明显，另外还可显示肾脏的轮廓、大小和形态；肾静脉期显影一般不够清晰。

2. 输尿管

正常输尿管在平片不能显示，在充盈造影剂后显影，全长约25cm。上端与肾盂相连位于腰大肌外侧缘，后逐渐向内偏移，沿腰椎横突下行，进入盆腔在骶髂关节内侧走行，过骶骨水平后再弯向外，斜行进入膀胱。输尿管有三个生理狭窄区，即与肾盂相连处、通过骨盆处和进入膀胱处。静脉尿路造影显示输尿管为粗细不均的条带状影，因蠕动使其管径的变化较大，但边缘光滑、走行柔和、可有折曲。逆行肾盂造影由于插入导管的刺激，可使输尿管产生痉挛性收缩，此时依据狭窄处以上部位并无输尿管和肾盂的扩张，可以与器质性狭窄鉴别。

3. 膀胱正常成年人的膀胱位于骨盆下部前方，分为底、顶、体、颈四部分，各部间无明显界限。底部朝向后下方，呈三角形；在底部的两侧有输尿管开口，与颈部的尿道内口组成三角形区域，称为膀胱三角区，位置相对较固定；体部包括前壁、后壁和两侧壁；颈部与前列腺相邻。膀胱前下方为耻骨联合，后方女性为子宫和阴道，男性为直肠。

正常膀胱在 X 线平片上呈软组织密度，与盆腔其他结构缺乏对比，不能显影；容量为 300～500ml，在造影片上，膀胱的形状与大小，取决于膀胱的充盈程度，充盈较满的膀胱呈椭圆形，横置于耻骨联合上方，边缘光滑整齐，密度均一；膀胱顶部可略微凹陷，是由乙状结肠或子宫压迫所致；若膀胱未充满，则表现为腔内粗大黏膜皱襞使得膀胱边缘不整齐或呈锯齿状。

（二）CT

1. 肾脏

（1）平扫检查：在肾周低密度脂肪组织对比下，肾表现为圆形或椭圆形软组织密度影，边缘光滑锐利；在肾的中部层面见肾门内凹，指向前内；肾动脉和肾静脉呈窄带状软组织密度影，自肾门向腹主动脉和下腔静脉走行；除肾窦脂肪呈低密度和肾盂为水样密度外，肾实质的密度是均一的，常不能分辨肾的皮、髓质；在肾周脂肪的前后方可见肾筋膜，表现为纤细的致密线影。

（2）增强扫描：肾的强化表现取决于对比剂的用量、注射速度及扫描时间。常规剂量团注法的增强检查早期（注药后 1min 之内），肾血管和肾皮质明显强化，而髓质仍维持较低的密度，此时可清楚分辨出肾的皮、髓质；注药后约 2min 扫描，髓质强化程度类似或超过肾皮质，皮、髓质分界不清晰，肾盏也开始强化；5～10min 后再次扫描，肾实质强化程度减低，肾盏、肾盂明显强化。螺旋 CT 增强扫描由于自身扫描速度快，成像时间短，续观察上述各期强化表现。

2. 输尿管

（1）平扫检查：自肾盂向下连续层面追踪，多可识别正常输尿管腹段的上、中部分，呈点状软组织密度影，位于腰大肌前缘处，而盆段输尿管常难以识别。

（2）增强扫描：在注入造影剂 10min 后的延迟扫描，输尿管腔内充盈对比剂而呈点状致密影，自肾盂向下连续追踪，常可观察输尿管走行全程，直至输尿管的膀胱入口处。

3. 膀胱

（1）平扫检查：膀胱易于识别，其大小和形态与充盈程度相关，充盈较满的膀胱呈圆形、椭圆形或类方形；膀胱腔内尿液为均一水样低密度；在周围低密度脂肪组织及腔内尿液的对比下，膀胱壁显示为厚度一致的薄壁软组织影，内外缘均光滑。

（2）增强扫描：膀胱强化表现依检查时间而异。早期显示膀胱壁强化，30～50min 后延迟扫描，膀胱腔呈均匀高密度，若对比剂与尿液混合不均，则可出现液—液平面。

4. 肾上腺

（1）平扫检查：肾上腺周围有丰富的低密度脂肪组织，因而正常肾上腺能够显示清楚。正常肾上腺呈软组织密度，类似肾脏密度，但无论平扫或增强均不能分辨皮、髓质。右肾上腺位于右肾上极前内上方，在右膈肌脚外侧与肝右叶内缘之间，前方毗邻下腔静脉；左肾上腺位于左肾上极前内方，前外侧毗邻胰体尾部，内侧为左膈肌脚。肾上腺的形态因人而异，即使同一肾上腺在不同层面上也表现各异。右侧常呈斜线状、倒 "V" 形；左侧多为倒 "V"、倒 "Y" 形或三角形（图9—3）；肾上腺边缘多平直，边缘光滑，无外突结节。通常用侧支厚度和面积表示肾上腺的大小，正常侧支厚度小于 10mm，面积小于 150mm^2。

（2）增强扫描：正常肾上腺呈均匀一致强化，但不能区分皮质和髓质。

（三）MRI

1. 肾

（1）平扫检查：常规应用 SE 序列检查时，在周围高信号或中等信号脂肪组织的对比下，肾实质为软组织信号，边缘光滑。在 T_1WI 上，肾皮质含水量不同于髓质，因而肾皮质 T_1 值较短呈较高信号，位于肾的周边部位并伸至肾锥体之间；肾髓质为较低信号，呈多个三角形结构即肾锥体，位于肾的中心部位。在 T_1WI 脂肪抑制像上，肾皮、髓质的信号差异更为显著。T_2WI 像上，肾的皮髓质分辨不清，均呈较高信号；肾窦脂肪在 T_1WI 和 T_2WI 上分别呈高信号和中等信号；肾盏常难以显示，而肾盂多呈类似于游离水的长 T_1 低信号和长 T_2 高信号表现，位于肾门区；肾动脉和肾静脉因"流空效应"而均呈低信号，自肾门区向腹主动脉和下腔静脉方向走行。

（2）增强扫描：肾脏的强化程度和形式取决于检查时间和成像速度，类似 CT 增强扫描。

2. 输尿管

（1）平扫检查：在 T_1WI 或 T_2WI 横断面检查时，自肾盂平面连续向下追踪，在周围脂肪组织的高信号或中等信号对比下，有可能识别出部分腹段输尿管，呈点状低信号影，而正常盆段输尿管难以识别。

（2）增强扫描：在 T_1WI 沿输尿管走行可追踪其全长；应用 MRU 检查，可显示肾盂与输尿管连接部以及输尿管的全部，和输尿管进入膀胱的部分。

3. 膀胱

（1）平扫检查：横断面是基本观察方位，必要时辅以矢状位和冠状位检查。横断面上，充盈的膀胱呈圆形、横置的椭圆形或四角圆钝的四方形，矢状面上为类三角形。膀胱内尿液呈均匀长 T_1 低信号和长 T_2 高信号；膀胱壁与肌肉信号强度类似，在 T_1WI 和 T_2WI 上分别高于和低于腔内尿液信号。

（2）增强扫描：膀胱腔内尿液可发生均匀一致强化的高信号影。

4. 肾上腺

（1）平扫检查：在横断面上正常肾上腺的位置、形态、边缘和大小与 CT 的表现相同；冠状面上，肾上腺位于肾上极上方，通常呈倒"V"或倒"Y"形。肾上腺的信号强度因检查序列而异，常规 SE 序列的 T_1WI 和 T_2WI 像上，其信号强度类似肝实质，且明显低于周围组织，呈相对高信号，但仍不能分辨出皮、髓质。

（2）增强扫描：正常肾上腺发生均质强化。

（四）超声

1. 肾肾脏的形态与扫查途径与方位有关，在冠状和矢状断面上，肾脏呈豆形，横断面上则为椭圆或卵圆形。肾的被膜清晰、光滑，呈较强回声线，其为肾周脂肪与肾被膜界面的回声。外周肾实质呈均匀弱回声，依扫查断面是否通过肾窦，肾实质有不同形态：当断面未通过肾窦时，肾实质呈"O"形回声区，通过肾窦时则为"C"形；肾锥体为圆形或三角形低回声，呈放射状排列在肾窦的周围。肾窦位于肾的中央偏内侧，呈不规则形高回声，是肾窦内肾盂、肾盏、血管及脂肪组织的复合性回声。CDFI 显示肾内动脉、静脉呈指样分布。

2. 输尿管

由于肠腔内气体干扰，正常输尿管不能显示，仅有当输尿管发生病理性扩张、积水时，才有可能识别。

3. 膀胱充盈膀胱在横断面上呈圆形、椭圆形或类方形，纵断面为三角形。女性由于子宫压迫而于膀胱后壁上形成压迹。膀胱内尿液呈液性无回声区，后方回声增强明显。膀胱壁呈强回声，厚为 1～3mm，其在充盈时较薄且光滑、整齐，排空后则较厚并毛糙有皱褶。当膀胱排空后，腔内基本无尿液残留。

4. 肾上腺右肾上腺位于肝脏内后方、右膈肌脚外侧和下腔静脉后方；左肾上腺位于左肾上极、脾和腹主动脉三者之间。在周围较强回声脂肪组织的对比下，正常肾上腺表现为中等回声结构，其形态与扫查途径及断面方向有关，常呈三角形和新月形，也可为线形或倒"V"、倒"Y"形。

三、基本病变的影像学表现

（一）轮廓的异常

1. 肾脏轮廓的异常

肾脏边缘轮廓凹凸不平或呈分叶状，常见于肾肿瘤、肾囊肿、多囊肾及肾脓肿，如果病变位于肾包膜下，呈局限性膨大突出；肾脏轮廓局部凹陷常见于慢性肾盂肾炎或局限性肾缺血所导致的局部肾组织萎缩和纤维性变。

2. 肾上腺轮廓的异常

肾上腺增大常为双侧性，表现为腺体弥漫性增大，侧支厚度和（或）面积超过正常值，而其形态、回声、密度和信号强度均同于正常肾上腺。双侧肾上腺增大常见于库欣综合征和肾上腺皮质增生及引起性征异常的先天性肾上腺皮质增生。肾上腺体积变小，侧支变细，但形态正常，代表肾上腺萎缩，主要见于产生肾上腺皮质功能低下的自体免疫性特发性肾上腺萎缩和垂体下丘脑病变所致的继发性肾上腺萎缩。

（二）实质的异常

1. 实质的破坏

肾结核和肿瘤是造成肾实质或肾盂、肾盏破坏的常见原因。肾实质破坏形成不规则空洞可与肾盏相通，在静脉尿路造影检查时，造影剂可进入破坏区，表现为"湖泊状"或"棉团状"密度增高影，边缘毛糙，少数边缘也可光滑；肾盂、肾盏的破坏在尿路造影片上显示肾小盏的杯口呈虫蚀样破坏，边缘毛糙不规则甚至消失；有的肾盏破坏后若形成空洞，在逆行造影时空洞内充满造影剂，则显示似肾盏扩大，正常肾盏形态消失；有时肾实质破坏，甚至形成空洞，但若造影剂不能进入破坏区，在造影中则不能显示肾实质的破坏情况，此时须结合其他 X 线表现或 CT 检查确定；肾血管造影时，因破坏区血管减少或为无血管区而表现为低密度影。

2. 肿块

（1）肾脏肿块：肾脏肿块易由超声、CT 或 MRI 检查发现，表现为异常回声、密度或信号强度的病灶，常见于各种类型的肾脏肿瘤、囊肿、脓肿和血肿。进一步分析观察，由于肿块的病理性质各异，而各具不同的影像表现特征。例如，肾实质内不规则形肿块，回声不均并有低回声区，或呈混杂密度或为不均匀长 T_1、长 T_2 信号并有明显不均质强化，是肾肿瘤的常见表现；而形态规则的圆形或卵圆形病灶，边缘光整，呈均匀无回声或无强化的水样密度或信号强度，则是肾囊肿的典型表现。

（2）肾上腺肿块：绝大多数肾上腺肿块为肿瘤性病变。肿块的大小对于诊断有一定的帮助，通常良性肿瘤尤其是功能性者一般较小，直径多在 3cm 以下，而恶性肿瘤或非功能性肿瘤常常较大，直径多在 5cm 以上，甚至超过 10cm。肾上腺肿块多为单侧性。若为双侧性，则常见于肾上腺转移瘤，但也可为双侧性嗜铬细胞瘤或双侧性肾上腺腺瘤，甚至是结核（干酪化期）。

（三）管腔及管壁的异常

1. 扩张肾盏、肾盂、输尿管和膀胱扩张积水的病因可为梗阻性和非梗阻性，前者多见，常为结石、肿瘤、血块或炎性狭窄等病变所致。非梗阻性扩张见于先天性异常和一些原因不明的病变，如先天性巨大肾盂、巨输尿管和巨膀胱、神经源性膀胱等。

2. 缩窄

（1）输尿管：输尿管的炎症、结核性病变使输尿管壁受损、溃疡形成和纤维组织增生，造影显示其边缘毛糙、锯齿状或串珠状改变；病变造成输尿管狭窄后可继发近端输尿管、肾盂、肾盏不同程度扩张、积水。

（2）膀胱：结核性膀胱炎造影时显示膀胱轮廓不清，边缘不整齐，大量纤维化收缩则使膀胱容积缩小，即形成结核性小膀胱。

3. 肿块

（1）输尿管：输尿管腔内占位性病变如结石、血块、乳头状肿瘤等，在腔内形成圆形或分叶状不规则充盈缺损影，常可继发近段输尿管扩张、积水；输尿管腔外占位性病变，可使输尿管移位、受压变窄，见于腹腔或腹膜后肿瘤。

（2）膀胱：既可为膀胱肿瘤，也可为血块或结石。呈菜花状或带蒂肿块，为较强回声、与膀胱壁等密度或在 T2WI 上信号强度高于正常膀胱壁，且增强早期有显著强化，为膀胱肿瘤常见表现。膀胱腔内团块，在变换体位检查时可以移动，指示为血块或结石。若病变在超声上呈强光团且后方伴声影，CT 上呈均一或不均一整体钙化，MRI 为极低信号，则为膀胱结石常见表现；否则，尤其是可移动团块在超声上呈较多光点或光点群，CT 上为较高密度，指示为血块。

第二节 肾癌

【概述】

即肾细胞癌，是最常见的肾恶性肿瘤，约占肾脏恶性肿瘤的85%，主要发生在老年人，男性多于女性。肿瘤好发于肾上极或肾下极，多为单发，常为实质性不规则肿块。肾癌典型的临床表现是无痛性血尿和腹部肿块。

【影像学表现】

1. X线表现较大肾癌可致肾影局部增大。尿路造影检查时，肿瘤压迫使肾盏拉长、移位、变形，肾盏颈部狭窄，远端扩张积水，肾盏边缘毛糙不规则，这是肾癌的常见X线征象；肿瘤较大累及多个肾盏，可使受累肾盏互相分离和移位，形成"握球状"或"蜘蛛足"样表现。肾动脉造影动脉期显示肾动脉主干增粗，肿瘤周围肾动脉分支受推移、分开、拉直；肾实质期肿瘤内造影剂聚集，肿瘤区不均匀或不规则密度增高的肿瘤染色；静脉期还可显示肾静脉主干及其属支内癌栓或继发血栓形成的充盈缺损影。

2. CT及MRI表现

平扫可见肾实质呈类圆形或分叶状肿块，与正常组织分界不清，密度均一，相当或略低于邻近的肾实质，偶为略高密度或混杂密度。T_1WI肿块信号多为低信号，T_2WI则多呈混杂信号。增强时肿块有不同形式和程度强化。MRI检查的重要价值还在于确定肾静脉和下腔静脉内有无瘤栓及其范围，发生瘤栓时，血管内的流空信号消失。

3. 超声表现肾表面常有隆起，并可见边缘不光整的肿块，呈强弱不等回声或混合性回声，可有坏死、囊变所致的局灶性无回声区。血管内瘤栓致腔内有散在或稀疏回声；淋巴转移呈低回声，位于肾动脉和主动脉周围。

【诊断要点、鉴别诊断及检查方法的比较】

1. 诊断要点

①临床表现是无痛性血尿和腹部肿块；②影像学表现为肾实质呈类圆形或分叶状肿块，并使肾盏拉长、移位、变形，有时可见血管内瘤栓；③可并发肾积水。

2. 鉴别诊断少数囊性肾癌须与有感染、出血的肾囊肿鉴别。

3. 检查方法比较

肾癌的影像学诊断主要依赖 CT 和超声检查，MRI 的优点是可确定血管内有无瘤栓。

第三节　肾盂癌

【概述】

肾盂癌占肾恶性肿瘤的 8%～12%，好发于 40 岁以上男性。临床上主要症状是间歇性无痛性血尿和胁腹部痛，肿瘤较大时或并发肾积水严重时，可触及肿块，晚期可有贫血和体重减轻等症状。

【影像学表现】

1. X 线表现尿路造影显示肾盂、肾盏内有固定不变的充盈缺损，形态不规则，肾盂、肾盏有不同程度扩张，当肿瘤侵犯肾实质可致肾盏移位、变形。

2. CT 表现平扫检查，表现为肾窦部肿块，其密度高于尿液而低于肾实质；肿块周围肾窦脂肪受压，并可侵入邻近肾实质。增强检查，肿块仅有轻度强化，当肾盂、肾盏明显强化时，能清楚显示肿瘤导致的充盈缺损。

3. MRI 表现平扫检查表现类似于 CT 检查的表现。肿瘤较小仅局限于肾盂内，表现为腔内肿块，在 T_1WI 和 T_2WI 上显示其信号均匀，与肾实质信号相似；肿瘤较大并伴有肾盂、肾盏积水时，T_1WI 上肿块信号高于周围尿液，而在 T_2WI 则低于尿液。

4. 超声表现

表现强回声的肾窦发生变形，内有低回声团块；肾积水明显时，于团块周围排列着扩张的肾盏，颇具特征。

【诊断要点、鉴别诊断及检查方法的比较】

1. 诊断要点

①临床以间歇性、无痛性血尿和肋腹部痛为主要表现；②影像学表现为肾盂、肾盏内实性肿块；③可并发肾积水。

2. 鉴别诊断

肾盂癌应与肾盂内血块、阴性结石鉴别。

3. 检查方法的比较尿路造影有利于较小肾盂癌的发现，而超声、CT 和 MRI 检查则能发现较大的肿瘤，并可确定其范围及有否输尿管和（或）膀胱的种植性转移。

第四节　肾囊肿

【概述】

单纯性肾囊肿又称孤立性肾囊肿，临床上极为常见，其发生无性别差异，本病病因不明。临床上多无症状，常为体检时偶然发现。较大的囊肿可有局部压迫症状，或可触及肿块，有血尿、高血压等。

多囊肾是肾的多囊性病变，系遗传性病变。临床上通常在 30～50 岁出现症状，主要表现为腹部疼痛并可触及包块、高血压、血尿等，晚期可死于尿毒症。

【影像学表现】

1. 单纯性肾囊肿尿路造影检查可见较小的或主要向外生长的囊肿，不造成肾盂、肾盏的改变；位于肾实质内的囊肿，可使相邻肾盂、肾盏明显变形，但不会造成肾盂、肾盏的破坏。CT 和 MRI 平扫检查，表现为肾实质内边缘锐利的圆形水样低密度和信号强度，壁薄常难以显示，与邻近肾组织分界清楚，大小不等，可以单发或多发（图9—6）。增强扫描，病灶无强化。超声可见肾实质内单发或多发圆形或类圆形无回声区，边缘光滑锐利，后方和后壁回声增强，病变可向肾外突出。

2. 多囊肾　X线可见两侧肾脏外形有不同程度的增大，轮廓呈分叶状或波浪状，边缘光滑。有时可见囊肿壁钙化的弧线状致密影。尿路造影检查，双侧肾盏、肾盂普遍受压、拉长、变形和分离，呈"蜘蛛足"状改变。CT、MRI和超声可见双肾满布多发、大小不等囊肿，其密度、信号和回声类似于单纯性肾囊肿；病变早期肾的形态无异常，随病变进展，囊肿增大，数目增多，肾的体积增大，边缘呈分叶状，囊内有出血时显示不规则密度、信号强度和回声。常可合并有多囊肝的征象。

【诊断要点、鉴别诊断及检查方法的比较】

1. 诊断要点

①临床上无明显症状，或出现季肋部不适及肿块，多囊肾可出现高血压和血尿等症状；②超声、CT和MRI检查具有如上典型表现；③多囊肾可有阳性家族史。

2. 鉴别诊断　单纯性肾囊肿并有出血、感染或钙化时，有时不易与囊性肾癌鉴别。多囊肾须与双侧性多发性单纯性囊肿鉴别，后者肾脏增大不明显、囊肿数目少，很少合并多囊肝，且无家族史。

3. 检查方法比较

无论是超声、CT或是MRI检查，单纯性肾囊肿或多囊肾的表现均具有特征性。

第五节　肾血管平滑肌脂肪瘤

【概述】

肾脏的血管平滑肌脂肪瘤是肾脏较为常见的良性肿瘤。常见于中年女性，常为双侧多发性。病理上由不同比例的血管、平滑肌和脂肪组织构成。临床上可无症状或因并发出血而产生腹痛，偶可触及肿块，血尿少见。

【影像学表现】

1. X 线

平片可显示较大肿块所致肾轮廓改变。尿路造影检查，肿瘤较小时，肾盂、肾盏显影正常，若肿瘤较大则发生肾盂、肾盏受压、移位和变形等改变。

2. CT 和 MRI 肿瘤表现取决于其内脂肪与非脂肪成分的比例。典型表现为肾实质内边界清楚的混杂密度或信号肿块，内有脂肪性和软组织性密度和信号区。应用 T1WI 脂肪抑制技术，高信号脂肪灶转变为低信号，具有特征。CT 和 MRI 还能同时查出肿瘤并发的出血。

3. 超声

声像图表现为肾实质内大小不一以强回声为主的肿块，呈圆形或类圆形，边界清楚。CDFI 显示较大肿块的周边或内部有少量短线状动脉血流信号。

【诊断要点、鉴别诊断及检查方法的比较】

1. 诊断要点

①临床上无症状或出现腹痛，偶可触及肿块；②CT 和 MRI 检查表现为含有脂肪成分的不均质的肿块；③排除肾癌、肾髓脂瘤等可含脂肪成分的疾病。

2. 鉴别诊断脂肪含量很少的肿瘤，不易与其他肾实质肿瘤特别是常见的肾癌相鉴别。

3. 检查方法比较 CT 和 MRI 检查依据肾不均质肿块内有明确脂肪成分而成为诊断肾血管平滑肌脂肪瘤的主要检查手段。

第六节 肾与输尿管先天异常

【概述】

肾与输尿管先天异常较为常见且类型繁多，临床上可无症状，也可因并发症而出现梗阻、感染或结石表现。以下仅介绍较为常见的双肾盂双输尿管畸形、异位肾、单侧肾缺，如和马蹄肾等类型。

【影像学表现】

1. 双肾盂双输尿管畸形

即一侧或双侧肾分为上、下两部分，各自有肾盂和输尿管。排泄性尿路造影和 CT 增强能够清楚显示这种畸形。

2. 异位肾胚胎发育中肾上升过程发生异常，多异位于盆腔，少数位于膈下，甚至于后纵隔内。排泄性尿路造影、CT 和 MRI 增强可发现异位肾，表现类似正常肾，而位置有所不同。

3. 单侧肾缺如

又称孤立肾。排泄性尿路造影显示单侧无肾影，但无法和其他病因导致的病侧不显影相鉴别。超声、CT 和 MRI 表现缺如侧无肾结构且无异位肾，肾床被肠管等结构占据，健侧肾代偿性增大。

4. 马蹄肾

多为两侧肾下极相互融合，状如马蹄。尿路造影显示两肾下极融合成峡部，肾轴由外上斜向内下，可并有肾积水和结石。超声、CT 和 MRI 均能清楚显示两侧肾实质下极相连及肾轴的异常。

【诊断要点、鉴别诊断及检查方法的比较】

1. 诊断要点

①临床无明显症状，或因结石、感染和梗阻等出现相应症状；②尿路造影或超声、CT 出现相关的异常表现。

2. 鉴别诊断低位的异位肾应与肾下垂及游走肾相鉴别；单侧肾缺如应与异位肾、先天性肾发育不良及手术后肾缺如鉴别。

3. 检查方法比较

尿路造影常可发现和诊断出多数肾输尿管先天异常，超声、CT 和 MRI 检查常有助于进一步确诊。

第七节　泌尿系结核

一、肾结核

【概述】

肾结核大多数是由血源性感染引起；初期为皮质感染，进展后蔓延至髓质，形成干酪样坏死，继而造成肾盏和肾盂破坏。肾结核灶可发生钙化，甚至全肾钙化，称为"肾自截"。临床上多无明显症状，当感染波及肾盂或输尿管、膀胱后，出现尿频、尿急、血尿或脓尿；还可伴有消瘦、低热、乏力等全身症状。

【影像学表现】

1. X 线

早期可无异常发现，可见肾轮廓内局部呈云絮状钙化，甚至全肾钙化。尿路造影能显示的较早期异常是肾小盏边缘不整如虫蚀状；当肾实质坏死灶与肾小盏相通时，可见外侧有一团对比剂与之相连；病变进展而造成肾盏、肾盂广泛破坏或形成肾盂脓肿时，排泄性造影常不显影。

2. CT 平扫检查，病变早期表现为肾实质内低密度灶，边缘不整；增强扫描病灶内可有造影剂进入，代表结核性空洞；随病变进展，可见肾盂、肾盏部分或全部扩张，呈多个囊状低密度影，密度高于尿液，肾盂壁和输尿管壁可增厚；当肾结核钙化时显示多发斑点状或不规则高密度影，甚至可见全肾呈不均匀钙化。

3. MRI 形态上类似 CT 所见；肾实质的破坏、脓肿和空洞形成，扩张积水的肾盏、肾盂，均呈长 T_1 低信号和长 T_2 高信号病灶；钙化病灶所形成的肾自截，由于其内所含干酪样成分的多少不同，在 T_1WI 呈低信号和部分混杂信号，T_2WI 可为混杂信号。MRU 检查也可清楚显示肾盂、肾盏和输尿管的异常改变。

4. 超声

肾结核表现多样，不具特征。早期可显示肾实质内有无回声区，并有细小点状或斑片状回声，后期肾盂积水，其内见多数点状回声，有钙化者见病变区有强回声斑伴声影。

【诊断要点、鉴别诊断及检查方法的比较】

1. 诊断要点

①尿中查出结核杆菌和相应的临床症状；②影像学表现以尿路造影和 CT 检查所见为主。

2. 鉴别诊断

肾结核应与肾早期恶性肿瘤、肾结石、慢性肾脓肿相鉴别。

3. 检查方法比较

肾结核的影像学诊断以尿路造影和 CT 检查为主，常可明确病变的范围、程度和病期，特别是尿路造影能显示较早期的肾盏改变，而 CT 则能敏感地发现病灶内钙化和管壁的增厚，均有助于正确诊断。

二、输尿管结核

【概述】

输尿管结核多由同侧肾结核向下蔓延所致。早期病变多侵犯输尿管下端，后期则累及输尿管全长；晚期因结核性肉芽组织形成，管腔狭窄甚至闭塞，上方输尿管及肾盂扩张积水；如病变范围广泛，可引起输尿管短缩、变硬，并可发生钙化。临床表现与肾结核大致相同。

【影像学表现】

1. X 线尿路造影检查，早期见输尿管失去正常的柔软度和弹性，管腔粗细不均，边缘不整，有虫蚀样缺损；晚期输尿管缩短、僵硬，呈串珠状或笔杆状，形态固定不变，最终可造成输尿管下段的狭窄和闭塞，狭窄上方输尿管和肾盂扩张，可有不同程度的扩张积水。

2. CT 及 MRI　CT 早期可无异常或轻度扩张，后期可显示输尿管管壁增厚，管腔不规则狭窄和扩张，可累及输尿管全程。MRI 表现类似 CT 所见。MRU 典型表现为输尿管僵硬，呈多发相间的狭窄和扩张，犹如尿路造影所见。

【诊断要点、鉴别诊断及检查方法的比较】

1. 诊断要点

①临床上，输尿管结核表现同肾结核；②尿路造影和 CT 发现输尿管呈串珠样或笔杆状表现和输尿管壁增厚；③并存的肾结核表现。

2. 鉴别诊断输尿管结核晚期导致不同程度的扩张积水，须与其他原因导致输尿管梗阻相鉴别。

3. 检查方法比较同肾结核。

三、膀胱结核

【概述】

膀胱结核多继发于肾、输尿管结核。病变开始于患侧输尿管开口周围，继而向膀胱三角区发展，最终侵犯整个膀胱；病变后期，肌层广泛破坏，膀胱壁增厚并发生挛缩。临床上表现为尿痛、尿频、尿急等膀胱刺激症状，并可有持续性血尿或脓尿。

【影像学表现】

1. X 线

膀胱造影可见膀胱壁局部不规则、变形，甚至形成充盈缺损；病变累及全部膀胱黏膜时，表现为膀胱边缘毛糙，内壁不规则；晚期由于挛缩使得整个膀胱容积显著缩小，边缘不规则呈锯齿状改变，并可有假憩室或瘘管形成。逆行膀胱造影时可见造影剂反流。

2. CT、MRI 及超声

膀胱壁内缘不规则，并可显示水肿或纤维化引起的膀胱壁增厚和膀胱腔变小。

【诊断要点、鉴别诊断及检查方法的比较】

1. 诊断要点

①典型临床表现为尿频、尿痛、脓尿和血尿；②早期影像学表现缺乏特征，晚期膀胱挛缩、变小、壁增厚；③通常并有肾和输尿管结核表现。

2. 鉴别诊断

膀胱结核晚期须与膀胱炎鉴别。

3. 检查方法比较尿路造影和 CT 是检查膀胱结核的主要手段。

第八节　膀胱癌

【概述】

膀胱癌多为移行细胞癌，少数为鳞癌和腺癌。移行细胞癌常呈乳头状生长，也可侵犯肌层；部分移行细胞癌和鳞癌、腺癌呈浸润性生长，可造成膀胱壁局限性增厚、腔缩小。主要临床症状为无痛性肉眼血尿，伴有尿频、尿急、尿痛等膀胱刺激症状；晚期可有膀胱区疼痛，若血块阻塞膀胱出口，则出现排尿困难。

【影像学表现】

1. X 线

膀胱造影时，乳头状癌表现为突向腔内的结节状或菜花状充盈缺损，表面凹凸不平；非乳头状癌时充盈缺损不明显，仅显示局部膀胱壁僵硬。选择性髂内动脉造影可显示纤曲扩张的肿瘤血管粗细不均，毛细血管期可见不同程度的肿瘤染色。

2. CT、MRI 和超声

肿瘤的密度、信号强度和回声不同于尿液和膀胱周围脂肪组织，表现为向腔内生长的肿块，并可显示肿瘤侵犯肌层所造成的膀胱壁增厚和对周围组织和邻近器官的侵犯，以及盆腔淋巴结转移。

【诊断要点、鉴别诊断及检查方法的比较】

1. 诊断要点

①临床上出现无痛性肉眼血尿及膀胱刺激症状；②影像学检查发现向腔内生长的肿块并有膀胱壁受侵及转移征象；③膀胱镜活检可明确诊断。

2. 鉴别诊断

膀胱肿瘤应与膀胱阴性结石、血块、前列腺肥大及其他造成膀胱内充盈缺损的肿瘤鉴别。

3. 检查方法比较

平片诊断价值不大，尿路造影可以发现膀胱内肿块，而超声、CT 和 MRI 检查既有利于与其他肿块的鉴别诊断，又能准确显示肿瘤侵犯的范围和程度及确定有无对周围组织的侵犯和淋巴转移。

第九节　肾上腺肿瘤

一、肾上腺腺瘤

【概述】

肾上腺腺瘤是发生于肾上腺皮质的良性肿瘤。可为功能性或非功能性，前者包括库欣腺瘤、Conn 腺瘤，偶为分泌性激素的腺瘤，临床上分别具有相应的症状和体征；非功能性腺瘤发生率较高，无症状，多于影像检查时意外发现。

【影像学表现】

CT、MRI 及超声表现：肾上腺圆形或椭圆形肿块，边缘光滑，由于富含脂质而密度类似于水，T_1WI 和 T_2WI 上均类似或略高于肝实质信号，由于富含脂质而在反相位上常有明显信号强度下降，富有特征；增强检查，肿块强化且廓清迅速。超声表现为单侧肾上腺类圆形肿块，呈低或弱回声。

【诊断要点、鉴别诊断及检查方法的比较】

1. 诊断要点

①临床上分别具有相应的症状和体征；②CT、MRI 或超声检查发现富含脂质成分的肿块。

2. 鉴别诊断

CT 检查，由于 Conn 腺瘤密度常近于水，故须与肾上腺囊肿相鉴别。

3. 检查方法比较 CT、MRI 和超声均能查出肾上腺腺瘤，但由于 CT 空间分辨力较高，因此易于发现较小的腺瘤，其显示率高于 MRI 和超声检查。

二、肾上腺嗜铬细胞瘤

【概述】

肾上腺是嗜铬细胞瘤的主要发生部位，占全部嗜铬细胞瘤的 90% 左右，20 ~ 40 岁多见。典型临床表现为阵发性高血压、头痛、心悸、多汗和皮肤苍白，24h 尿中儿茶酚胺代谢产物的定量测定明显高于正常值。

【影像学表现】

CT、MRI 及超声表现：多为一侧，偶为双侧肾上腺较大圆形或椭圆形肿块。直径常为 3cm 左右，但也可较大，甚至达 10cm 以上。肿块为实性低、中等回声，密度类似肾脏，T_1WI 呈低信号而 T_2WI 呈非常高信号；较大肿瘤易发生出血、坏死和囊变而呈液性无回声区、低密度区和短 T_1 或更长 T_1、更长 T2 信号；CT 和 MRI 增强时，肿块实体部分发生明显强化。

【诊断要点、鉴别诊断及检查方法的比较】

1. 诊断要点

①临床上出现典型症状及实验室指标；②CT、MRI 或超声检查发现单侧或双侧肾上腺较大类圆形肿块，并具有上述表现特点；③排除异位嗜铬细胞瘤。

2. 鉴别诊断

双侧肾上腺嗜铬细胞瘤时应与多发性内分泌腺肿瘤病、家族性嗜铬细胞瘤和神经纤维瘤等鉴别。

3. 检查方法的比较超声和 CT 检查可发现肾上腺肿块，MRI 检查既可准确显示肿瘤局部侵犯的范围和程度，也可确定有无对周围组织的侵犯和淋巴转移。

第五章 呼吸系统疾病

第一节 支气管哮喘

【概述】

支气管哮喘（Bronchial Asthma）是一种常见的慢性肺部疾病，我国哮喘的患病率为0.5%~2%，国外资料显示近10多年来支气管哮喘的患病率、严重程度及死亡率在增加。由于细胞学及分子生物学研究的进展，对哮喘概念的认识及防治水平的提高有重大指导意义。

哮喘的病因复杂，大多数病人有过敏体质，通过多基因遗传，并受环境因素影响。在接触某些激发因素如过敏源、空气污染、呼吸道感染、运动、气候变化、药物及情绪等作用下触发哮喘或加剧哮喘程度。

【发病机制】

（一）免疫学机制

传统观点认为哮喘是一种I型变态反应，由抗原通过1gE机制作用于致敏的肥大细胞，后者释放出多种介质引起支气管收缩，此观点现在认为不够全面。另一种为非IgE依赖机制，由辅助T细胞通过细胞因子（Cytokine）激活炎症细胞，使之局部聚集及活化，释放介质，对气道的炎症反应起重要作用。

1. 炎症细胞 肥大细胞（MC）多年来被认为在哮喘发病中起关键作

用，最近证明 M_4 只在接触变应原后的立即反应中起作用，而在慢性哮喘中作用甚微。巨噬细胞在哮喘患者的支气管—肺泡灌洗液（BALF）中数量增多，气道腔内及其黏膜下的巨噬细胞可通过 1gE—依赖机制激活，使血栓烷（TXs）、白三烯（LTs）、前列腺素（PGs）、血小板活化因子（PAF）等介质及超氧阴离子和一些水解酶释放增加。哮喘患者气道黏膜、黏膜下及结缔组织中大量嗜酸性粒细胞（EOS）浸润，激活的 EOS 释放出白三烯 Ct（LTC_4）、PAF 及主要碱性蛋白质（MBP）等，后者可引起气道上皮损伤，吸入变应原后 BALF 中 EOS 显著增加，并与气道高反应性（AHR）的程度密切相关。严重哮喘患者外周血 T-淋巴细胞增加，在慢性哮喘中起免疫调节作用，可能通过白介素-3（IL-3）、白介素-5（IL-5）参与哮喘的慢性炎症，IL-3 作用在肥大细胞，IL-5 可促进 EOS 的趋化、增殖和分化，从而加强气道中 EOS 的致炎症作用。气道上皮细胞（AEC）损伤是哮喘的病理特征之一，当 AEC 损伤或脱落时，气道失去保护屏障，使变应原和吸入的化学物质可能直接到达黏膜下层，同时感觉神经末梢暴露而易受激惹，促使气道反应性增高。AEC 尚可释放一些炎症介质（脂氧合酶产物）及松弛因子，因 AEC 损伤令松弛因子减少或缺失，使支气管收缩反应加重。血小板可通过 IgE 依赖机制激活，释放某些介质如 5-羟色胺、血栓烷、脂氧合酶产物和 PAF 等。

2. 炎症介质 炎症介质对气道的主要作用是引起支气管收缩，黏液分泌亢进，微血管渗漏及血浆渗出致黏膜水肿，炎症细胞浸润，气道上皮脱落等。各种介质对气道的作用不同，它们相互作用，形成哮喘的病理特征，促使气道高反应性的产生及加重。

（二）神经机制

气道的自主神经控制复杂，当胆碱能亢进，α-肾上腺素能效应增强或（和）β-肾上腺素能效应低下，可导致哮喘。此外呼吸道尚有非肾上腺素能—非胆碱能神经（NANC）及神经肽的存在，如血管活性肠肽（VIP）、P 物质及神经激肽等均与哮喘有关。

【病理改变】

哮喘是一种慢性炎症，病理特征是嗜酸细胞和T-淋巴细胞浸润及气道上皮细胞脱落，即使最轻症的哮喘亦有如此变化，气道炎症可引起广泛的气道阻塞症状，是气道高反应性的基础。急性发作时气道狭窄多为气道平滑肌收缩，微血管渗漏，黏膜水肿，血管舒张及粘液分泌亢进，具有较大的可逆性。随着病情进展，炎症细胞聚集及分泌亢进，可在大小气道形成广泛粘液栓，加重气道阻塞甚至导致肺不张，令症状持续难以完全缓解。若哮喘长期反复发作，气道狭窄进入不可逆阶段，病理特征是支气管平滑肌肥大，杯状细胞增生，新生血管床形成，气道上皮下纤维化、基底膜增厚，周围肺组织对气道支持作用消失，治疗效果较差。

【临床表现】

哮喘的临床表现因不同阶段的病理变化及个体差异而有所不同，同一机体不同时间或场合会有不同的表现。可表现为胸闷、咳嗽或典型哮喘发作甚至持续状态。典型发作常有先兆症状如打喷嚏、流涕、咳嗽或胸闷等，随后出现以呼气为主的伴哮鸣音的呼吸困难。一般可自行缓解或用平喘药缓解。重度发作时呼吸困难严重，发绀，大汗淋漓，甚至呼吸衰竭。血气分析表现为不同程度缺氧，二氧化碳潴留，呼吸性和（或）代谢性酸中毒。但非典型的发作如以咳嗽为主要表现者可无明显体征，其特点是发作性咳嗽，可有季节性，尤以早晚明显；抗生素治疗效果不佳，而用平喘药和抗炎药物能缓解，支气管激发试验阳性等。

【诊断标准】

1. 反复发作性喘息、呼吸困难、胸闷或咳嗽、多与接触变应原、病毒感染、运动或某些刺激物有关。

2. 发作时双肺可闻及散在或弥漫性以呼气期为主的哮鸣音。

3. 上述症状可经治疗缓解或自行缓解。

4. 对症状不典型者（如无明显喘息或体征），应具备以下一项试验阳性：①若基础 FEV_1（或 PEF）＜80％常值，吸入 β_2 激动剂后 FEV_1（或 PEF）增加15％以上。②PEF 变异率（用呼气峰流速仪测定，清晨及入夜各测一次）≥20％。③支气管激发试验（或运动激发试验）阳性。

【治疗】

治疗目的是尽快缓解哮喘症状和防止或减轻哮喘反复发作，提高生活质量。基于哮喘是一种涉及多种细胞及多种介质的慢性炎症，治疗上应确立以抗炎治疗为主，辅以支气管扩张药物的治疗原则。

一、一般治疗

安静休息。根据病情给予氧疗、补充液体、控制呼吸道感染等，并应去除病因，避免接触变应原和其他非特异性刺激，消除各种诱发因素。

二、支气管扩张剂的应用

1. β_2受体激动剂（β_2激动剂）　是目前最常用、最有效的支气管扩张药，作用快而强，能兴奋 β_2 受体而激活腺苷环化酶，后者使细胞内 cAMP 生成增加而松弛平滑肌，对大、小气道均有扩张作用，增加黏膜纤毛清除功能，减少血管通透性，调节肥大细胞及嗜碱粒细胞介质的释放。

（1）吸入药物：短效 β_2激动剂如沙丁胺醇（Salbutamol，Ventolin，喘乐宁）、叔丁喘宁（Terbutalin，喘康速），藉定量型雾化吸入器（MDI）或干粉剂吸入，或以 0.5％舒喘灵溶液 1ml 加适量生理盐水雾化吸入。其特点是起效快，通常吸入 5～10 分钟哮喘症状明显缓解，疗效维持约 4～6 小时，全身副作用较轻，可作为轻症哮喘发作的首选治疗，或预防运动性哮喘。新一代长效 β_2激动剂（Salmeterol，施立稳）和 Formeterol，药物作用维持 8～12 小时左右，适用于防治夜间哮喘发作和清晨哮喘加剧者，对吸入皮质激素后仍需每天吸入短效 β_2激动剂 3～4 次者亦可选用。

（2）口服药物：常用的短效 β_2激动剂有沙丁胺醇，每次 2～4mg；叔丁喘宁，每次 2.5～5mg，均每日 3 次。通常在服药 15～30 分钟起效，疗效维持 4～6 小时左右。现已用疗效维持时间较长、效力高的控释舒喘灵（Volmax，全特灵），8mg，早晚各 1 次，普鲁卡地鲁（Proeaterol，Meptin，美喘清），每次 25～50m，每日 2 次，用于防治反复发作性哮喘及夜间哮喘。β_2激动剂的副作用较轻，间有心悸、肌震颤及低血钾等。

（3）静脉用药：对重症哮喘可用舒喘灵 1mg 加入 100ml 溶液内，在 30~60 分钟滴完，必要时 6~8 小时再重复一次。

2. 茶碱类药物　最重要的作用是扩张支气管，此外尚有兴奋呼吸中枢、强心利尿、扩张血管平滑肌、改善纤毛活动及减少膈肌疲劳等作用。

常用的口服氨茶碱和缓释型茶碱，可用于轻中度哮喘发作，前者剂量一般为每日 8~10mg/kg。缓释型茶碱如茶喘平（Theovent-LA）0.25g，每日 2 次，因其作用持久，可用于抑制夜间哮喘发作。较重病例可用氨茶碱缓慢静脉推注，首剂给予负荷剂量 4~6mg/kg，推注时间不少于 20~30 分钟以防心律失常和血压下降。随之以滴注维持，吸烟者每小时 0.6mg/kg，不吸烟者每小时 0.4~0.5mg/kg，心力衰竭及肝功能不正常者每小时 0.2mg/kg。茶碱最佳血清浓度为 10~20μg/ml。负荷剂量半小时后测血清茶碱浓度，若为上述浓度则按原方案维持给药，若 >25μg/ml，经暂停滴注直至浓度回复至 <20μg/ml；若 <10μg/ml，则每 2μg/ml 血清浓度需追加 1mg/kg。由于茶碱的半衰期为 6~12 小时，个体差异大，有效浓度与引起毒性反应的血清浓度接近，故此有条件时应作血清药物浓度监测。与 β_2 激动剂合用须慎重或适当减量，以免引起中毒反应。

喘定（双羟丙茶碱）作用与氨茶碱同，但副反应较轻。

3. 抗胆碱能药　有报道吸入溴化异丙托品（Ipratropium bromide）和溴化氧托品治疗哮喘的作用较 β_2 激动剂为弱，起效较慢，但与之联用则有协同效应。

4. 硫酸镁　作用机制可能是 Mg^{++} 抑制平滑肌收缩，并抑制肥大细胞释放组胺和（或）抑制乙酰胆碱的释放等。不少报道已证实硫酸镁对哮喘有效，尤其合并高血压者，一些常规平喘药及激素治疗无效者可试用。确切的应用剂量未肯定，有报道以硫酸镁 1.2g 静脉注射者。应注意不能过量及注射速度过快。

三、抗炎药物

（一）糖皮质激素（激素）

哮喘是慢性炎症，单用支气管扩张剂不够全面，反而掩盖炎症的发展，使气道反应性进一步增高，尤其对中、重度哮喘甚至有害，必须联用抗炎药才能达到最佳疗效。激素起着抗炎和免疫调节作用，对炎症反应各阶段均有抑制作用，对哮喘的长期治疗效果最好，是抢救哮喘持续状态或危重发作的重要药物。主要作用机制是抑制以嗜酸细胞为主的炎症细胞的活化和迁移；干扰碳四烯酸代谢和抑制组织胺、白三烯、前列腺素等炎症介质的合成和释放，抑制细胞因子的生成；减少炎症水肿及黏液的产生；减少微血管渗漏；增加细胞膜 β 受体密度，改善激动剂一受体偶联（Agonist-receptor coupling），从而增强 β 受体的敏感性。

1. 吸入疗法　优点是药物直接作用在气道，抗炎效果强，全身副作用少，不少国家已把它作为慢性哮喘的一线治疗，有逐步取代全身应用激素的趋势，尤其成功研制了各种新型吸入激素及定量吸入装置，使吸入激素治疗哮喘进入了新时期。

吸入激素有二丙酸倍氯米松（Beclomethasone dipropionate，BDP，必可酮）、丁地去炎松（Budesonide，布地缩松）、曲安缩松（Triamcinolone acetonide）、氟尼缩松（Flonisolide）。每日吸入 BDP400μg 的效果相当于口服强的松 7.5mg，通常按此剂量吸入 BDP 可控制绝大多数慢性哮喘的症状。增加吸入剂量可增加疗效，高剂量吸入（每日 1600μg 以上）在控制症状、改善肺功能及减少口服激素用量等方面可获更为理想的效果，但有人认为每日 >1600μg 可能会出现激素全身副作用，应予注意。吸入 BDP 3 周后气道反应性下降，随疗程延长继续好转，至 30～100 周可达到平稳期。

应用激素吸入疗法的注意事项：

（1）应向患者说明激素吸入剂为抗炎药，与 β₂ 激动剂作用不同，其不具备立即平喘作用，为发挥抗炎作用应耐心、规律及较长期吸入。

（2）吸入激素起作用较慢，连续、规则吸药 1 周后方出现疗效，因而开始吸入时宜与口服激素重叠应用至少 2 周，第 3 周开始渐减口服剂量直至停用，以吸入代替口服激素为治疗中度、慢性反复发作哮喘及解除哮喘激素依赖较有效的方法。

（3）当哮喘症状加剧或在感染、手术、外伤等应激状态下吸入疗法不起作用，需短期合用全身激素（口服或静注），待病情缓解，全身用药减至一定程度才考虑吸入疗法。

（4）为减少吸入激素后口咽部念珠菌感染、失音、上呼吸道刺激感及药物吸收后的全身副反应，应在吸药后用清水漱口。

（5）当哮喘严重发作时，吸入疗法难以奏效，并会加重对支气管的刺激，使病情恶化，此时应改为口服或静注激素。或先用气管扩张剂。

（6）吸入激素亦可用于预防季节性哮喘发作，一般可在发作季节前 2 周开始应用。

2. 口服给药 适用于慢性反复发作的哮喘或急性发作较重者，一般选用短半衰期的强的松龙、强的松等，用量参考患者既往应用激素的情况，每日给予强的松 20 ~ 30mg，控制症状 1 周后及时减量，连续用药 2 周以上者，一般应渐减剂量，减量速度因人而异，以哮喘不再复发为度。如减量过程症状加重，则需要重新加量。强的松的维持剂量以每日不超过 10mg 为宜，低剂量维持基本不产生下丘脑 – 垂体 – 肾上腺轴的抑制作用，宜每日清晨或隔日顿服。

3. 静脉给药 当急性重症哮喘或哮喘持续状态，应立即短程大剂量静脉应用激素，由于激素显效时间需 6 ~ 8 小时，应尽早使用半衰期短的制剂，如甲基强的松龙或氢化可的松等，首次剂量要足，氢化可的松 4mg/kg，每 4 ~ 6 小时 1 次，24 小时最大剂量可达 1500mg（75kg 体重），甲基强的松龙首剂 1 ~ 2mg/kg，每 4 ~ 6 小时 1 次，维持 24 ~ 48 小时，在症状控制后短时间内逐渐减量，改为口服，而后停药。

（二）其他抗炎剂和抗组织胺类药物

色甘酸钠（Cromolyn sodium）、奈多米尔钠（Nedocromil Sodium）、曲尼斯特（Tronilast）、酮替芬（Ketotifen）、氮草司汀（Azelastin）等，前二者通过干粉剂或 MDI 吸入，后三者口服，它们均具有一定的抗炎和防止 β_2 受体功能向下调节的作用，但都需早期应用，通常用于预防性治疗，尤其哮喘的季节性预防。色甘酸钠对慢性轻、中度哮喘及对 β_2 激动剂无效的运动诱发哮喘有预防作用，对儿童及过敏性哮喘有较好的疗效。

氨甲蝶呤（MTX）亦具抗炎作用。小剂量 MTX 可抑制 T-淋巴细胞的增殖及功能，抑制炎症细胞的趋化及由 IL-1、白三烯所致的炎症，从而改善严重哮喘的症状，尤其对于激素依赖性哮喘，可把激素用量减至最小维持量甚至停用。小剂量 MT. X 是每周口服 10～15mg，连用 12～24 周，可以减少激素用量。副作用有轻微胃肠道反应，脱发，肝功能轻度异常等。亦有报道 MTX 用量加大至 15～50mg，每周 1 次，连用 18～28 个月疗效较好，60% 患者能停用激素，将近 40% 能减少激素用量一半以上，哮喘症状及 FEV 明显改善，副作用较轻不须停药。但仍有不少问题有待解决，如适当的剂量及疗程，和长程合并激素治疗增加并发如卡氏肺囊虫肺炎（P. Carinii Pneumonia）、隐匿性肝硬化等危险因素。亦有些病例使用 MTX 会诱发哮喘等。

随着对哮喘发病机制认识的提高，目前研究的介质拮抗剂如白三烯拮抗剂、PAF 拮抗剂及选择性磷酸三酯酶抑制剂等将可能是治疗哮喘有价值的新药。

四、哮喘的分级治疗

哮喘治疗方案的制订应按病情轻重进行分级治疗，选用恰当的药物以达到最佳疗效。对轻症或偶发的哮喘，一般用 β_2 激动剂吸入或口服；对中度者需用皮质激素或色甘酸钠规律吸入，支气管扩张剂宜按需使用或用长效茶碱、长效 β_2 激动剂控制夜间发作，必要时激素吸入量可增至每日 800～1000μg 或口服激素；对重度发作者除全身应用激素外，尚需采用综合措施紧急处理。

五、重症哮喘的治疗

哮喘发作的预后与发作的严重程度密切相关。

（一）引起重症哮喘的原因

（1）某些吸入性抗原或刺激因子持续存在，使支气管一直处于高反应状态。

（2）呼吸道感染加重了气道阻塞及高反应性，大约50g的哮喘持续状态患者与感染有关。

（3）由于失水使痰液黏稠形成痰栓及肺不张，加重了大小气道阻塞。

（4）精神过度紧张、疲劳或用药不当如茶碱过量、不合理应用镇静剂、激素突然撤停等。

（5）当严重缺氧、二氧化碳潴留、血气分析呈现呼吸性酸中毒和（或）代谢性酸中毒时，支气管扩张剂不能充分发挥作用。

（6）并发自发性气胸、纵隔气肿。

哮喘患者最常见的死亡原因是患者或医护人员对气道阻塞的严重程度估计不足，必须提高警觉。

（二）重症哮喘的判定

（1）神志或精神障碍，表示严重缺氧或伴有二氧化碳潴留、酸中毒及某些药物过量等。

（2）呼吸节律异常或频率加快，每分钟超过30次。

（3）心动过速，心律失常，低血压。

（4）明显脱水。

（5）因哮喘严重发作，患者呼吸肌疲劳，小气道广泛痉挛、狭窄及阻塞，使肺内气体流动减慢，胸廓活动减弱，肺部听诊呼吸音反而减低，哮鸣音消失，此所谓"沉默胸"，常给人以病情改善的假象，实为病情危重征象甚至可能死亡。

（6）血气分析出现酸中毒，$pH < 7.30$，$PaO_2 < 8kPa$（60mmHg）、$PaCO_2 > 6.7kPa$（50mmHg）。

（7）出现自发性气胸、纵隔气肿、肺部感染及肺不张等并发症。

（三）重症哮喘的治疗

（1）氧疗，尽快纠正低氧血症。

（2）维持水、电解质、酸碱平衡。因摄入不足、气道丢失水分较多，加上茶碱等药物的利尿作用，一般均有脱水，应充分补液，输液量每小时100

~200ml 左右。

（3）激素应用为治疗重症哮喘必不可少的重要措施，应采用短程大剂量的原则，迅速静注、静滴，病情好转改为口服。

（4）拟肾上腺素能药物：对无高血压或心脏病的重症哮喘患者，可皮下注射肾上腺素 0.3mg，必要时 20~30 分钟重复 1 次，总量不超过 1mg。β_2 激动剂因气道严重阻塞不宜吸入，可先用舒喘灵静脉滴注。

（5）茶碱类药物具有强大的扩张支气管作用，应静注负荷剂量后继而静滴维持。

（6）重症哮喘多有呼吸道感染，应及时使用有效的抗生素。

（7）气管插管机械通气以防呼吸肌疲劳加剧，减少耗氧，清除气道分泌物，从而改善通气功能。机械通气的指征是：①心跳或呼吸骤停；②明显神志障碍；③"突发性窒息性哮喘"（"Sudden asphyxial asthma"）；④积极处理后仍呈严重呼吸性酸中毒，pH < 7.20~7.25 者。

第二节　支气管扩张症

【概述】

支气管扩张（Bronchiectasis）是较常见的慢性支气管化脓性疾病，大多是由于支气管肺感染和支气管阻塞而造成支气管壁的破坏，导致支气管扩张。本症在发达国家已较罕见，而在发展中国家是较常见的慢性呼吸系疾病，多见于儿童和青年。自抗菌药物应用以来，发病率已明显下降。

正常情况下，支气管引流是由纤毛运动和支气管肌肉呼气收缩将分泌物向前推进至气管。扩张的支气管其分泌物引流功能减退导致该肺段或肺叶持续性感染，慢性感染又使支气管壁进一步遭受破坏性损伤形成恶性循环，常使感染沿气道扩散至肺实质，形成支气管扩张、支气管阻塞。感染和牵拉是主要因素，其中以感染最为重要。

支气管扩张的病因有先天性，如原发性黏液纤毛廓清作用异常（Karta-gener 综合征、纤毛不动综合征）。而大多数病例是获得性的如：①肺结核，结核炎症侵犯和破坏支气管壁，常见于上叶肺，咯血是主要症状，而多数是由于重力关系得到支气管引流而无症状。②囊性纤维化，由于浓稠黏液栓阻塞支气管继发感染。③儿童期感染性疾病麻疹肺炎、百日咳常继发下呼吸道细菌感染。④吸入异物或肿瘤阻塞支气管，其远端支气管继发感染。⑤低丙种球蛋白血症（Hypogammaglobulinemia），持续性或反复呼吸道感染。

【临床表现】

由于病变的程度和部位、范围不一，症状轻重不同，如无感染夹杂其中，支气管扩张本身并无症状。典型的症状是咳嗽、咯黏液脓性痰、咯血、屡发性肺炎等。体位变动时痰量较多，每天痰量可达 100ml ～ 400ml，痰放置数小时后可分三层，上层为泡沫，中层为黏液，底层是脓细胞和弹性组织。痰常有恶臭或腐臭味。咯血为本病常见症状，少量的出血可能来自支气管黏膜的炎症，重者来自扩张的支气管动脉。有的患者由于病变部位引流好，无感染征象，仅为单纯咯血，临床称"干性支气管扩张"。全身症状如食欲差、低热、消瘦、贫血、多汗等慢性消耗体征。有时病变扩展延及胸腔，则可造成胸膜炎。

【体格检查】

轻者无异常体征。病变部位反复感染后局部胸廓扩张度减少，叩诊呈浊音，湿啰音部位固定。甚至有肺实变的体征。如病变涉及胸膜腔，则有叩诊浊音、呼吸音降低等相应体征。病程较长者常并发肺气肿、杵状指和全身营养不良的征象。

1. 胸部 X 线检查　支气管扩张范围小的病人，胸片可无异常。如果胸片显示小的不规则环状透亮区呈蜂窝状或卷发影，说明囊状扩张的存在。

2. 支气管造影　有特殊的病史和 X 线平片表现与支气管扩张症的改变一致，诊断常不需要做支气管造影。下列情况可考虑行支气管造影：①诊断有疑问；②考虑外科切除；③了解支气管扩张的准确位置，以便指导体位引流排痰。有下列情况不宜作支气管碘油造影：①呼吸困难，紫绀或心力衰竭者；②近期痰增多，因潴留的分泌物可减损造影剂在支气管中的充盈；③新近有过肺炎，因肺炎后可发生一周或几个月的支气管扩张，以后才能恢复正常（可逆性支气管扩张）。目前，几乎所有病例支气管造影检查被 CT 所代替，CT 能清楚看到扩张部位支气管壁改变和周围肺实质的异常情况如纤维化、实变、肺气肿等。

3. 肺功能检查　病情轻的支气管扩张，影响肺功能甚小。广泛的囊状扩张则支气管损害重，可并发阻塞性肺气肿，因而有阻塞性通气障碍，即吸入气体分布不匀，时间肺活量和最大通气量减少，残气与肺总量百分比增高。当病变进展，肺气肿加重，可因肺泡的毛细血管的破坏，造成肺循环阻力增加，导致肺心病。此时可有换气功能障碍，发生不同程度的低氧血症及二氧化碳潴留。

4. 纤维支气管镜检查　目的是协助排痰，把黏稠的脓痰吸出，并取痰作细菌学检查，以指导用药。如怀疑支气管内异物阻塞者，作纤维支气管镜检查时将异物或痰液吸出，达到诊断和治疗的目的。

【诊断】

根据有较长时间反复发作的咳脓痰或咯血病史者诊断不准。如有下面情况时考虑为支气管扩张：①持续性伴有脓痰的咳嗽，常在改变体位时加重；②发作性伴有脓痰的咳嗽，常在上呼吸道感染后发作；③咯血，特别是在有上述一个或两个症状时；④肺的同一部位反复发生感染；⑤同侧反复发作性胸膜性胸痛。

【治疗】

支气管扩张的治疗原则是：去除病原，促进痰液排出，控制感染，必要时手术切除。

（一）病原治疗

对合并有慢性副鼻窦炎、慢性齿龈炎、慢性扁桃体炎等应积极根治。

（二）保持支气管通畅，积极排除痰液

1. 体位引流　由于扩张支气管丧失弹性，且支气管黏膜纤毛上皮破坏，使纤毛活动受阻痰液不易排出，体位引流能促使痰液排出。体位引流是根据病变的部位采取不同的体位，原则上应使患肺位置抬高，引流支气管开口朝下，以利于痰液流入支气管和气管而排出，每日引流 2～3 次，每次 15～30 min。如痰液较黏稠可应用祛痰剂，或引流前用生理盐水雾化吸入，使用后痰液变稀薄，更有利于体位引流。

2. 纤维支气管镜吸引痰液　如体位引流痰液仍不能排出，可经纤维支气管镜吸痰，必要时在支气管黏膜滴以 1∶1 000 肾上腺素，消除水肿，以减轻阻塞，利于痰液排出，也可局部滴入抗生素。

3. 支气管舒张药的使用　部分病例由于气道敏感性增高或支气管炎的刺激，可出现支气管痉挛，影响痰液的排出。在不咯血的情况下，可应用支气管舒张药，如氨茶碱 0.1 g，每日 3 次，或喘定 0.2 g，每日 3 次，或喘特灵控释片 8 mg，早晚各 1 次。

（三）大咯血治疗

1. 一般处理　对大咯血患者要求绝对卧床休息。取患侧体位，消除患者的紧张和恐惧心理。尽可能减少一些不必要的搬动，以免途中因颠簸加重出血，窒息死亡。同时，还应鼓励患者咳出滞留在呼吸道的陈血，以免造成呼吸道阻塞和肺不张。如患者精神过度紧张，可用小剂量镇静剂，如地西泮 2.5 mg，口服，每日 3 次。对频发或剧烈咳嗽者，可给予镇咳剂，如喷托维林（咳必清）25 mg，口服，每日 3 次。必要时可给予可待因 15～30 mg，口服。但对年老体弱患者，不宜服用镇咳药，对肺功能不全者，禁用吗啡、哌替啶，以免抑制咳嗽反射，造成窒息。

2. 止血治疗

1）药物止血

（1）垂体后叶素：可直接作用于血管平滑肌，具有强烈的血管收缩作用。用药后由于肺小动脉的收缩，肺内血流量锐减，肺循环压力降低，而有利于肺血管破裂处血凝块的形成，达到止血目的。具体用法：垂体后叶素 5

~10U 加入 250 g/L（25%，）的葡萄糖液 20～40ml 中，静脉滴注，必要时 6～8h 重复 1 次。对患有高血压、冠心病、动脉硬化、肺源性心脏病、心力衰竭以及妊娠患者，均应慎用或不用。

（2）血管扩张剂：通过扩张肺血管，降低肺动脉压及肺楔压；同时体循环血管阻力下降，回心血量减少，肺内血液分流到四肢及内脏循环当中，起到"内放血"的作用，造成肺动脉和支气管动脉压力降低，达到止血目的。对于使用垂体后叶素禁忌的高血压、冠心病、肺心病及妊娠等患者尤为适用。常用的有：①酚妥拉明：为受体阻滞剂，一般用量为 10～20mg，加入 50g/L（5%）的葡萄糖液 250～500ml 静脉滴注，每日 1 次，连用 5～7d，有效率在 80% 左右。但为了防止体位性低血压及血压下降的发生，用药期间应卧床休息。对血容量不足者，应在补足血容量的基础上再用此药。②普鲁卡因：常用剂量 50mg，加人 250g/L（25%，）的葡萄糖液 20～40ml 静脉注射，每 4～6h1 次；或 300～500mg 加入 50g/L（5%）的葡萄糖液 500ml，静脉滴注，每日 1 次。首次用此药者，应做皮试。③阿托品、654－2：阿托品 1 mg 或 654－2 10mg，肌肉或皮下注射，对大咯血患者亦有较好的止血效果。

（3）一般止血药：主要改善凝血机制。①6－氨基己酸 6.0 g 加入 50g/L（5%）的葡萄糖液 250ml，静脉滴注，每日 2 次；或氨甲苯酸 0.25g 加入 250g/L（25%）的葡萄糖液 20～40ml 中，缓慢静脉注射，每日 2 次，或氨甲环酸 0.25 g 加入 250g/L（25%）的葡萄糖液 250 ml，静脉滴注，每日 1～2 次。②酚磺乙胺（止血敏）0.25～0.5 g 加入 250g/L（25%）的葡萄糖液 40 ml 中，静脉注射，每日 1～2 次；或酚磺乙胺 3.0～5.0 g 加入 50g/L（5%）的葡萄糖液 500ml 中，静脉滴注，每日 1～2 次。③巴曲酶（立止血）：由巴西蛇的毒液经过分离和提纯而制备出的一种血凝酶。注射 1 克氏单位的巴曲酶（立止血）20min 后，健康成人的出血时间会缩短至原有的 1/2～1/3，其效果可保持 2～3d。本品可供静脉或肌肉注射，也可供局部使用。成人用量每日 1～2 克氏单位，儿童每日 0.3～1 克氏单位，注意用药过量会使其功效下降。此外尚有维生素 K、鱼精蛋白等。上述药物一般只作为大咯血的辅助治疗药物。

2）支气管镜在大咯血治疗中的应用：对采用药物治疗效果不佳的顽固性大咯血患者，应及时进行纤维支气管镜检查。其目的：一是明确出血部位；二是清除气道内的陈血；三是配合血管收缩剂、凝血酶、气囊填塞等方法进行有效地止血。出血较多时，一般先采用硬质支气管镜清除积血，然后通过硬质支气管镜应用纤支镜，找到出血部位进行止血。

（1）气管灌洗：采用4℃的冰生理盐水 500 ml，通过纤支镜注入出血的肺段，留置1min 后吸出，连续数次。一般每个患者所需的灌洗液总量以 500 ml 为宜。

（2）局部用药：通过纤支镜将肾上腺素溶液（1：2000）1～2ml，或1000U/ml 凝血酶溶液 5～10ml 滴注到出血部位，可起到收缩血管和促进凝血作用，疗效肯定。在 1 000U/ml 的凝血酶溶液 5～10ml 中，加入 20g/L（2%）的纤维蛋白原溶液 5～10 ml，混匀后滴注在出血部位，其止血效果更好。

（3）气囊堵塞：经纤支镜将 Fogarty 气囊导管送至出血部位的肺段或亚段支气管后，通过向导管气囊内充气或充水，致使出血部位的支气管堵塞，达到止血的目的。一般气囊保留 24～48h 以后，放松气囊，观察几小时后未见进一步出血即可拔管。操作过程中，应注意防止因气囊充气过度及留置时间过长，而引起的支气管黏膜缺血性损伤和阻塞性肺炎的发生。

3）选择性支气管动脉栓塞术：栓塞治疗通常在选择性支气管动脉造影，确定了出血部位的同时进行。出血部位明确后，即可采用明胶海绵、氧化纤维素、聚氨基甲酸乙酯或无水乙醇等栓塞材料，将可疑病变的动脉尽可能全部栓塞。如果在支气管及附属系统动脉栓塞以后，出血仍持续存在，需考虑到肺动脉出血的可能。此时还应对肺动脉进行血管造影检查，一旦明确病变存在，主张同时做相应的肺动脉栓塞。支气管动脉栓塞术治疗大咯血的近期效果肯定。

绝大部分咯血患者，经过上述各项措施的处理后出血都可得到控制。然而，对部分虽经积极的保守治疗，仍难以止血，且其咯血量之大直接威胁生命的患者，应考虑外科手术治疗。

（四）积极控制感染

控制感染是支气管扩张急性感染的主要治疗措施，应根据症状、体征、痰液颜色以及细菌培养结果而选用抗生素，按病情轻重决定抗生素用量，以及是否需要联合用药，但要注意真菌与厌氧菌的感染。亦可局部应用抗生素，如雾化吸入液中加入抗生素，或经纤维支气管镜在病灶局部滴入抗生素。但须注意，积极控制感染必须与积极清除痰液相结合。

第三节　肺脓肿

【概述】

肺组织化脓性融合病灶称为肺脓肿（Lung Abscess）。先天性肺囊肿合并感染虽然 X 线改变与肺脓肿相似，但其非病灶融合而是脓液积聚，不属肺脓肿。由于抗生素的应用，肺脓肿发病率较以往减少。肺脓肿发生原因有：①吸入食物、呕吐物或其他物质见于神志不清、吞咽麻痹、食管瘘、鼻窦炎、齿槽溢脓。②支气管完全阻塞或不完全阻塞如肺癌或支气管异物。③肺炎后特别是金黄色葡萄球菌或肺炎杆菌引起的肺炎。④感染性肺栓塞　栓子来自体内其他化脓感染病灶，或静脉输入污染液体。⑤开放性胸外伤外源性感染　闭合性胸外伤引起肺部血肿继发感染。⑥阿米巴肝脓肿经横膈膜播散至右下肺叶。因右侧总支气管主干较左侧延长，较大的异物吸入易至右下肺，故吸入性肺脓肿多发生在右下肺。

【临床表现】

吸入性肺脓肿起病急骤，有畏寒、高热、咳嗽、咯黏液痰或黏液脓性痰，或因炎症波及胸膜而有胸痛。病变范围较广泛时，可有气急。也常伴有全身无力、脉率增快、多汗和食欲减退等。1～2 周后脓肿破溃到支气管，痰量突然增加，每日可达数百毫升，为脓性痰，静置可分为三层。老年患者多较严重，可发生感染性休克。若为厌氧菌感染则痰甚臭。部分厌氧菌感染可不产生臭味，或病变与支气管相通，可无臭味。咯出大量脓性痰后，全身症状开始好转，体温有所下降。约 1/3 或更多患者有咯血。如机体抵抗力低下和病变发展迅速时，脓肿可穿破胸膜而引起急性张力性脓气胸或形成支气管胸膜瘘。单纯厌氧菌感染肺脓肿的症状有时发病较隐匿，病史常超过 2 周，开始仅出现乏力、低热、咳嗽，继而有明显中毒症状及咳脓性臭痰或有体重减轻、贫血等表现。急性肺脓肿若治疗不及时或不当，转为慢性肺脓肿则病程转为慢性发展，出现不规则发热、咳脓性痰及反复咯血、消瘦、贫血等慢性中毒症状。

血源性肺脓肿常有肺外感染史，先出现畏寒、高热等全身脓毒血症的症状，经数日至 2 周才出现肺部症状，如咳嗽、咳痰等，少有咳脓臭痰或咯血。

继发性肺脓肿起病缓慢，咳脓性痰量相对较少，一般少带臭味，发病前常伴有原发性疾病的相应临床表现。

肺脓肿早期因病变范围小，且位于肺的深部，常无阳性体征发现，脓肿形成后，其周围有大量炎性渗出，叩诊可呈浊音或实音，语颤增强，呼吸音增强，有湿啰音。脓腔较大时，可有空瓮声。如支气管发生半阻塞时，空瓮声可不明显。慢性病例多呈消耗病容，面色苍白、消瘦、浮肿。几乎所有的慢性病例均有杵状指（趾），少数患者可发生肺性肥大性骨关节病。有些患者，在肺脓肿相应的胸壁部，可听到收缩期加重的连续血管杂音，这是胸壁血管通过胸膜粘连处与肺内血管形成侧支吻合所致。伴有这种杂音的患者施行手术时，应特别注意。

【辅助检查】

1. 血象　白细胞总数可达 $20 \times 10^9/L$ 以上，中性粒细胞在 0.80 以上，核左移。

2. 细菌学检查　细菌学检查可做痰或血培养鉴定致病菌。痰涂片染色镜检及痰培养可发现致病菌，但痰液检查往往受到口咽寄居菌的污染，培养结果不能真正代表肺部感染的病原菌，为减少感染，自下呼吸道直接采样最好。方法为经气管吸引或经纤支镜防污染刷采样并做细菌定量培养，结果可靠。脓肿靠近胸膜者，可在电透下做经皮经肺穿刺，将吸出物做细菌培养。并发脓胸者经胸穿抽出脓液可直接做细菌培养。为提高致病菌检出率，尽量在应用抗生素前采样做细菌培养。

3. X 线检查　急性吸入性肺脓肿早期在 X 线胸片上呈大片浓密模糊阴影，边缘不清，病变一边常紧贴于胸膜、纵隔或叶间裂，呈肺段性分布。脓肿形成后，若已有脓液经支气管咯出，X 线胸片上能显示带有液平面的圆形空洞，空洞的内壁光整或不规则，四周有较厚的云雾状炎性浸润。若支气管引流不畅时，可形成张力性空洞，X 线胸片显示为薄壁囊性空洞。急性期如引流通畅，治疗得当，则空洞日趋缩小，周围炎症逐渐吸收，最后仅残留条索状阴影和胸膜增厚。少数急性肺脓肿经治疗后，由于支气管开口发生上皮化生而形成圆形、薄壁、浅淡阴影的残余空洞，存在时间较长或终身不变。X 线检查易被忽略或被误诊为肺囊肿。

血源性肺脓肿 X 线胸片常显示两肺外围多发性片状增密阴影，或圆形和椭圆形阴影，大小不一，有的逐渐成为含有液平面的脓肿或张力性空洞。偶见两肺有密布的粟粒性病灶。当炎症吸收后，局部可纤维化或形成肺气囊。

肺脓肿 CT 图像上多呈类圆形的厚壁空洞，也可呈长圆形，有时表现为不规则形，病灶内可有液平面。病灶靠近胸膜时，与胸壁成锐角，脓肿内壁常表现不规则状，支气管和血管至脓肿壁处似有截断。病灶密度差别较大，内呈液性密度或气性密度或两者兼有，壁呈软组织密度。增强扫描，可见病灶周围强化。

4. 纤维支气管镜检查　对病因诊断不肯定的肺脓肿，纤维支气管镜是鉴别单纯肺脓肿、肺结核和支气管肺癌继发肺脓肿的重要方法。

【治疗】

肺脓肿治疗原则是应用抗菌药物及体位引流排出脓液。

一、抗菌药物的应用

肺脓肿多系需氧及厌氧菌混合感染，即使培养单一菌种，选用抗菌药物时也应考虑以针对厌氧菌为主的联合治疗。一般体温在治疗后 3～7 天开始下降，1～2 周退至正常。如疗效不明显须考虑脓腔过大、患者整体情况不良、支气管堵塞引流不畅、合并脓胸或抗菌药物选用不当等因素。疗程约1～2 个月，至临床症状消失、X 线胸片脓腔闭合、炎症病变吸收或仅残留条索状阴影。如并发脓胸，则及早行胸腔闭式引流。

1. 抗厌氧菌药物　大剂量青霉素 G（1000 万～2000 万 U/d）静脉滴注对呼吸道厌氧菌感染有效，特别是对产黑色素类杆菌高度敏感。青霉素 G 对其他厌氧菌包括消化链球菌、梭形杆菌均有效，但对脆弱类杆菌因其经常产生 β－内酰胺酶，故青霉素 G 无效。20%～25% 的厌氧菌感染病例对青霉素 G 耐药，可换用氯林可霉素。

2. 伴有葡萄球菌的混合感染的治疗　①首选氯林可霉素（Clindamycin，克林霉素），以 600mg 静脉滴注，每 8 小时 1 次。氯林可霉素除脆弱类杆菌外，对革兰阴性杆菌、肺炎链球菌亦有效。②氯林可霉素与美洛西林（mezlocillin）联合应用。后者 2～4g，每 4～6 小时静脉滴注或推注，血清浓度可达 250～300μg/ml。③头孢噻肟（Cefotaxime）联合甲硝唑应用。头孢噻肟2g，每 8～12 小时 1 次，缓慢静脉推注或滴注；甲硝唑（Metronidazole，Flagye，灭滴灵）对厌氧菌有高效，可和上述任一种抗生素联合应用，此药不能堆注，可于短时间内滴注，剂量为 500mg，每日 2～3 次滴注，或400mg，每日 3 次口服。

3. 脆弱类杆菌可选用头孢噻吩（Cefoxitin 头孢西丁）、氯林可霉素、甲硝唑。替换治疗可选用氯霉素、头孢美唑（Cefometazole）、优立新（Unasyn，Ampicillin/sulbactam）、伊米配能（Imipenem）或泰能（Tienam，Imipenem/Cilastatin），或头孢替媚（Cefotetan）。氟氧头孢（Flomoxef）、阿洛西林（Azlocillin）、美洛西林、氧哌嗪青霉素（Piperacillin）及头孢噻肟等因对 β－内酰胺酶不稳定，仅对部分脆弱类杆菌有效。

4. 伊米配能（Imipenem，亚胺培南）0.5 ~ 1.0g，每日 2 ~ 3 次滴注，溶剂不能含有乳酸。青霉素结合蛋白（Penicillin Binding Protein，PBP$_s$）是细菌细胞壁抵抗 β - 内酰胺类抗生素作用的结构，而伊米配能能与所有的 PBP 相结合，特别是与 PBP$_1$ 及 PBP$_2$ 结合，使细菌球形化，不能维持正常的细胞形态而溶解、死亡。其对 β - 内酰胺酶稳定，高效，抗菌谱广。对葡萄球菌、耐药金黄色葡萄球菌、不动杆菌属、沙雷杆菌、枸橼酸杆菌、绿脓杆菌及厌氧菌均有效，是混合感染唯一的单联有效抗生素，至目前耐药菌株较少。

5. 喹诺酮类药物　对厌氧菌疗效虽不可靠，但由于对肠道杆菌高效，可联合甲硝唑用药。①环丙氟哌酸（Ciprofloxacin）0.25 ~ 0.75g，每日 2 次口服，或 0.2g 每日 2 次滴注。②氟嗪酸（Ofloxacin）0.2g，每日 2 次口服。

二、体位引流

体位引流是发挥抗生素疗效的重要配合措施。依脓肿部位患者取相应体位，操作者。以手掌面拍打及轻轻震动或按压胸部以松解黏性分泌物，以利排痰。患者应尽可能配合用力吸气并用力咳出脓性痰液。每日至少 2 次。早餐前及晚上临睡前餐后 1 小时进行。各体位至少坚持 3 分钟以上，引流前配合雾化吸入可增强引流效果。如患者中毒症状重或有大咯血时则暂不宜体位引流。

拍背及引流体位：垂直坐位，身体向后倾 30 度。身体向前，向两侧弯时予以拍打；仰卧位，拍打胸部两侧，不要拍打胸骨中间；左侧卧位，右侧前倾 45 度，颏支撑于左腋窝，头端床抬高 20 ~ 30cm。位于下面的左胸上、下滑动；右侧卧位，左侧前倾 45 度，颏支撑于右腋窝，头端床抬高 20 ~ 30cm，位于下面的右胸上、下滑动；俯卧位、颏朝下，收腹稍屈背，不要直接拍打背中部；右侧卧位，向背倾斜 15 度，身体前倾 45 度，背部借颏支撑于左肩至髋部，足端床抬高 30cm；左侧卧位，稍向背部倾斜，身体前倾 45 度，背部借颏支撑于右肩至髋部，足端床抬高 30cm；仰卧位，倾斜 20 ~ 30 度，足端床抬高 45cm。右下肺前基底段身体稍向左移；左侧卧位，向前倾

20~30 度，颏支撑于左胸肋及左髋部上、下移动，足端床抬高 45cm；右侧卧位，向右倾 20~30 度，颏支撑于右肋及髋部上、下移动，足端床抬高 45cm；仰卧位，轻度右转，倾斜 20~30 度，足端床抬高 45cm；可取匍伏状体位，上身朝下 45 度，（从足-髋）。上身朝下倒挂，身体重心落在双臂上，双臂支撑于地面或椅面，头或颏支撑于交叉的双手上。

三、经纤维支气管镜灌洗、吸引将纤支镜嵌入病变亚段，注入加有庆大霉素 8~16 万 U 的生理盐水 100~150ml，再以负压尽量吸引干净。亦可将上药液分次注入，边注入边吸引，术毕可在病变部位再注入庆大霉素 8 万 U。经过 3~5 次治疗后可见疗效，病灶吸收好转，病程缩短和避免体位引流。气道可直接注入黏液溶解剂如 Mustabronco 2~4ml，该药对呼吸道黏膜无刺激，专供纤维支气管镜术气道局部应用。

治疗应根据病期的不同而异，早期彻底的内科治疗是根治肺脓肿的关键。

（一）抗生素治疗

肺脓肿初期或急性期应用大剂量的有效抗生素，病程若在 1 个月内，治愈率可达 80% 以上。但应用抗生素前，应做痰、血、胸水等细菌培养和药物敏感试验，对选择抗生素的应用极为重要。

对革兰阳性球菌如肺炎球菌引起的肺脓肿，首选青霉素每日 240 万 U，分次肌肉注射，病情重者 600 万~1000 万 U，分次静脉滴注。疗程一般 1~2 个月，至症状消失，脓肿腔及炎症消散，仅残留索条状阴影。对青霉素过敏者或对青霉素产生耐药性时，可改用克林霉素，剂量为每日 0.6~1.8 g，分 2~3 次静脉滴注，亦可用氯霉素每日 1~2g，分 2 次静脉滴注，但前者可致假膜性肠炎，后者可引起骨髓造血系统抑制，应掌握适应证使用。头孢噻吩或头孢唑啉治疗亦有效，剂量为每日 4~6g，静脉滴注。

金黄色葡萄球菌感染者，选用苯唑西林每日 6~8 g，哌拉西林每日 10~20 g，头孢美唑每日 4~6 g 或泰宁（亚胺培南-西拉司丁）每日 2~4g，均分次静脉滴注。

革兰阴性杆菌感染者，选用氨苄西林每日 6~8 g，优立新（氨苄西林-舒他克坦）每日 6~8 g，头孢哌酮 6~8 g，头孢噻肟钠 6~8 g 或头孢他啶 2~4 g，均分次静脉滴注。也可选用氧氟沙星或环丙沙星等喹诺酮类药物。

铜绿假单胞菌感染者，可选用羧苄西林、哌拉西林、呋布西林、头孢哌酮、头孢他啶、泰宁、氧氟沙星、环丙沙星等药物。

厌氧菌感染者，可用大剂量青霉素治疗。也可选用甲硝唑每日 1~1.5 g，克林霉素每日 0.6~1.8 g，均分次静脉滴注。泰宁对革兰阳性和阴性厌氧菌均有很强的抗菌活性。

奴卡菌感染可用磺胺治疗。

军团菌所致肺脓肿，可用红霉素或利福平。

经治疗，凡对抗生素有效的患者，症状能迅速改善，3~7 d 内体温下降，7~14d 内发热消失，痰恶臭在 3~10 d 内消失。X 线胸片的消退较缓慢，往往在第 1 周内浸润阴影有扩大，空洞体积增大，甚至可有新的空洞出现，一般 2~3 周后浸润病灶边缘清楚，此后，逐渐变为薄壁囊肿或残存的索条。为防止复发，治疗时间较一般肺炎为长，且应根据治疗反应而定，需时至少在 4 周以上，必要时用药可达 2~3 月，有残留病灶者，经随访观察能自行吸收、消失。

（二）引流排脓

这是缩短病程、提高治愈率的关键。如有条件应及早做床边纤维支气管镜，除用于诊断外，如有异物和分泌物可及时吸除，并直接将支气管舒张药与抗生素滴注到病灶部位。这是个重要的辅助治疗方法。必要时可每周进行 1~2 次。体位引流排脓极为重要，可按照脓肿的不同部位，采用相应体位，每次 15~30rain。如患者中毒症状严重或大咯血时，暂时不宜做脓腔引流。若发生张力性脓气胸，应及时进行肋间插管闭式引流。当病情危重，患者又不能接受支气管镜辅助治疗时，急性肺脓肿可用莫纳迪式经皮闭式插管空洞引流。

（三）病灶局部使用抗生素

这种疗法可提高药物在病灶局部的浓度，保持时间延长，甚至可控制耐药菌的生长，对脓腔还可起到冲洗作用。用冠状血管造影的标准导管经支气管镜，将导管尖端通过支气管腔进入脓肿，并在 X 线下证实导管已置于脓肿后滴入抗生素；也可用经鼻和支气管插入留置法，于气管内滴入抗生素。凡病程在 6 个月内，病变范围限于一个肺段，X 线表现为实变或空洞形成者，可在全身应用抗生素的基础上应用该疗法，以达到治愈或为手术创造条件。凡病程过长、病变累及多个肺段、多发空洞形成，或伴厌氧菌感染、高热和脓毒血症者不宜采用气管内滴入疗法。

（四）对症支持疗法

加强一般支持疗法，如给以足够的热量，维持水、电解质、酸碱平衡，间断小量输血或血浆等。还应积极使用支气管舒张药和祛痰药，以利排痰。

（五）外科治疗

肺切除手术的适应证为：①经内科积极治疗 3 个月以上的慢性肺脓肿，病变无明显吸收，或反复发作者；②合并威胁生命的大咯血，或大咯血经保守治疗无效时，应及时手术以抢救生命；③支气管高度堵塞使感染难以控制，或经积极治疗 8 周，X 线胸片仍显示巨大的脓肿，即空洞直径在 6 cm 或以上；④伴有恶性肿瘤时，可考虑手术治疗。

第四节　肺结核病

【概述】

肺结核（Pulmonary Tuberculosis）是结核分枝杆菌（结核菌）引起的肺部感染性疾病，是一种常见、多发的慢性传染病。结核杆菌分人型、牛型、欧洲型和鼠型 4 类，对人类致病的主要是人型。结核菌无荚膜，不能抵御巨噬细胞的吞噬作用，亦无内、外毒素，其致病性可能与索状因子及硫脂有关。耐药是结核菌的重要特性，其耐药性的产生一是由具有先天耐药基因的细菌发展而成，二是后天获得性耐药。此外结核菌在不适宜环境条件下可以不同程度地产生适应，改变代谢环节，在形态、毒力、抗原性及药物敏感性方面发生变异，形成 L 型菌，对此型菌其致病力尚有争论，它常存在于慢性空洞和治疗效果不佳的病灶中，推测它与结核病久治不愈或反复发作有一定关系。

肺结核的传染源主要是开放性肺结核患者，通过咳嗽、讲话、用力喷嚏等使细菌经空气传播给健康人。生活贫困、居住拥挤、营养不良及免疫功能低下者属易感人群。

结核病的基本病理改变是渗出性、增殖性及干酪性坏死，三者可互相转化、同时并存或以某一改变为主。其演变可为消散吸收、纤维化、钙化、空洞闭合或形成净化空洞，亦可恶化进展为干酪样坏死或通过局部蔓延、沿支气管、淋巴管、血行播散。上述改变取决于机体反应性、免疫性、感染方式、细菌的数量、细菌的毒力和类型以及治疗措施的差别等。

我国现行肺结核分类为原发型、血行播散型、浸润型、慢性纤维空洞型及结核性胸膜炎五大类型。

【临床表现】

取决于不同类型、病灶性质和范围、机体反应性以及肺功能损害程度。常见症状为发热，多数为长期低热，每于午后或傍晚，伴疲倦乏力、盗汗、食欲减退，体重减轻，以及心悸、面颊潮红等自主神经功能紊乱症状。呼吸系统症状为咳嗽、咳痰、咯血、胸痛、气促等。少数出现变态反应表现如多发性关节痛，称为结核风湿症。另有患者因免疫机能极度低下，表现为无反应性结核病，为严重的网状内皮系统结核病，亦称结核性败血症。

【体格检查】

肺结核的体征决定于病变性质、范围、部位或程度，可在局部叩诊浊音，闻及支气管呼吸音、湿性音，慢性纤维空洞者尚可有气管、纵隔移位，胸廓塌陷以及肺气肿征象，严重者可并发肺心病及心肺功能不全。

【诊断】

1. 根据病史、临床表现。

2. X 线检查　为确定病变部位、性质、范围、演变及选择治疗方案的必备手段 CT 检查具有较高分辨力，更能发现其他 X 线检查所未发现的病变及累及范围等。

3. 痰结核菌检查　是确诊肺结核的特异性方法，可采取痰涂片抗酸染色。痰培养结核杆菌最为可靠，并可进行药物敏感性测定，尤其 BAcTEc 法快速分离结核菌，较传统培养方法快速、简便、可靠。现已应用聚合酶链反应（PCR）技术检测结核菌，敏感性强，特异性高，比培养法大大缩短时间，但有关污染问题及如何创造最佳扩增条件，尚需进一步探索。

4. 结核菌素试验。

5. 纤维支气管镜检查可对支气管或肺组织进行活检，提供病理学诊断，并可收集分泌物或冲洗物进行细菌学检查。

6. 经皮肺活检对诊断不明的肺部肿块、胸膜活检或胸腔镜检查对胸积液的鉴别诊断均有较大的价值。

【西医治疗】

一、抗结核药物

（一）常用抗结核药物

成人用药见表 5 - 1。

表 5 - 1 成人常用抗结核药物

药名	缩写	每日用药量（g）	间歇疗法每次用药量（g）	每周次数	对结核菌作用部位	主要副作用
异烟肼	INH	0.3～0.4	0.6～0.8	2 或 1	DNA 合成	周围神经炎、肝损害
链霉素	SM	0.75～1.0	0.75～1.0	2 或 1	蛋白质合成	听力、平衡损害，肾损害
对氨柳酸	PAS	8.0～12.0	8.0～12.0	2	中间代谢	胃肠道不适
氨硫脲	TB$_1$	0.075～0.1	—	—	未明	胃肠道不适、肝损害、
利福平	RFP	0.45～0.6	0.6～0.9	2 或 1	RHA 合成	造血抑制肝损害、过敏、胃肠道不适
乙胺丁醇	EMB	0.75～1.0	1.5～2.0	2 或 1	RHA 合成	视神经炎
吡嗪酰胺	PZA	1.5～2.0	2.0～3.0	2 或 1	未明	胃肠道不适，肝损害
卡那霉素	KM	0.75～1.0	0.75～1.0	2 或 1	蛋白质合成	听力、平衡损害、肾损害
卷曲霉素	CPM	0.75～1.0	0.75～1.0	2 或 1	蛋白质合成	听力、平衡损害、肾损害
乙琉导烟胺	131 4Th	0.5～0.75	0.5～1.0	2 或 1	蛋白质合成	胃肠道不适、肝损害
紫霉素	VM	1.0	—	—	蛋白质合成	听力、平衡损害、肾损害
环丝氨酸	CS	0.5	—	—	细胞壁合成	精神改变、痉挛

（二）新型抗结核药物

1. 环戊基利福平（利福喷丁、Rifapentine、DL - 473）为利福霉素衍生物，已证实其为长效、高效杀菌药。根据国内研究，本药具有与 RFP 同样的高效。副作用较少，为轻度胃肠道反应，肝损害，白细胞、血小板减少。与 RFP 有双向交叉耐药，剂量 0.5～0.6g（体重 55kg 计），每周 1～2 次顿服。

2. 喹诺酮类 为抗结核新药研究中另一动向，部分已用于临床治疗结核病。

（1）氟嗪酸（offoxacin）：口服吸收较好，大约 90% 的药物被吸收，300～600mg/d 口服，服药后 2～4 小时血药浓度可达 2/μg/ml 或以上，而 1μg/ml 对结核菌已有明显抑制作用，与其他抗结核药合用具有加强作用，且无交叉耐药。

（2）环丙沙星（Ciprofloxacin）：具有高效低毒，极少副作用，在试管试验中对革兰阳性菌及结核菌均显示非常有效，但因其胃肠道吸收欠佳而使其抗菌作用变差。在与标准化疗合用抗结核治疗的试管试验中，表明环丙沙星能与链霉素、异烟肼、乙胺丁醇和吡嗪酰胺合用，且能显示其独特的抗菌作用，但与 RFP 具有拮抗性。原因是 RFP 抑制 RNA 聚合酶而对抗 4 —喹诺酮的活性。

（3）帕氟沙星（Sparfloxacin）及氟诺沙星（Fleroxacin）：据报道在鼠实验结核病的治疗比氟嗪酸具有更好的效果，但尚需在人体作进一步研究。

二、抗结核药物的合理应用

（一）合理化疗的原则

1. 早期用药　早期病变一般以渗出性为主。血循环良好，药物易达到病变部位，且细菌生长繁殖旺盛，药物可以最好地发挥作用，一旦确诊应立即合理化疗。

2. 联合用药　两药或两药以上的联合使用可因协同作用提高疗效，并可避免耐药性的产生。

3. 全程用药　坚持化疗要全程用药，其目的是减少复发。

实践证明标准化疗的疗程如达到 10～18 个月，两年复发率为 1%～2%。6～9 个月的短程化疗，只要规律用药，近远期的疗效亦良好，近几年各地已普遍采用。

4. 规律用药　指在规定的时间内规律用药，并坚持规定的化疗方案，这是治疗成功的关键。

5. 适量用药　指药物剂量既要在体内达到有效浓度，但又要避免毒副反应的发生。

（二）用药方法

1. 两阶段化疗　第一阶段为强化期，要求两种或两种以上的杀菌药组合，并每日给药，疗程为 2～3 个月，使菌量迅速减少，并防止和减少耐药菌和顽固菌的产生。

第二阶段为巩固期，是继续阶段，可用两种药物联合，每日或间歇用药，需有足够长的时间消灭残留的顽固菌以减少复发。此期标准化疗需 10～15 个月，短程化疗需 4～7 个月。

2. 间歇疗法　由于结核菌具有延缓生长期，即结核菌接触药物一定时间后，在除去药物的环境下其生长仍受到一定程度的抑制。除氨硫脲（TB_1）外，其他抗结核药物均有不同程度的延缓生长期。药物以 SM、RFP 最好，间歇疗法时宜适当提高药物剂量（但 SM、PAS、1314Th 因毒性较大除外）。

3. 顿服用药　指将一日剂量的药物一次服下。由于杀菌或抑菌的效果取决于血液内药物的顶峰浓度，药物浓度越高，效果越好，顿服药物可提高顶峰浓度，并可避免或减少患者遗忘服药，保证了规则治疗。

（三）不住院治疗

在全面监督下进行不住院治疗，实践表明，不住院治疗者从痰菌阴转时间和停药后的复发率都与住院治疗者无差异。现已证明患者经过有效化疗两周后就失去传染性，并不增加对周围人群传染的危险性。

（四）短程化疗

高效杀菌药 RFP 的问世为短程化疗的可行性打下了基础。1972 年东非第一次研究短程化疗，此后大量研究资料表明短程化疗已属可行，其疗效和重要意义为国内外所公认，在世界范围内推行短程化疗已是必然趋势。以 INH、RFP 为主的 9 个月短程化疗方案，曾被广泛应用。痰涂片阳性对初治肺结核采用 2INH、RFP、PzA 为主的强效方案，一般认为适宜疗程只要 6 个月。

（五）对复治化疗方案的选择

需查找初治失败的原因，采取针对措施，并可根据药敏试验或以往用药情况，同时增加两种未用过的敏感药物。

【附】《全国结核病防治手册》化疗方案（1991 年卫生部卫生防疫司审定）

1. 初治痰涂片阳性病人　以 INH、RFP 和 PZA 组合为基础的 6 个月短程方案，由于痰菌阴转快，疗程短．便于管理，故是治疗发展的方向，应大力推广，尽可能普遍实施。

（1）2S（或 E）HRZ/4HR

（2）2S（或 E）HRZ/4H$_3$R$_3$

（3）2s（或 E）HRZ/4HR（全程隔日应用）

（4）2HSP（E）/10HP（E）

2. 复治痰涂片阳性病人

（1）初治不规律的复治痰涂片阳性病人：可采用初治痰涂片阳性方案中 1，即全程 2S（E）HRZ/4HR，并采取监督化疗，保证规律用药。6 个月疗程结束时痰菌仍未阴转者，继续期可延长 2 个月。如延长治疗仍未阴转，可采用下述第（2）项复治方案。

（2）初治规律但失败的病人　可采用 2SHRZE/6HRE（全程隔日应用）。

（3）慢性排菌者（慢性传染源）　指曾经多次治疗并已反复应用上述主要抗结核药物而痰菌仍为阳性者，可根据结核菌药敏试验，选择仍属敏感的主要及备用抗结核药物合并治疗。但备用抗结核药物通常副作用及毒性反应均较大，应在严密观察下进行治疗。疗程以 8～10 个月为宜。经过上述治疗痰菌仍未阴转者，延长疗程一般也很难取得痰菌阴转疗效。

3. 初治痰涂片阴性病人　初治痰涂片阴性、培养阴性、X 线活动性病人、除粟粒性肺结核或有明确空洞病人可采用初治痰涂片阳性病人的化疗方案外，其他初治痰涂片阴性病人应采用下列化疗方案：

（1）2SHRZ/2H$_2$R$_2$

（2）2HRZ/2HR（全程隔日服用）

（3）1SH/11HP（E）

上述方案中字母前为给药月数，字母后为每周给药次数。

三、常见并发症的治疗

肺结核常见并发症是咯血、自发性气胸、肺不张、支气管扩张、结核性脓胸、肺气肿、慢性肺源性心脏病等，均应及时做出相应治疗。

第五节　肺炎

【概述】

肺炎是指肺实质的急性炎症。临床有多种分类方法，以前肺炎的分类按解剖分布和病理改变分为大叶性、小叶性和间质性肺炎。目前更重视病因学分类，因为有助于指导治疗。根据感染的条件和致病菌种类的差异，尚可将肺炎区分为医院外获得性肺炎和医院内感染肺炎。

【病因】

肺炎的各种感染因子通过下列途径进入人体下呼吸道：①从空气中吸入带病原体的微粒；②吸入带病原体和口咽部分泌物或微生物颗粒；③血行播散；④邻近部位感染灶直接扩展。其中以前两种途径最常见。感染性肺炎最常见病原体为细菌，其次为病毒和支原体。细菌性肺炎中肺炎球菌肺炎最多见，占80%以上，其他有金黄色葡萄球菌肺炎和革兰阴性杆菌肺炎、军团菌肺炎等。医院内感染肺炎多由革兰阴性杆菌引起，此类患者多系有慢性肺部疾病、肺水肿等，使肺清除能力降低，口咽部革兰阴性杆菌寄殖增多。使用激素或免疫抑制剂、呼吸道或其他部位的插管及侵入性操作都是使革兰阴性杆菌感染增多的原因。

【临床表现】

（一）肺炎球菌肺炎

典型临床症状为发病前可有数日上呼吸道感染的前驱症状，突发寒战，仅发作一次为其特征。体温于数小时内升到39～40℃，呈稽留热型。咳嗽，初起咯黏液性痰，后转为脓性痰中带血或铁锈色痰。病变侵及胸膜时伴有呼吸性胸痛，部分患者出现恶心、呕吐、腹胀、腹泻等症状。下叶肺炎可因炎症波及横膈而产生上腹部疼痛。重症者可出现烦躁、谵妄、嗜睡，甚至昏迷。体征：呼吸浅快，心率增速，可有微绀，口唇部常见疱疹。肺部病变处叩诊浊音，语颤增强。早期闻及支气管呼吸音，病变消散期可闻湿性啰音。病变延及胸膜时，早期可闻胸膜摩擦音，胸腔积液增多时消失。不典型临床表现：老年或衰弱患者不出现畏冷、寒战，体温轻微升高，仅表现为意识障碍、嗜睡、昏迷。伴慢性阻塞性肺疾病（COPD）的患者，可仅表现为体温稍高、痰量增多，很快出现呼吸衰竭。病情严重者可出现口唇发绀、四肢厥冷、血压下降等感染性休克表现，甚至可出现 DIC 现象，预后不良。并发症有胸膜炎、脓胸、心包炎、心肌炎、心内膜炎、胸膜炎、关节炎等。

（二）金黄色葡萄球菌肺炎

金黄色葡萄球菌肺炎感染来源有：①呼吸道吸入。最常见于患流感后，其他诱因有 COPD、肿瘤阻塞支气管、免疫功能低下或中枢神经系统疾病等；②血源性播散。原发感染灶可为皮肤金黄色葡萄球菌感染，静脉通道、心内膜的赘生物，合成瓣膜等处的感染等。临床以呼吸道吸入方式多见。发病开始常为乏力、肌痛、发热、干咳等流感样症状，5～7 d 后症状好转，后突发多次寒战、高热、胸痛、咯脓痰或血痰甚至可咯血。重者可很快出现周围循环衰竭、意识模糊、昏迷。较少合并脓胸。年老或衰弱患者发病可以隐匿，可无前驱病毒感染的病程，临床症状不明显，仅表现为神志障碍。血源性播散的患者脓胸多见，有 1/3 患者合并胸腔积液。儿童患者多见张力性气囊肿，故常出现气胸。体征：肺部可闻一侧或两侧湿性音，合并气胸时，患侧叩诊鼓音，呼吸音及语颤均匀减弱或消失。如合并胸腔积液则有相应的体征。并发症：胸膜炎、脓胸、气胸、转移性感染灶，如肝、肾、脾、脑、心内膜、心包、关节和软组织等处均可发生金黄色葡萄球菌感染。

（三）革兰阴性杆菌肺炎

由革兰阴性杆菌引起的肺炎，其发病机理、临床表现及肺部 X 线片均极相似，其确立诊断仅依赖细菌学鉴别。这类病原菌包括：①肠杆菌科中的大肠埃希菌、肺炎克雷白杆菌、肠杆菌属、变形杆菌属、黏质沙雷杆菌、哈弗尼亚杆菌属；②假单孢菌属中铜绿假单胞菌；③不动杆菌属；④嗜血杆菌属中嗜血流感杆菌。此类患者皆有较严重的基础疾病，如 COPD、心力衰竭、糖尿病、肾病、肿瘤、血液病、免疫功能缺陷等。其感染途径有三种：①经口咽部吸入原寄殖的病原菌，可引起原发性肺炎，亦可在原呼吸系疾病基础上引起继发性感染，后者表现为支气管肺炎；②由肺外感染灶血行传播至肺；③经污染的呼吸机、雾化器雾化吸入或经污染的器械直接接种。此种情况最常见于气管插管或气管切开引起的铜绿假单胞菌感染。临床发病急骤、寒战、高热，呈弛张热型，有时发热的高峰出现于上午。咳嗽：克雷白杆菌感染之痰液黏稠，呈胶冻状、红砖色，铜绿假单胞菌感染之痰液为黄绿色，变形杆菌感染之痰液呈污浊之灰黄色，可痰中带血，伴胸膜感染时有胸痛。大肠埃希菌感染可伴有恶心、呕吐、腹痛、腹泻等症状。流感杆菌继发感染时发病可缓慢，重症时可引起感染性休克。体征：肺部有实变体征，可闻及一侧或两侧湿性啰音；侵及胸膜时可闻胸膜摩擦音或有胸腔积液体征。其并发症有胸膜炎、脓胸、感染性休克、急性呼吸窘迫综合征等。

（四）支原体肺炎

起病缓慢，感乏力、头痛、畏冷，一般不发生寒战，体温可轻微上升，亦可高热。阵发性刺激性咳嗽，痰少，为黏液性或黏液脓性，有时痰中带血，病情一般较轻，胸部无明显体征或闻及散在湿啰音。少数患者有鼓膜炎或颈淋巴结肿大，部分患者皮肤有斑丘疹或红斑。其并发症有胸膜炎、脑膜炎，多发性神经根炎、鼓膜炎、关节炎、血小板减少性紫癜等。

（五）军团菌肺炎

起病缓慢，开始为低热，1~2d 转为高热。可为弛张热型，亦可为稽留热型，多次寒战发作，胸痛、咳嗽，少量黏液痰，可痰中带血。除呼吸系统症状外，常伴有消化系统症状。中枢神经和精神症状，如恶心、呕吐、腹痛、水样腹泻、上消化道出血和意识模糊，定向障碍，癫痫发作等。体征：

中毒症状明显，呼吸急速，相对缓脉，肺部有实变体征，可闻湿啰音和胸膜摩擦音，腹部可有压痛。其并发症有胸膜炎、急性肾衰竭、DIC 等。

【辅助检查】

（一）血液学检查

细菌性肺炎血白细胞均明显增高，在（12～30）×10^9/L，金黄色葡萄球菌肺炎常显著增高，但亦有不增高者；革兰阴性杆菌肺炎的白细胞不如金黄色葡萄球菌肺炎增高显著；如白细胞减少常提示预后不良。支原体肺炎的白细胞多在 $10×10^9$/L 以下，但亦有30%，患者超过此值。病毒性肺炎患者的白细胞计数在不合并细菌感染时均下降或减少。

（二）细菌学检查

细菌学检查结果对确定病原学诊断和指导临床治疗有极重要作用，因此感染性肺炎患者均应尽可能寻求病原学诊断。最常采用的检查标本为呼吸道分泌物，但由于咯出的痰液常受口腔常存细菌的污染，所以采取一些其他方法来收集呼吸道分泌物，以提高检出率和准确率。方法包括经气管穿刺吸引、纤维支气管镜防污染标本刷、经皮肺穿刺、开胸肺活检等采样。但这些方法均系有创检查，给患者带来一定痛苦，还具有一定危险性，故要严格掌握适应证，不能普遍施行。痰液培养是常规检查方法，为提高其检出率和准确率，现应用痰液清洗法和痰液匀化定量培养法，但因操作烦琐不能用于常规检查。痰涂片革兰染色法是一种快速的粗筛方法，能很快粗略地知道病原菌的情况，可对早期选用抗生素治疗提供有用的参考信息。血液、胸液亦应送细菌学培养，但其阳性率较低。各种标本均应尽可能在应用抗生素前取样。

（三）血清学检查

1. 直接免疫荧光抗体法（DFA），可直接快速测定痰、胸液、尿液等标本。用于诊断军团菌肺炎，并有菌种的特异性，可以鉴别引起军团菌肺炎的不同军团菌。

2. 间接免疫荧光抗体法（IFA），诊断军团菌肺炎滴度＞1：128 或恢复期增高4倍以上为阳性，敏感性近100%。发病后3周2/3患者阳性，6周后全部阳性，但与支原体、衣原体和立克次体有部分交叉反应。

3. 补体结合试验，用于诊断支原体感染。滴度＞1∶64或恢复期增高4倍以上有诊断意义，敏感性80%～90%。发病后1周滴度开始上升，4～6个月维持高峰，后渐降，2～3年恢复原水平。

4. 对流免疫电泳法（CIE）。可用于检查肺炎链球菌的荚膜抗体，并可用来鉴定分型，亦可用于测定军团菌肺炎患者的循环抗体。

5. 冷凝集试验。用于诊断支原体感染，发病后1周开始阳性，但许多疾病如单核细胞增多症、风疹、流感、疟疾、白血病和梅毒等均可阳性，故特异性较差。

6. 其他。乳胶凝集试验（LA）、放射免疫抗体测定（RIA）、酶联免疫吸附测定（ELISA）等方法均可用于诊断军团菌肺炎，但不如DFA法方便快速。

（四）胸部放射线检查

肺炎链球菌肺炎的胸部X线典型表现为叶段大片致密阴影，但现已不多见，大多为一侧肺野片状浸润病变，可同时伴有胸腔积液。金黄色葡萄球菌性肺炎如由呼吸道吸入感染者，可为一叶或多叶的片状浸润病变，迅速扩大融合，形成蜂窝状阴影或空腔。如为血源而来者则可见两肺结节状或片状阴影，可形成多发透亮区，X线可见气囊肿、脓胸或脓气胸。肺炎克雷白杆菌肺炎的X线所见为肺叶性或小叶性病变，多在下叶部位，亦可为多叶病变，可出现多发性肺脓肿。大肠埃希菌肺炎的X线表现与肺炎克雷白杆菌肺炎相似。铜绿假单胞菌肺炎初始为两侧或一侧支气管肺炎表现，病变进展可融合成大片阴影，甚而形成脓肿，发展成空腔。革兰阴性杆菌肺炎均可伴发脓胸，但很少形成脓气胸，军团菌肺炎初始为单叶片状浸润，继而扩展肺叶实变，并发展成为多叶病变，很少形成脓肿，可伴有胸腔积液，支原体肺炎开始为肺纹理增多，继而成为小片状病变，可为单叶亦可为多叶病变，以下叶多见，少数病例有少量胸液。

【诊断】

典型临床急性发病过程，伴呼吸道炎症症状和体征，结合血白细胞增高，X 线胸片呈现浸润病变，急性感染性肺炎的诊断可以成立。如患者为健康中、青年，既往无慢性呼吸系统及其他系统基础病，咯出痰液呈铁锈色，则可考虑为肺炎球菌感染，可结合痰培养或血清学检查进一步证实诊断。如发病急骤，发展迅速，反复高热、寒战，咯多量黄脓痰或血痰，白细胞明显增高，核显著左移，X 线胸片见浸润病变外还有气囊肿、脓胸、脓气胸表现，应考虑金黄色葡萄球菌肺炎的可能。如发病前有流感或麻疹患病史，或有皮肤疖肿，更支持此病的诊断，需做痰液、胸液、血液细菌培养确定诊断。革兰阴性杆菌肺炎均继发于慢性基础病、免疫功能低下、年老衰弱的患者，临床表现与 X 线检查无特征性，主要靠应用各种方法进行细菌学检查明确病因学诊断。军团菌肺炎除有急性呼吸道症状外，常有消化系统或神经、精神方面的症状，有时消化系统症状为其前驱症状，较为特殊。多种血清学检查可准确诊断此病。支原体肺炎症状一般较轻，多有阵发性刺激性干咳，体征较少，血清学检查可协助诊断。肺炎应与肺结核、肺脓肿、肺癌、支气管扩张症、肺梗死相鉴别。

【治疗】

（一）抗生素治疗

1. 肺炎球菌肺炎　青霉素是治疗肺炎球菌肺感染的主要药物，多数菌株对青霉素高度敏感，剂量为 80 万 U，肌肉注射，每日 2 次，疗程 7 ~ 14 d。静脉用药时剂量为每日 240 万 ~ 480 万 U。对一般病例不需要更大剂量或更广谱抗生素。有明显并发症的患者青霉素的剂量可增加至每日 1 200 万 ~ 1 800 万 U。对青霉素过敏者，可使用第 1 代头孢菌素，如半衰期较长的头孢唑啉 1.0g，每 8h1 次。对头孢菌素类过敏者，可选择红霉素 250mg，每 6h1 次；或万古霉素 0.5 g，每 12h1 次。

2. 金黄色葡萄球菌肺炎　金黄色葡萄球菌对除万古霉素外的各种抗生素均易产生耐药性。因为金黄色葡萄球菌对青霉素 G 的耐药高达 90% 以上，故治疗通常首选对 B 内酰胺酶稳定的新型半合成青霉素或头孢菌素，如苯唑西林 1~2 g，每 4h1 次，肌肉注射或静脉滴注，或用氯唑西林。头孢菌素类可选用头孢噻吩 0.5~2 g，每 4~6 h 1 次，肌肉注射或静脉滴注，或用头孢唑啉治疗。因仍有部分金黄色葡萄球菌对青霉素 G 敏感，而且青霉素 G 对敏感菌株的抗菌活性较半合成青霉素及头孢菌素强，故有作者提出金黄色葡萄球菌感染诊断明确而尚未得到药敏结果之前，可选用青霉素 G 每日 600 万~2000 万 U，静脉滴注，若反应良好则维持该治疗。严重金黄色葡萄球菌感染应联合用药，一般二联即可，即在首选药（耐酶青霉素或第 1 代头孢菌素）基础上加用红霉素、阿米卡星、磷霉素或利福平等。在金黄色葡萄球菌与革兰阴性杆菌混合感染的严重病例，可选用或联用下列几类抗生素：①头孢噻肟、头孢曲松及头孢哌酮对金黄色葡萄球菌均有中等抗菌作用。而头孢他啶尽管对包括铜绿假单胞菌在内的绝大多数革兰阴性杆菌有强大的抗菌作用，但在第 3 代头孢菌素中，它对革兰阳性菌的作用最弱，不宜选用。②其他 B 内酰胺类：氨苄西林 + 青霉烷枫、阿莫西林 + 棒酸及替卡西林 + 棒酸对金黄色葡萄球菌均有一定抗菌作用，其中替卡西林 + 棒酸的作用较强。还可选用亚胺硫霉素 + 二肽酶抑制剂治疗。该药为目前抗菌谱最广、作用最强的抗生素。但需注意该药对耐甲氧西林的金黄色葡萄球菌（MRSA）感染无效。MRSA 感染以万古霉素为首选药物，成人剂量为每日 2g，分 2 次静脉滴注。国产去甲万古霉素与万古霉素的抗菌活性及适应证相同，成人剂量为每日 1.6 g，分 2 次静脉滴注。③氟喹诺酮类：可选用环丙沙星、氧氟沙星、诺氟沙星及左氧氟沙星等。第 4 代头孢菌素头孢匹罗对绝大多数革兰阳性菌和革兰阴性菌具有活性，在第 3 和第 4 代头孢菌素中，头孢匹罗对革兰阳性细菌活性最强，特别对甲氧西林敏感的金黄色葡萄球菌和凝固酶阴性葡萄球菌的抗菌活性比头孢他啶和头孢噻肟强 2~16 倍。金黄色葡萄球菌肺炎治疗的疗程不一定。无并发症者，疗程至少 10~14d；有空洞性病灶或脓胸者，疗程为 4~6 周；继发心内膜炎者疗程为 6 周或更长。

3. 革兰阴性杆菌肺炎　克雷白杆菌肺炎主要使用头孢菌素及氨基糖苷类

抗生素，两者体外具有协同作用，但应注意肾毒性，应密切监测。静脉注射不少于2周，如发生空洞或脓胸应延长用药达4～6周或更长。重症感染可选用第3代头孢菌素单药治疗，同时可避免肾毒性，如头孢噻肟、头孢哌酮。哌拉西林每日4～8g加氨基糖苷类抗生素，也具有良好抗菌活性。此外，尚应参考细菌药敏选择。抗假单孢性青霉素及氨基苷类抗生素对铜绿假单胞菌具抗菌活性。阿米卡星可以作为经验用药，尿酰类青霉素优于羟氨苄类青霉素。头孢他啶可以单药治疗或与氨基糖苷类合用。氟喹诺酮类抗菌药物环丙沙星对假单胞杆菌有良好的疗效。碳青霉烯第1代亚胺培南和第2代美罗培南具有超广谱的抗菌活性，覆盖了多数临床常见的需氧菌和厌氧菌，成为治疗严重感染的第一线经验性治疗药物，特别是致病菌不明或怀疑耐药菌株时。美罗培南抗革兰阴性需氧菌和厌氧菌的效力是亚胺培南的2～6倍，亚胺培南抗革兰阳性菌，特别是金黄色葡萄球菌和肠球菌的效力是美罗培南的2～4倍。亚胺培南治疗严重感染的初始剂量为0.5g，每6～8h1次（每日1.5～2g），未知病原菌及危及生命的极重度感染剂量加倍，但不能每日＞4g。美罗培南治疗严重感染的剂量为每次1g，每8h1次。

4. 肺炎支原体肺炎　红霉素及四环素是治疗肺炎支原体感染的有效药物。成人一般予红霉素口服，每次0.5g，每8h1次，或予服四环素每次0.25g，每6h1次，10～14d为1疗程，严重病例可加大药物剂量，延长疗程至21d。有时也可予红霉素静脉滴注。8岁以下小儿主要用红霉素治疗，剂量每日30～50 mg/kg，分3次口服，疗程10～14d。一般治疗效果良好，偶有复发者，再用上药治疗仍有效。新的大环内酯类抗生素如克拉霉素、阿奇霉素等具有组织浓度高、半衰期长、抗菌作用更强、胃肠道反应小等优点，口服，每日2次，即可收到满意效果。有些病例疑为肺炎支原体肺炎，而又难与军团菌肺炎或肺炎链球菌肺炎鉴别时，应首选红霉素治疗。

5. 军团菌肺炎　军团菌肺炎的治疗首选药物为红霉素0.5～1g，口服或静脉注射，每6～8h1次。其他可供替换药物有利福平、四环素、米诺环素及环丙沙星，后者在体外对军团菌有良好抗菌活性。近年来应用另一些新的大环内酯类抗生素，克拉霉素对军团菌肺炎有良好的疗效，且副反应远较红霉素为轻，可供临床使用。抗生素治疗在开始 5～7 d 取静脉途径，疗程 7～14 d，功能低下者抗生素应用不少于 3 周，肺脓肿患者的治疗可达 3～4 周。

（二）支持和对症治疗

1. 补充液体维持患者体液、电解质和酸碱平衡。并注意营养补充，有利于患者的恢复。

2. 吸氧，纠正低氧血症。

3. 并发脓胸者及时进行胸腔穿刺排脓。

4. 出现心功能不全时应及时纠正，并注意控制输液速度，限制液量过多进入。

5. 并发感染性休克应紧急抢救，积极治疗。

第六节　自发性气胸

【概述】

自发性气胸（Spontaneous Pneumothorax）是指肺组织及脏层胸膜在无外伤等人为因素影响下突然破裂引起的胸腔积气。

【病因】

分原发性与继发性气胸。原发性气胸又称特发性气胸，临床上无明显病变，由于胸膜下小气肿泡破裂引起，常位于肺尖，多为 20～40 岁的瘦长体型男性。继发性气胸是由多种急慢性肺部疾病导致气肿泡的形成和破裂或肺组织呈坏死性改变所致，如肺气肿、支气管哮喘、肺结核、各种弥漫性间质性肺疾病、肺囊肿、肺癌等以及由金黄色葡萄球菌、厌氧菌或革兰阴性杆菌等引起的肺炎和肺脓肿等；由食管等邻近器官穿孔破入胸膜腔、胸膜下子宫内膜异位症或应用正压人工通气等亦可引起气胸；；Michael 报道了美国某医院 1983～1991 年 120 例自发性气胸患者由获得性免疫缺陷综合征（AIDS）

引起者 32 例（26.6%），主要由卡氏肺囊虫肺炎、巨细胞病毒性肺炎、结核或非典型分支杆菌感染所致，由于病理呈坏死性肺泡炎改变、免疫缺陷、严重营养不良及全身衰竭，使这类患者的双侧气胸发生率、死亡率及气胸复发率均高于其它原因引起的自发性气胸，并且对常规胸腔导管引流或非引流性治疗效果均不理想，应引起注意。

【临床类型】

根据脏层胸膜裂口的情况分为闭合性、开放性及张力性气胸三种。

闭合性气胸：裂口较小，随肺脏压缩而闭合。症状一般不太严重，呼吸困难等症状不会进行性增加。胸腔测压可为正压或负压，抽气后压力不再上升。

开放性气胸：裂口较大，因粘连或疤痕收缩而持续开放，气体随呼吸自由进出，虽经大量抽气，但胸腔压力始终保持在 $ocmH_2O$ 上下，易引起继发感染，出现胸积液。

张力性气胸：裂口呈单向活瓣，吸气时裂口开放，气体进入胸腔，呼气时裂口闭合，气体不能排出，因此胸内压随着气体不断聚积而逐渐增加，使肺脏受压、纵隔向健侧移位，甚至影响心脏血液回流，呼吸困难进行性加剧，严重者出现发绀、休克而危及生命。胸腔压力在胸腔穿刺抽气后暂时下降，但片刻迅速回升。

【诊断】

1. 临床表现　与胸腔内的气量、发生的速度、气胸的临床类型及原先肺功能的状况有关。诱因常为咳嗽、屏气、剧烈活动或呼吸道感染等，亦可在安静休息时发病。典型症状为突发胸痛，胸闷或呼吸困难，刺激性咳嗽等。闭合性气胸症状不太严重，张力性气胸则重度气促，烦躁不安，发绀，大汗，甚至呼吸、循环衰竭或神志不清等。

典型的气胸体征是患侧胸廓膨隆，肋间隙增宽，呼吸活动减弱，叩诊呈鼓音，触诊语颤减弱或消失，气管或心脏向健侧移位，左侧气胸心界叩不清，有时可听到与心跳同步的劈啪声，称 Hamman 征，患侧呼吸音减弱或消失。

2. 胸部 X 线检查　是诊断气胸的重要手段。积气部位透亮度增加，肺纹理消失，肺脏缩向肺门区，可见被压缩肺的边缘，称为气胸线，如不明确可令病人作深呼气拍胸片，以增加对比度有助于发现气胸。以 60% ~ 76% 泛影葡胺 40 ~ 60ml 行胸腔造影可明确胸膜裂口及肺大泡的部位、大小及数量，为选择治疗方案及为胸内病变的介入性检查及治疗提供有利条件。

当病情危急又不能进行胸部照片时，可在可疑气胸部位谨慎作诊断性穿刺。

【并发症】

1. 纵膈气肿　为气胸严重并发症，气体沿末梢支气管或血管鞘进入纵隔，同时可伴有头颈部甚至躯干、肢体皮下气肿。

2. 血气胸　因胸膜粘连带血管撕裂所致。

3. 慢性气胸　指气胸延续 3 个月不吸收者。原因为胸膜粘连带牵拉，使胸膜裂口持续开放；支气管胸膜瘘的形成；脏层胸膜表面纤维素沉着、机化，限制肺脏扩张；支气管腔病变完全性阻塞致肺脏不能复张。

【治疗】

一、一般处理

1. 保持安静，严格卧床休息。

2. 呼吸困难及缺氧者应立即供氧，吸氧浓度参考二氧化碳有无潴留，有二氧化碳潴留者吸入氧浓度（FIO_2%）＜30%，无二氧化碳潴留者可提高至 30% ~ 40%。供氧方法除常规应用鼻导管外，对张力性气胸可采用高频喷射通气，因其频率高，不干扰自主呼吸，可增加氧弥散量，且潮气量小；对胸内压、肺内压及气道内压的增加明显小于常频供氧，有利于肺脏破裂口的闭合，对心脏排血功能影响小，认为是治疗张力性气胸缺氧较好的方法。

3. 控制呼吸道感染　因呼吸道感染并发气胸者，应及时有效地应用抗生素。肋间插管引流者应注意预防及治疗胸腔感染。

4. 慢性阻塞性肺疾病并发气胸者，常因支气管痉挛而增加肺泡内压使气胸症状加重，破裂口不易愈合，应及时使用支气管扩张剂。

二、紧急胸腔排气减压，促进肺脏复张

对肺脏原无明显慢性病变者，若肺萎缩＜20%，症状轻微，无需抽气，可卧床休息。

1. 胸穿抽气　对肺压缩＞20%，气胸存在＞3日，应作胸穿抽气，常用人工气胸器同时进行测压及排气，紧急情况下可用50ml注射器抽气。如抽气后压力迅速回升，症状再度加重，则为开放性或张力性气胸，应作进一步治疗。

2. 肋间插管水封瓶排气　适用于人工气胸器抽气不能缓解症状的开放性或张力性气胸，应正确选择插管部位，通常在患侧胸壁的锁骨中线第2前肋间，但对局限性气胸及有胸膜粘连者，应借助胸部X线照片确定插管部位，有液气胸者可于腋中线插管，或者留置上下二管。闭式引流近年有所改进，一是提倡经套管针插管，以减少软组织损伤，操作方便易掌握；二是用柔软、小口经的引流管如硅胶管。张时明等报道采用动脉插管用的 Selding。插管技术用于气胸引流，取得较好疗效。方法是用16号针头穿入胸腔后留置导丝，用扩皮导管经导丝扩张胸壁穿刺口后除去，仍留下导丝，引流导管沿导丝插入胸腔后去除导丝，固定并接上引流瓶。若有堵塞，可插入导丝捅去堵塞物，必要时并可借此更换导管，无需重新穿刺，且由于导管柔软，可减少组织刺激及损伤，皮下气肿亦明显低于传统闭式引流。

部分患者胸膜破裂口较大，闭式引流量相对不足，肺脏无法复张，应采用0.98～1.47kPa持续负压吸引，加强引流。目前引流装置的改进主要在于高效多能及便携化，三瓶持续恒定负压吸引引流对消灭胸腔气、液体，促使破裂口闭合及肺脏复张，优于单瓶及双瓶引流，治愈率达95%以上，平均治愈时间＜10天，复发率约为16%。长谷等近年研制出集"标本一水封一调压"为一体的单瓶便携式气胸引流装置效果良好，可带瓶下床活动。当呼吸困难消失，患侧呼吸音恢复，引流管再无气泡逸出，玻璃管水柱停止波动，表示肺已复张，可夹管观察24～36小时，若无气胸复发征象，即可拔除肋

间插管，伤口用凡士林纱布覆盖，数日后便可愈合。

三、胸膜粘连术

用化学物品或生物刺激剂注入胸膜腔内，使脏层、壁层胸膜粘连从而消灭胸膜腔，使空气无法积存。

1. 适应证　①青年人多次复发的自发性气胸。②长期漏气不止。③有双侧气胸史。④合并肺大泡者。⑤已有肺功能不全，不能耐受胸科手术，且估计复发会造成危险者。

2. 胸膜粘连剂　粘连剂近年已由单纯的理化刺激剂发展至生物刺激剂、免疫激活剂、纤维蛋白补充剂及直接黏合剂等，多经引流管、胸腔套管针、胸腔镜等注入或喷撒。常用的粘连剂有以下几种。

（1）滑石粉：多采用小剂量（每次2g），粘连效果较好，平均复发率为14%；副作用为胸痛、发热。但有人认为滑石粉刺激性较大，不宜使用。

（2）四环素（TC类）：应用四环素作为硬化剂已有多年，现多用盐酸强力霉素（Doxy）或二甲胺四环素（MINO），胸痛、发热等副作用较轻，平均复发率为26%。

（3）支气管炎菌苗：一次无效者可每周2次重复应用，平均复发率为18%。田中治疗63例特发性气胸复发率降至8%；副作用主要是低热和胸水，后者要及时抽出。

（4）A型溶血性链球菌制剂：每次用0.2~0.5mg，复发率为5.3%~10%；副作用为胸痛、发热及胸水。

（5）奴卡氏菌细胞骨架（N-CWS）：中原氏报道32例，每次300/μg，胸腔内注射，共1~4次，同时以每周200/μg皮内注射，共2~3次，复发率仅为3%。

（6）纤维蛋白原加凝血酶等：即所谓"小野寺内科胸膜粘连术"，属人体生理物质，副作用轻微，少数有一过性肝损害，平均复发率为24%。石田等用Doxy30~50mg加纤维蛋白原1g加凝血酶500U（或加入2%氯化钙10ml和止血环酸10ml）分别注射1~5次，复发率仅3.7%。

3. 肺破口闭合术

（1）在胸腔镜直视下对准肺大泡或肺组织破裂口喷注纤维蛋白胶，以黏合破裂口。吴振雄等报道经胸腔镜局部喷涂快速医用 ZT 胶治疗 6 例顽固漏气的自发性气胸，效果良好，术后 7 ~ 48 小时气胸消失，患肺复张，平均治愈时间 21.8 小时，且无明显不良反应。

（2）支气管堵塞术：1 965 年 Ranfinski 等首先报告，近年发展为经纤维支气管镜插入福替氏（Forgarty）导管到达破漏口所在的支气管后用明胶或氧化纤维素棉或纤维蛋白胶堵塞相应的肺段或亚肺段的支气管，使空气不能进入胸腔，据报道 1 ~ 2 次可以成功，本法简便易行，损伤性小，肺并发症少，适用于全身状况不佳、肺功能不全、老人等不适宜手术的顽固性气胸。但因并非针对肺大泡破 VI 的闭合，易致肺不张，且不易确定破漏口所属的支气管，故并非积极、合理的治疗方法。

四、手术治疗

由于胸膜粘连术有一定的局限性，根治率不高，副作用较大，故目前多倾向于手术治疗，认为开胸手术是根治气胸及防止复发最积极的方法，据报道内科治疗复发率 40% ~ 63%，外科手术不足 4%。手术指征主要是内科引流治疗失败，气胸反复发作，慢性气胸有支气管胸膜瘘或胸膜增厚致肺不能复张，血气胸等。

第七节　支气管肺癌

【概述】

原发性支气管肺癌（Bronchogenic Carcinoma）（肺癌）为最常见的肺部恶性肿瘤，是严重威胁人类健康和生命的主要恶性肿瘤之一。目前世界上至少有 35 个国家的肺癌已居男性恶性肿瘤死亡原因之首。近几十年来，无论是工业发达国家或发展中国家，肺癌的发病率和死亡率均以惊人的速度上升。约95%的男性肺癌患者与吸烟有密切关系。Lin 报道嗜烟的程度和肺癌死亡的相对危险度之间有剂量一依赖关系。在发展中国家，与其他癌症相比，肺癌的发生率和死亡率上升与烟草消耗量增加和工业化进程平行。吸烟者肺癌病死率是非吸烟者的 10～15 倍，发生肺癌的危险性随着吸烟的减少或终止而降低。吸烟是本病已知的主要病因，所以肺癌的控制，最主要的措施是把控制吸烟作为初级预防。几种职业因素，如无机砷、石棉、铬、镍、煤焦、焦油、烟炱和煤的燃烧产物、二氯甲醚、氯甲甲醚、铍、石油、矿物油、石蜡、石油沥青、异丙油、甲基萘、石油燃烧物、页岩油及其衍生物、氯化烯、电离辐射及大气污染均可致肺癌。

原发性肺癌有多种组织类型，但90%～95%均属于下列4种主要细胞类型：鳞癌、腺癌、大细胞和小细胞癌（SCLC）；前3类由于自然病程大致相同，故归纳称之为非小细胞肺癌（NSCLC）。

【临床表现】

肺癌早期尤其是周围型肺癌多无症状。刺激性咳嗽、痰中带血、胸痛和发热是常见的症状。对于肺同一部位反复发生炎症，或一侧肺出现局限性哮鸣音患者，应高度警惕。杵状指趾、增生性骨关节病、高钙血症、皮肌炎、栓塞性静脉炎、贫血、内分泌紊乱症状和神经肌肉综合征等肺外表现约占15%～20%。晚期肺癌外侵和转移的表现很多，常见的有锁骨上淋巴结肿大、阻塞性肺炎、肺不张、胸腔积液、声音嘶哑、上腔静脉综合征、Horner 综合征、臂丛神经压迫症以及骨、肝、脑转移征象等。少部分可以出现皮下转移性结节。

【X 线及痰细胞学检查】

胸部 X 线和痰细胞学是诊断肺癌的主要手段。纤维支气管镜检查，尤其适用于中央型肺癌，可了解其侵犯情况，确定可否手术及手术范围，并取标本作病理细胞学检查。经胸壁穿刺肺活检、淋巴结活检、胸膜活检等以获得病理诊断。血清标记物检查、癌胚抗原（CEA）、神经元特异性烯醇酶（NSE）、唾液酶（SA）等检查有助于诊断。胸部 CT 及核磁共振成像

（MRI）检查，可较好地显示纵隔与肺门的解剖，发现肿大淋巴结，可发现一般胸部平片所不能发现的密度浅淡的阴影，或处于较为隐蔽部位的肿瘤。MRI 多方位成像，更易判断肿瘤侵犯大血管程度，辨别肿瘤与伴发的肺不张的界线等。放射性核素蚴^{99m}锝、^{67}镓、^{111}铟等亲肿瘤扫描以鉴别肺部恶性或良性肿瘤。ECT 全身骨扫描以了解癌肿骨转移情况。

【诊断】

依据病史、体征、胸部 X 线表现、痰细胞学检查、纤维支气管镜检查所见、经皮肺活检、胸腔镜检查及 CT 检查等，诊断不难。最后仍需病理细胞学确诊。尽管如此，肺癌的早期诊断仍相当困难。因早期肺癌约有 1/3 以上的患者无症状。从体检发现的早期肺癌其预后较好，5 年生存率可达 70%以上。

肺癌 TNM 病期分类可以较准确地估计病情，详细地记录病变范围对制订治疗方案和评价治疗效果都有很大帮助。下面简单介绍肺癌的国际 TNM分期及分类。

原发肿瘤（T）、淋巴结受累（N）、远处转移（M）。

TX 支气管肺分泌物有恶性肿瘤细胞，但 X 线和纤支镜检查未能证实者。

TO 无原发肿瘤证据。

TIS 原位癌（Carcinoma in situ）。

T1 肿瘤最大直径≤3cm，被肺组织或脏层胸膜包围，纤支镜未见侵犯近端叶支气管。

T2 肿瘤最大直径＞3cm，或：①肿瘤侵犯脏层胸膜；②伴肺不张；⑧侵犯肺门引起阻塞性肺炎。纤支镜下见肿瘤近端扩展范围只在叶支气管或距离隆突至少 2cm。肺不张或阻塞性肺炎侵犯少于全肺。

T3 肿瘤侵犯胸壁、横膈、纵隔或心包，而未侵犯心脏，大血管，食管或椎体；或肿瘤位于隆突 2cm 内而不侵犯隆突，或全肺不张或阻塞性肺炎。

T4 肿瘤侵犯纵隔、或心包、大血管、气管、食道、椎体、隆突；或出现胸腔积液。

NO 无局部淋巴结侵犯。

N1 转移至支气管周围淋巴结或同侧肺门，或两者并存。

N2 转移至同侧纵隔淋巴结及隆突下淋巴结。

N3 转移至对侧纵隔淋巴结，对侧肺门淋巴结，同侧或对侧斜角肌，或锁骨上淋巴结。

MO 无远处转移。

M1 有远处转移。

肺癌 TNM 分期：

隐性肺癌 TX NO MO

O 期原位癌（Carcinoma in situ）

I 期 T1　 NO　 MO　 T2　 NO　 MO

Ⅱ 期 T1　 N1　 MO　 T2　 N1　 MO

Ⅲ$_a$ 期 T1　 N2　 MO　 T2　 N2　 MO　 T3　 N2　 MO　 T3　 NO　 MO T3 N1 MO

Ⅲ$_b$ 期 T4　 NO MO　 T4　 N1　 MO　 T4　 N2　 MO　 T1　 N3　 MO

T2 N3　 MO T3　 N3　 MO T4 N3 MO

Ⅳ 期　 T1 ~ 4NO ~ 3 M1

【西医治疗】

Vpk – 16100mg，静滴，第 3 ~ 7 天

每 3 周为一周期，2 ~ 3 周期为一疗程。

（4） ACE

ADM45mg/m2，静注，第 1 天

CTX 1000mg/m2，静注，第 1 天

Vp – l650mg/m2，静滴，第 1 ~ 5 天

每 3 周为 1 周期，2 ~ 3 周期为一疗程。

以上为一线方案，下面为二线方案。

（5） EP

Vp – l6100mg/m2，静滴，第 1～3 天

DDP25mg/m2，静滴，第 1～3 天

每 3 周为 1 周期，2～3 周期为一疗程。

（6）EAP

VP – 16100mg/m2，静滴，第 3～5 天

DDP30mg/m2，静滴，第 8～12 天

ADM40mg/m2，静滴，第 1 天

每 3～4 周为 1 周期，2～3 周期为一疗程。

（7）ECHO

Vp – l6100mg/m2，静滴（3 小时），第 3～5 天

CTX1000mg/m2，静滴（1 小时），第 1 天

ADM60mg/m2，静滴（15～30 分），第 1 天

VCR1.5mg/m2，静滴（15～30 分），第 1，8 天

每 3 周为 1 周期，每 3 周期为一疗程。

（8）VIP

DDP100mg/m2，静滴，第 1 天

IFP1.5mg/m2，静滴，第 2～6 天（加 Mesna）

VDS2mg/m2，静注，第 2～6 天

21 天为一疗程。

近年来多主张交替应用互不交叉耐药的联合方案。

2. 非小细胞肺癌的化学治疗非小细胞肺癌对化疗不如小细胞肺癌敏感，很少能达到完全缓解，化疗多作为辅助治疗或对晚期患者的姑息治疗。联合化疗的有效率达到 10%～48%，中位生存期在 5.0～12.3 个月，有效病例生存期较无效者长一些。化疗加放疗可以提高有效率，而且长期生存的病例有些增多。对非小细胞肺癌的化疗应该是有选择性的有必要较严格地考虑它的适应证。目前常用的化疗方案有：

（1）CAP

CTX400mg/m2，静注，第1天

ADM40mg/m2，静注，第1天

DDP40mg/m2，静注，第1天

先给病人输5％葡萄糖500ml＋5％葡萄糖盐水500ml，冲入CTX，ADM，以后将DDP在1～2小时内滴完。

（2）CAMP

CTX300mg/m2，静注，第1，8天

ADM20mg/m2，静注，第1，8天

MTX1.5mg/m2，静滴，第1，8天

PCB100mg/m2，口服，第1～10天

每4周为1周期

（3）EP

Vp－16120mg/m2，静滴，第1，3，5天

DDP60mg/m2，静滴，第1天（水化）

每3周为1周期

（4）MEP

MMC8～10mg，静冲，第1，15，29天

5－Fu500mg，静滴，第10、12、17、31、33、38、40天

DDP30mg，静滴，第3～5，24～26天

（5）MFV

MMC4～8mg，静冲，第1、8天

5－FU500mg，静滴，第1、8天

VCR2mg，静冲，第1、8天

每3周为1周期，每3周期为一疗程。

（6）CAMB

CTX800～1200mg，静注，第1、8、15、22、29、36天

ADM25～45mg/m2，静注，第1、22天

NTX10～20mg/m2，静滴或肌注，第 10、12、17、19、31、33、38、40 天

平阳霉素 10mg，肌注，第 3、5、10、12、17、19、24、26、31、33、38、40 天

选择方案时根据腺癌、鳞癌和大细胞癌采用不同的联合方案，目前方案常用阿霉素，这

个药对心脏影响较大，尤其是心肺功能差的晚期患者，承受能力很差，应酌情处理。

【治疗】

肺癌的中医治疗应遵循辨证论治的原则，无论是肺癌的哪一阶段，或手术、放疗后，或复发的患者，根据患者的症状和体征去辨阴阳虚实、辨脏腑经络，也要参考西医检查的结果，了解肿瘤生长、转移、累及部位的状况，去判断患者整体的情况，然后去立法、选方、用药。肿瘤的治疗尤其要重视辨病与辨证，局部与整体相结合的问题。

1. 辨证分型

（1）肺气不足型

治法：益气补肺，健脾化痰。

方药：黄芪 30g、太子参 15g（或党参 15g，或人参 10g）、白术 15g、茯苓 10g、陈皮 10g、半夏 10g、杏仁 10g、桔梗 10g、山药 10g、生薏仁 15g、防风 10g、猪苓 10g、白花蛇舌草 15g、半枝莲 12g、夏枯草 10g、藤梨根 15g、甘草 6g。

方解：此型在肺癌Ⅰ、Ⅱ期多见，病之早期，只见气虚症，或轻微的咳嗽，咳痰之症状，即并发症少。往往只有肺气虚，偶表现脾虚的症状。以黄芪、太子参益气；白术、茯苓、山药、生薏仁健脾；陈皮、半夏、茯苓、甘草、杏仁、桔梗以理肺化痰；猪苓、白花蛇舌草、半枝莲、夏枯草、藤梨根及薏仁等渗利解毒抗癌；加防风、白术、黄芪玉屏风散益气固表，可防感冒等并发症。此型在术后复发初期也常见到。

（2）阴虚内热型

治法：滋阴润肺，清热散结。

方药：沙参 12g、生地 12g。元参 10g、麦冬 10g、百合 10g、鳖甲 20g、知母 10g、青蒿 12g、地骨皮 10g、桑白皮 10g、川贝母 10g、杏仁 10g、八月扎 15g、草河车 15g、半枝莲 15g、白毛藤 15g。生牡蛎 15g、仙鹤草 20g。

方解：此型多见于肺癌的Ⅱ期，偶见于Ⅲ期患者，症状苦于潮热，血痰等症。沙参、元参、麦冬、百合养阴润肺；鳖甲、青蒿、地骨皮、桑白皮、知母清阴分之热；川贝、杏仁、仙鹤草化痰止血；草河车、半枝莲、白毛藤、生牡蛎、仙鹤草清热散结抗癌。

（3）气阴两虚型

治法：益气养阴，化痰散结。

方药：黄芪 30g、太子参 159（或党参 15g 或人参 10g）、沙参 10g、麦冬 10g、鳖甲 15g、百合 10g、生地 12g，五味子 5g、百部 10g、全瓜蒌 15g、川贝 10g、白花蛇舌草 15g、天南星 10g、猪苓 15g、鱼腥草 15g、石上柏 15g、蜂房 15g、冬虫夏草 3～6g。

方解：此型多见于Ⅲ期，也在Ⅱ、Ⅳ期可见。黄芪，太子参益气；沙参、麦冬、鳖甲、生地、五味子养阴；全瓜蒌、天南星、猪苓、鱼腥草、石上柏、蜂房等，化痰利湿，清热解毒，均有抗癌作用。在这一型往往兼证较多，病情亦转化，应根据症状随证加减。如湿困脾胃加苍白术、防风，脾气不运，胃气不和加木香、砂仁、枳壳、陈皮；偏重气虚者多用益气药；偏重于阴虚有热，加重养阴清阴分之药。

（4）气滞血瘀型

治法：行气活血，化瘀解表。

方药：黄芪 30g、枳壳 10g、青皮 10g、赤芍 12g、郁金 10g、丹参 10g、白前 10g、莪术 15g，桃仁 10g、徐长卿 10g、鬼箭羽 10g。王不留行 10g、石见穿 12g、土鳖虫 5g、桔梗 10g、败酱草 12g，三七粉 3g 冲服。

方解：此型多见于Ⅱ，Ⅲ期患者。以枳壳、青皮、郁金行气；赤芍、丹参、莪术、徐长卿、桃仁、石见穿活血化瘀止痛；鬼箭羽、王不留行、石见穿、土鳖虫，活血消肿抗癌；黄芪益气而助活血；桔梗引药入肺，经防穿行他脏，损伤其他脏腑。

（5）痰湿瘀阻型

方证：咳嗽，痰多，气憋胸闷，治法：法湿化痰，化瘀解表。

方药：全瓜蒌20g、冬瓜子10g、陈皮10g、法半夏10g、苇茎15g、天南星10g、桃仁10g、红花10g、威灵仙10g、丹参10g、山慈姑10g、僵蚕10g、杏仁10g、全蝎3g、铁树叶20g、龙葵10g、黄芪20g、太子参20g、桔梗10g。

方解：此型多见于Ⅳ期患者。患者已属晚期，肿块增大，侵袭范围广，又有远处脏器转移，脏器功能衰竭至少受损者多，所以合并症状繁杂。但最终痰湿凝聚，气滞而血瘀为主，当然还是本在虚，治疗上要虚实兼顾，或先祛实邪。全瓜蒌、冬爪子、陈皮、法夏、天南星、苇茎祛湿化痰；桃仁、红花、威灵仙、丹参活血化瘀；山慈姑、僵蚕、杏仁、全蝎、铁树叶、龙葵化痰散结，化瘀消肿抗癌；黄芪、太子参益气而助药力，桔梗引经入肺。

以上五型，基本上根据卫生部新药审评中心主持制定的方案为准，加以修订。分型是中医理论为指导，但很多复杂因素，因此在治疗中应重视患者的个体性。

根据我们临床观察和有关统计分析，肺癌患者气虚、阴虚、气阴两虚者多，而肾、血虚患者很少见；到晚期出现痰湿瘀阻时，实际上在阴虚、气虚的基础上产生的，这与一般肺部感染不同，应顾及它的阴虚和气虚的问题。

加减法：

咳嗽：杏仁、桔梗、川贝、紫菀、款冬、前胡、全瓜蒌、马兜铃，无痰而剧烈咳嗽可以适当用罂粟壳。

痰多或黏稠难以咳出：海浮石、海蛤壳、竹茹、白芥子、天竺黄、桑白皮、天南星、法夏、蛇胆陈皮末。

血痰或咯血：白芨、仙鹤草、藕节炭、大小蓟、生地炭、大黄炭、生地榆、花蕊石、黛蛤散、白茅根、三七粉、云南白药。

低热：青高、地骨皮、白薇、元参、丹皮、知母。

高热：生石膏、寒水石、黄芩、银花、野菊花、牛黄、羚羊粉、紫雪散。

胸背疼痛：威灵仙、元胡、三七、徐长卿、望江南、土鳖虫、赤白芍、乌头、白屈菜。

自汗：生黄芪、白术、防风、炒龙骨、炒牡蛎、浮小麦。

胸腔积液：葶苈子、桑白皮、椒目、夏枯草、龙葵、猪苓。

大便燥结：麻仁、郁李仁、大黄、生白术、山药、肉苁蓉、何首乌。2、肺癌常用抗癌中草药

薏苡仁、僵蚕、土贝母、土茯苓、夏枯草、山海螺、前胡、瓜蒌、马兜铃、草河车、白花蛇舌草、龙葵、白英、石上柏、莪术、土鳖虫、石见穿、八月扎、藤梨根、紫草、仙鹤草、守宫、全蝎、蜂房、干蟾皮。

中药（1）肺瘤平膏：每次 15～20g 每日 3 次，连服 30～60 天

（2）征癌片：每次 4～6 片每日 3 次，连服 30 天

（3）平消片：每次 4～6 片每日 3 次，连服 30 天

（4）鹤蟾片：每次 4 片 每日 3 次，连服 30 天

（5）猪苓多糖注射液：每次 2 支（4ml）肌肉注射，每日或隔日 1 次，15 次为一疗程。

（6）鸦胆子乳注射液：每次 1 瓶每日 1 次，静滴，15 天为一疗程。

（7）康莱特注射液：每次 2 瓶每日 1 次，静滴，15～30 天为一疗程。

（8）清开灵注射液：每次 10～20ml，每日 1 次，静滴（溶于 5% 葡萄糖注射液）。可用于肺癌癌性发烧或肺癌肝转移患者。

（9）加味犀黄胶囊：每次 2～4 个，每日 2～3 次。15～30 天为一疗程。若（表浅淋巴结）转移患者，更可以加用。

第六章　心血管系统疾病

第一节　房性心律失常

房性期前收缩

【概述】

房性期前收缩是起源于心房异位提前的心脏搏动，简称房早。心电图特征为：①提前的异位P波与窦性P波不同称为P波；②QRS波与窦性的相似；③早搏后的代偿间期不完全。

【病因】

器质性心脏病如冠心病，肺源性心脏病，风湿性心脏病，心肌炎，心肌病，但也常见青年和老年人，特别是吸烟，喝浓茶、咖啡，或某些药物所致的房早或房早频发等。

【临床表现】

房早一般无症状，有些患者可以引起心悸不适，房早可以诱发心动过速，单个房早未下传可以引起明显的心脏停顿感，房早二联律未下传可引起心动过缓。心电监护及动态心电图对于识别房早很有意义。

【治疗】

房早若发生于正常人一般无需治疗。去除诱因如戒烟戒酒，不要喝太浓的茶或咖啡，即可以消除房早。房早发生于有器质性心脏病，有可能触发心动过速，因此在病理情况下，频发的房早应给予治疗。首先是对基础心脏病进行治疗，药物选择奎尼丁、普鲁卡因胺、β－受体阻滞剂药，有心力衰竭者可给予洋地黄类药物。

交界区期前收缩

【概述】

房室结中心无起搏细胞，但房室结上下部交界处有起搏细胞。起源于这些部位的期前收缩称为交界性期前收缩。交界性期前收缩能顺传到心室，也能逆传至心房，偶可不向任何方向传导呈隐匿性传导。心电图上表现为提前的 QRS 波群与窦性相似，其前无相关 P 波。逆传的 P 波可以出现在 QRS 波群之前、之中或之后。根据交界性期前收缩前向和逆向传导的速度而定，P 波的构型与窦性的不同。II、III、avF 和 $V_{5\sim6}$ 导联倒置。avR、avL，V_1 导联直立，I 导联平坦或双相。PR 或 RP 常 <0.10"。有别于室早逆传到心房。交界性期前收缩常无症状，偶有心悸，交界性期前收缩较房早少见。

心房扑动

【概述】

心房扑动是一种常见病，其发生机制为激动折返所致，有些证据表明房扑也可以是局部异位兴奋性增加所致。临床可分为阵发性心房扑动和慢性心房扑动。阵发性心房扑动可不伴有器质性心脏疾患。而持续性心房扑动多伴有器质性心脏病变。常见于房间隔缺损、肺栓塞、心脏瓣膜病变、心力衰竭、甲亢性心脏病、酒精中毒、心包炎等，但有此可以是先天性的。

心房扑动大体上可分两型，即 I 型（又称普通型）和 II 型（非普通型）。型心房扑动，其心电图 II、III、avF 导联 F 波倒置（或负正双向）；V_1 导联 F 波呈正向；V_6 导联 F 波呈负向。心房频率为 200～350 次/分。目前认为这种心房扑动是由于右心房内，经过 Koch 三角后下部的传导缓慢区形成的逆钟向旋转的大折返环所致，心房激动沿右房间隔向上，达右房上部，然后经右房的前侧壁向下激动，在下肢导联表现为双向 F 波。负向部分与房间隔除极一致。后半的正向部分反映了前侧壁的激动，左房的激动仅仅是被动的。II

型心房扑动，在心电图上 II、III、avF 导联为直立的 F 波；V_1 导联呈负向 F 波；V_6 等导联呈正向 F 波。心房频率较快达 340～430 次/分。这种心房扑动可由 I 型心房扑动转化而来，但不能被起搏刺激终止。有关 II 型心房扑动的机制尚不清楚。

临床上有时可以见到"不纯性心房扑动"，即心房扑动和心房颤动同时存在，其频率常快于单纯的心房扑动，F 波的形态可不断地变化。

【治疗】

心房扑动的治疗原则有二：一是转复心律后维持窦性心律，以防止其发作；亦可只以减慢心室率为 ILt 的，缓解症状。二是在对心房扑动进行治疗的同时，还应注意对其原发病或诱因进行治疗，以利心房扑动的转复。近年来，随着电生理学的发展，心内膜标测及起搏拖带现象的研究表明。I 型心房扑动为心房内折返所致，故可应用导管射频消融术的方法，达到根治的目的。

心房颤动

【概述】

心房颤动是最常见的心律失常，可分为慢性心房颤动和阵发性心房颤动。约有 0.8% 的心房颤动可见于正常的心脏（"lone atrial fibrillation"），但在器质性心脏病的患者，心房颤动比心房扑动多见 10～20 倍。其病因与心房扑动的病因相同。

心房颤动可以是阵发性的或持续性的（慢性的），大多数心房颤动患者具有一种或多种心脏病变，多伴有心房扩张或慢性心力衰竭。

血栓栓塞的概率与心房颤动持续的时间成正比。大约 30% 的慢性心房颤动患者有一次或一次以上的血栓栓塞史。血栓栓塞多发生在心房颤动发作时和终止时。慢性心房颤动的血栓栓塞发生率为其他人的 5 倍，而对于风湿性心脏病的心房颤动，则发生率可增至 17 倍。

心电图特征　心电图上无 P 波，而代之以不规则的、在等位线上下波动的、形态和振幅各异的 f 波，其频率约为 350～600 次/分。其 QRS 波群正常。

心房颤动时由于心房激动在心房内或房室交界区的隐匿传导，其心室律是不规则的。当伴有高度的房室传导阻滞时，其室律往往会变得规则且缓慢。在未经治疗的房颤，心室率常在 100～160 次/分之间，而在预激综合征合并心房颤动，其 QRS 波群宽大畸形，易与室性心动过速相混淆，其室率可超过 300 次/分，易诱发出心室颤动。

【治疗】

心房颤动治疗原则是减慢心室率改善症状、转复律和维持窦性心律、抗凝及防止并发症。

1. 减慢心室率　由于心房颤动特别是慢性房颤复律后维持窦性心律相当困难，另外，对复律后能否维持窦性心律须做出判断。对于不易复律或不宜复律的患者，或复律后又复发的慢性心房颤动，其治疗主要是控制心室率，可首选洋地黄类药物，使心室率控制在 60～80 次/分，如果这样还不能很好的控制心室率，可在应用洋地黄类药物的基础上加用少量的 β-受体阻滞剂或异搏定。

但是，对于预激综合征伴房室结逆传的快速心房颤动患者，应禁用洋地黄类、钙拮抗剂和 β-受体阻滞剂，而选用普鲁卡因胺、奎尼丁、心律平或乙胺碘呋酮等药物，心室率不能控制者或有生命危险者应采用电转复律术。这一类病例应首选导管射频消融术以达到根治的目的。

2. 电转复律　心房颤动复律的适应证：①心房颤动病史较短（≤2 年），心胸比例＜55%。②心室率快，洋地黄不易控制。③去除病因，心房颤动仍存，如风湿性心脏病术后 3 个月。④充血性心力衰竭和心绞痛难以用药物控制。⑤既往有栓塞史，但 3 个月内无栓塞。⑥复律后维持 3～6 个月以上，症状明显减轻而心房颤动复发者。

心房颤动复律的非适应证和禁忌证：①房颤时间较长（＞5 年），心胸比例＞55% 者。②病窦综合征，如快-慢综合征。③冠心病伴心动过缓。④症状不明显的老年人。⑤仍有风湿活动、感染性心内膜炎等并存时。⑧近期有栓塞史。⑦洋地黄中毒、低血钾。⑧心脏手术前、术中不给予复律。

快速心房颤动引起急性心功能不全者，应先采用药物治疗，即首选西地兰0.4mg，稀释后静脉注射，如心率不减慢，1~2小时后可重复之。如果单纯应用洋地黄药物不能完全控制其心室率，可加用少许的β-受体阻滞剂或异搏定，以控制相对稳定的心室率。如不能复律，可在减慢心室率后加用长效奎尼丁（Dihydroquinidine，Serecor）0.3，每日2次。临床上约有30%的患者可在2~3天内转复为窦性心律，而无需电转复律。即使不能复律，可在此基础上采用直流电转复律，成功率达90%以上。

但是，心房颤动转复后维持窦性心律则比较困难。据统计，1年内约有50%的患者复发心房颤动，能维持窦性心律1年以上者仅占30%~50%。这还取决于左心房的大小和心房颤动持续的时间。

奎尼丁可用于长期维持窦性心律，因为这类药物可稳定心房肌的电活动，从而达到预防房颤的目的。如这类药物无效或者有明显的副作用时，可选用乙胺碘呋酮。该药对维持窦性心律很有效，但由于其严重的副作用，常不能长期应用。

3. 慢性心房颤动的抗凝治疗　慢性心房颤动易发生心房内血栓形成和栓子脱落引起的血栓栓塞。据统计，约有半数以上的栓塞患者患有心房颤动。所以，对于有血栓栓塞史者，或伴有瓣膜病或有充血性心力衰竭的慢性心房颤动患者，如无抗凝禁忌证（如出血倾向、近期手术、外伤史、消化性溃疡等），应予长期抗凝治疗。多首选华法令（war-farin），其剂量因人而定，治疗量在2~5mg/d。力抗栓（Ticlopidine，Ticlid）每日0.25g，据统计也有一定的预防作用。近年来，有用抗血小板聚集的药物如潘生丁、阿斯匹林等以预防血栓形成，但效果不确切。

4. 去除心房颤动的外科手术（迷宫术）。

窦房结折返性心动过速

【概述】

窦房折返性心动过速（Sinus Node Reentrant Tachycaridia）指的是起源于

窦房结或其周围组织，可以用适当的房性期前刺激引发和终止的一类心动过速，发病率约占室上速的5%，类似于窦性心动过速，但事实上并不同于窦性心动过速。其频率一般在100~150次/次，较其他类型的室上性心动过速慢。在电生理检查中，其P波和A波的形态，以及心房除极的顺序与正常窦性心律时的相同，所以不易与窦性心动过速相鉴别。

这一类心动过速的发生机制，实际上是当心房期前刺激发生在窦房结与邻近的心房组织间存在有除极的不一致之时，从而形成了折返激动。这类心动过速是呈阵发性发作，可被一适时的心房期前刺激所诱发或终止，其频率在100~150次/分之间。

【治疗】

这类心动过速不会造成血流动力学的改变，所以心率不太快或症状不明显的患者不需任何治疗。如果有症状的患者，可选用β-受体阻滞或钙离子拮抗剂，如异搏定等。其他如奎尼丁、普鲁卡因胺等药也有效。

多源性房性心动过速

【概述】

多源性房性心动过速（Multifocal Atrial Tachycardia）在心电图上表现为P波形态显著不同，至少有3种以上不同形态的P波存在，P-R间期亦不齐。其房率约在100~130次/分之间，大部分P波均可下传心室。

这种类型的心动过速，多与慢性肺病、糖尿病以及洋地黄中毒有关。可见于儿童，也见于老年人，特别是老年人。这类心动过速易发展为慢性心房颤动。

【治疗】

对这种类型的心动过速的治疗首先对其病因治疗，如降低气道阻力，纠正缺氧和电解质紊乱等。心率快者，可选洋地黄或异搏定以控制心室率。

自律性房性心动过速

【概述】

自律性房性心动过速（Automatic Atrial Tachycardia）指的是源于心房的

一种快速心律失常，其 P 波特征不同于窦律时的形态，P－R 间期略长于正常。电生理检查中发现，其心房除极顺序不同于窦性心律时的心房除极顺序，且 A－H 间期随其心率的增加而延长。发作时其心率逐渐加快，达到 125～200 次/分，并且不能被期前刺激所诱发或终止，也不能被快速起搏所终止，但可被超速起搏所抑制或加快。

自律性房性心动过速的发生与心房肌细胞的自律性增高有关。常见于缺血性心脏病、急性感染、严重的肺病、洋地黄中毒和酒精中毒、低钾血症、低氧血症等。这类房速如伴有房室传导阻滞，则多见于严重心脏病变者，如急性心肌梗死、肺心病或洋地黄中毒等，其中洋地黄中毒引起的约占此类心动过速的 60% 左右。房室传导阻滞可与这类心动过速同时存在，却对心动过速本身无影响，仅能减慢心室率。故在这类心动过速时，刺激迷走神经虽然可以造成或加重房室传导阻滞，但并不能终止之。

由于这类心动过速的发生与其原有疾病有关，故其症状、体征及预后也与其原有疾病和心脏本身的状况有关，但这类心动过速往往可由于其快速的心率加重原有的疾患和心功能不全。

【治疗】

在对原有心脏病因治疗的基础上，心率快者，可选用洋地黄或异搏定等药物静注或口服。如果是洋地黄中毒所致的房速，首先停用洋地黄．并根据病情的严重程度予以补钾和抗心律失常药物治疗，如美多心安、利多卡因，苯妥英钠等药物治疗、另外，一些药也可选用，如奎尼丁、普鲁卡因胺、双异丙吡胺（Disopyramide）、心律平、乙胺碘呋酮等也有效。如果药物疗效不佳，而其心率快或症状严重，也可考虑对之进行电生理检查，在标测其异位兴奋灶后进行导管射频消融术治疗。

房室结折返性心动过速

【概述】

房室结内折返性心动过速（AV nodal rentrant tachycardia）的折返环位于房室结内。它的发生是由于房室结在功能上存在着纵向分离，从而产生了两条或多条传导速度和不应期均不同的传导路径，较多见的是房室结双径路。根据传导速度的不同，可分为快径路和慢径路。正常的心房激动经快、慢径路同时下传心室，不会形成折返激动，因此这类心动过速患者的平时心电图无特殊改变。当适时提前的心房激动恰遇其中一条径路的不应期时，则激动只能沿一条径路下传心室，而从另一条刚渡过不应期的径路逆传心房，从而形成了这二条径路之间的折返激动，引发房室结内折返性心动过速。据统计，这类折返性心动过速约占室上性心动过速（室上速）的40%左右。

1. 心电图表现 室上速时其频率范围130～240次/分，通常160～180次/分多见。QRS波群正常，可见为长的 P′-R 间期和短的 R-P 间期，其 P′波常埋于 QRS 波群之内。

2. 电生理特点 典型慢—快型房室结折返性心动过速的特点为：①心动过速可由心房或心室的程序期前刺激或由心房超速起搏来诱发和终止。②房室结反应曲线呈典型的不连续性，即随 S_1-S_2 缩短时 A-H 间期曲线呈跳跃式延长，当 S_1-S_2 缩短 10ms，跳跃值 >50m，为房室结双径路的依据。③心脏内标测心电图显示心房激动顺序为房室交界区最早激动，即希氏束电图上最早出现逆行的心房波，提示其是经房室结逆传上去的。④心动过速时如果 V 在 A 波前，最短的 VA 间期 <70ms，大多数 <50ms。⑤心动过速，在希氏束电图上为长的 A-H 间期，A-H/H-A>1。⑥心动过速过程中伴发束支阻滞或希氏束以下阻滞，不影响 H-A 间期或心动过速的频率。快-慢型（少见）房室结折返性心动过速的特点为：①心动过速极易诱发，特别是心率轻度增快即可诱发，并且常表现为连续性。②心动过速发作时，无 A-H延长，在体表心电图上无 P-R 间期延长，R-P′>P′-R（A-H/H-A<1）。③逆传由于是经慢通道。在心内电图上最早心房逆传在冠状窦口附近。

【治疗】

1. 迷走神经刺激方法 室上速时，可首先采用迷走神经刺激的方法来终止，如颈动脉窦按摩，按压眼球、刺激咽部或 Valsalva 动作等。

2. 药物治疗 室上速时可选异搏定 5～10mg，心律平 70mg，西地兰 0.4

~0.8mg 或 ATP20mg 静脉注射。预防用药可选地高辛、异搏定或 β 受体阻滞剂等药物来延缓房室结的有效不应期，使之不易发生激动折返，但疗效欠佳。

3. 导管射频消融术 由于导管技术的发展和消融能量的改进，以及对房室结双径路解剖学认识的提高，对改良房室结，消融快、慢径路中任何一条，均可使得产生房室结折返的基础不复存在，即可使心动过速获得根治。因为经导管消融术安全、损伤小、疗效可靠，已成为根治房室结折返性心动过速的一种很有效的方法和手段。

房室交界性心律

【概述】

房室交界区自律性细胞的自律频率为 40～60 次/分，稍低于窦房结细胞的自律频率。当窦房结自律频率降至低于前者时，或者前者的频率提高到超过窦房结时，形成交界性自主心律，于是心室与心房同时受其控制，而在心电图上出现 P 波方向的改变（或不见 P 波）与 P–R 间期的改变。房室交界性心律比较少见，大多只是一种暂时的现象，例如洋地黄中毒或麻醉过程中均可发生。在心肌炎及冠心病中有时发生的房室交界性自主心律可以较长时间存在。

1. 心电图特点 ①心率为 40～60 次/分。②QRS 波群为室上性图形，P 波为逆传型，如果 P 波不见，可能是由于埋没在 QRS 波群之内，但亦可能交界性与窦性 P 波均未出现，从常规心电图导联上无法区别。

2. 临床表现及意义 临床表现为慢的心率，多半是规则的，但亦可能不规则。如果心率 40～50 次/分，而第一心音强度无变化时，应考虑交界性心律的可能，但要依靠心电图确诊。临床意义主要决定于其病因及基本的心律失常。短暂发作大多数无重要性，持久的交界性心律提示严重的窦房结功能障碍或完全性房室传导阻滞，常伴有较广泛的心肌损害。如房室交界性心律特别慢，有时且不整齐，则常引起显著的血流动力学障碍与临床症状。治疗应针对病因并结合基本的心律失常。交界性心律本身无需治疗。

非阵发性交界区心动过速

【概述】

非阵发性交界区心动过速（Nonparoxysmal Junctional Tachycardia）是由于交界区内传导功能或激动形成异常而引起的一种短阵发作的心律失常，临床上并非少见，常发生于一些非急性病变时，如急性心肌梗死、心脏外科手术、洋地黄中毒等，它往往提示存在某种心血管系统疾病。

心电图特征表现为：①心率在 70～130 次/分之间，节律规整，QRS 波窄且其节律与窦房结节律无关；②由于心动过速的发作是由交界区异常兴奋点的激动控制心室所致，因而根据该节奏点能否逆传入心房可决定为窦性 P 波或逆行 P 波；③当窦性心律与非阵发性交界区心动过速接近时，心室的激动可受到窦房结或交界区心律的交替控制；④心电图上可见到各种形式的心房性融合波。

尽管一些证据表明，非阵发性交界区心动过速发生机制可能是由于自律性增加所致，但确切机制仍不十分清楚。

自主性交界区心动过速

【概述】

自主性交界区心动过速（Automatic Junctional Tachycardia）在临床工作中常被错误诊断，多见于婴幼儿，也可见于青少年，其特征是心率在 140～270 次/分之间，心动过速时，其 R-R 间期可不齐并出现房室分离。常可见到与频率相关的差传的存在，且有时可诱发阵发性的多形性的室性心动过速，这类心律失常不能由程序电刺激诱发或终止，由于其对钙拮抗剂的反应性差，因而不太可能是由延迟后除极所致，有一些证据提出它的发生可能是由于房室交界区或希氏束/希氏束以上的区域自律性异常增加所致。

第二节　室性心律失常

室性心律失常（Ventricular Arrhythmias）临床常见，其意义差别很大，从正常人发生无症状的偶发室性期前收缩（Ventricular Premature Beats，VPBs）以至有器质性心脏病患者严重左心室功能不全发生的恶性室性心动过速或猝死。须根据心律失常症状严重程度和可能发生的包括猝死在内的并发症相对危险性采取有效治疗。基础心电生理的发展增进对室性心律失常机制的了解，临床心电生理检查（EPS）包括心内记录和程序电刺激（PES）诱发室性心律失常用以诊断室性心律失常，指导严重致命性室性心动过速的合适处理。电话传送心电图（Transtelephone trans mission of ECG）有利于心律失常高危患者的监测。24 小时动态心电图（Holter）可描述和鉴别房性和室性期前收缩及其频率，复杂性心律失常，心律失常与症状和治疗的关系等。

室性期前收缩

【概述】

VPBs 相当常见，用 Holter 可发现 20% 儿童有简单的偶发 VPBs（<5 次/min），复杂性 VPB。偶然亦可见于健康青年人。VPBs 的频率及复杂性随着年龄的增长而增加。几乎所有的急性心肌梗死患者均有 VPBs。VPBs 常见于缺血性心脏病、心肌病、高血压性心脏病、瓣膜性心脏病、心肌梗死后、先天性心脏病、肺心病、二尖瓣脱垂、酸碱失衡、电解质紊乱、充血性心力衰竭、缺氧、感染、洋地黄中毒、心导管检查、心脏手术等。

VPBs 临床重要性在于是否会引起致命性的室性心动过速（VT）或心室颤动而引起猝死；良性和恶性 VPBs 取决于有无器质性心脏病和心律失常的复杂程度。复杂性 VPBs（Complex VPBs）是指：@ VPBs 成对或一连 3 个发生，或发生时间较长的 VT；②R-on-T 型；③QRS 波群形态多于 1 种。据一组 1739 例急性心肌梗死生存者 5 年随访，监测 1 小时出现复杂性 VPBs 者，猝死率为 15%，出现 R-on-T 型或 VT 发作者为 25%，而无 VPBs 者仅为 6%。Lown 等将 VPBs 复杂程度分级来表明急性心肌梗死时与心脏性猝死的关系（表 2－1），在急性心肌梗死时对 VPBs 的危险性估计有一定实用价值，对其他心脏病能否可行尚不清楚，但可对决定 VPBs 是否需要治疗提供参考。但是，这是相对而言，成对的 VPBs（4A）和短阵的 VT（4B）不一定比 R-on-T（5）为轻。

表 6-1　室性期前收缩分级表

级别	室性期前收缩的复杂性
0	无 VPBs
1	VPBs < 30 次/h
1A	VPBs < 1 次/min
1B	VPBs > 1 次/min
2	VPBs > 1 次/min 和 30 次/h
3	多形性 VPBs
4	反复性 VPBs
4A	成对 VPBs
4B	连发的（Salvos）或 VT
5	早发 VPBs（邻近或中断 T 波，R-on-T 型）

Salerno 列出的器质性心脏病出现 VPBs 和非持续性室性心动过速（Non-sustained ventricular tachycardia）时的和使用抗心律失常药物发生并发症的危险性如下，此亦可作临床参考。

高　　心肌梗塞后左心室功能不全
　　　扩张型心肌病
　　　心肌梗塞后左心室功能正常
　　　冠心病，过去无心肌梗塞
　　　左心室肥厚
　　　瓣膜性心脏病
　　　冠心病无症状但有高危因素
　　　二尖瓣脱垂
低　　无器质性心脏病迹象亦无冠心病危险因素

【治疗】

1. 有器质性心脏病发生 VPBs，首先治疗病因，如控制感染，治疗心力衰竭，纠正酸碱失衡和低钾血症等。

2. 无器质性心脏病亦无明显症状如心悸、惊悸等可不用抗心律失常药物。

3. 无器质性心脏病但有频发 VPBs 引起心悸等症状可选用以下药物。

（1）血压偏高、心率过快或有二尖瓣脱垂者用 β 受体阻滞剂如心得安（Inderal）10mg，每日 3 次，或美托洛尔（Metoprolol，Betaloc）25～50mg，每日 2 次。

（2）心律平（Propafenone，普罗帕酮）150～300mg，每 8 小时 1 次。

（3）美西律（Mexiletine，慢心律）150～300mg，每 8 小时 1 次。

（4）伴有较重的心功能不全（LVEF＜40%），出现成对或成串 VPBs 可选用美西律、心律平 100～300mg，每 8～12 小时 1 次；莫雷西嗪（Moricizine）100～150mg，每日 3 次；普鲁卡因胺 500mg，每 6 小时 1 次；或胺碘酮（Amiodarone，Cordarone，乙胺碘呋酮）200mg，每日 3 次，见效后减至 200mg，每日 1～2 次，必要时维持 1～3 周。须注意其毒、副作用如窦性心动过缓、房室传导阻滞、甲状腺机能紊乱和肺间质纤维化等。

（5）急性心肌梗死发生 VPBs，可用利多卡因或普鲁卡因胺。急性心肌梗死早期预防性使用利多卡因，虽然可以减少发生心室颤动的危险性，但病死率反为稍增高，因此，目前已不再主张预防性使用。

室性心动过速

【概述】

室性心动过速（ventricular tachycardia，VT）是异常搏动起源于希氏束分支以下及/或心室肌肉组织，自发的 3 个或以上连续的 VPBs，频率为100～250 次/min。常发于器质性心脏病、电解质紊乱、药物中毒等。患者能否耐受 VT 发作一般决定于 VT 频率和患者心血管状态。若心功能不全，快速的 VT 常引起血流动力学障碍，导致冠状动脉灌注减少以至。L－室颤动。反之，如心功能尚好还能耐受 VT 一段时间。

一、VT 发生的机制

1. 自律性增高（Enhanced automaticity）　心肌缺血、缺氧、儿茶酚胺刺激、心肌牵张均可增加心室异位起搏点 4 相舒张期除极化坡度而自发除极。室上性搏动不能到达心室。

2. 折返激动（Reentry） 急性心肌缺血和大部分陈旧性心肌梗死引起VT多由折返激动引起。缺血区、梗塞区因缺氧、水肿，纤维组织与存活心肌细胞之间病理变化不均匀，使各部位动作电位时间及不应期各不相同，心肌电活性不稳定·容易诱发折返激动。

3. 触发活动（Trigger activity） 触发活动是心肌的一种异常节律性活动，不能自发产生，而是由前一次除极化活动以早期后除极（Early afterdepolarization）或延迟性后除极（Delayed afterdepolarization）形式诱发。早期后除极是指心肌细胞在一定条件下由前一动作电位触发的又一次除极化活动，发生于前一动作电位完成之后的除极化过程。多数的心肌梗死后再通时的再灌注心律失常系触发活动所致。

二、VT 分类

VT 按其发作持续时间和 QRS 波群形态分类。

1. 按发作时间分类

（1）连发的（Salvos）：3~5 个连续的 VPBs。

（2）非持续性 VT（Unsustained VT）：连续 3 个或以上 VPBs，30 秒以内自发终止。

（3）持续性 VT（Sustained VT）：VT 持续时间 >30 秒。

2. 按 QRS 波群形态分类：

（1）单形性 VT（Monomorphic VT）：QRS 形态单一的 VT。

（2）多形性 VT（Polymorphic VT）：QRS 呈多于 1 种的不同形态的 VT。尖端扭转型 VT（Torsade de pointes）为伴有 QT 间期延长的多形性 VT。

（3）右心室流出道型（Right ventricular outflow pattern）：右心室发育异常，右心室肌肉被脂肪及纤维组织替代。QRS 波呈左束支阻滞图形，心电轴右偏，右心前导联 T 波倒置。

（4）双向性 VT（Bidirectional VT）：以两种形态不同的 QRS 波交替出现的 VT。

三、临床意义

2%～5%的VT可见于无器质性心脏病外表健康者，常见为反复发作非持续性或持续性单形性VT，症状轻微，预后相对良好。但亦有的患者心室舒张期末压轻度升高，尸检发现心肌细胞坏死或传导系统炎症病灶，可能是一种未识别的心肌病，但与VT的发生是否存在病因关系尚须证实。

持续性VT大多伴有器质性心脏病，最常见的是缺血性心脏病及心肌病。心肌梗死后发生持续性VT的因素有：左心室功能不全、晚电位（Late potential）、VPBs（>6次/h）、非持续性VT、传导障碍、残余心肌缺血、前壁心肌梗死并发的室壁瘤、冠状动脉痉挛、心肌梗死后自发的或溶栓后心肌缺血/再灌注损伤等。急性心肌梗死后头48～72小时有2%～16%发生持续性VT及室颤，病死率约为50%。

非持续性VT亦多见于器质性心脏病，特别是60%的扩张型心肌病患者可发生，但其发生猝死的危险性与不伴有非持续性VT者无明显差异。急性心肌梗死后常在1周内发生非持续性VT，对预后无重要意义。相反，心肌梗死后1～4周发生非持续性VT者猝死的危险性2.4倍于无发生者。心肌梗死恢复后，出现非持续性VT和左心室射血分数降低（≤30%）可增加因心律失常致死的年死亡率（25%）。

【治疗】

与开始治疗的同时，须作出VT的诊断和鉴别诊断。病史方面，过去无心动过速发作患者，发生心肌梗死后出现心动过速，心电图QRS波宽者先考虑VT。无器质性心脏病但有心动过速反复发作多年的年轻患者。常见原因是室上性心动过速或与预激综合征有关的室上性心律失常。用兴奋迷走神经方法可终止心动过速者，则以室上性心动过速可能性较大。血流动力学稳定与否无助于鉴别VT与室上性心动过速。VT与室上性心动过速合并室内差异性传导同样在体表心电图出现宽QRS波。以下几个特征性改变利于VT的诊断：

（1）先前心电图有束支阻滞，心动过速时QRS波群形态与其不同。

（2）先前心电图有 Q 波的心肌梗死。

（3）房室分离。

（4）RBBB 型 QRS 时间 >140ms；LBBB 型 QRS 时间 >160ms。这项标准在先前心电图没有束支阻滞或无使用过抗心律失常药物时，特异性更高。

（5）QRS 轴在 $-90°\sim\pm180°$ 之间。

（6）多形性 VT。

（7）胸前导联 LBBB 型伴电轴右偏。

（8）胸前导联 QRS 波正向或负向一致。

一、VT 的疗法

VT 的疗法有药物治疗、消蚀术和植入抗心动过速装置。非药物疗法近年来已取得很大进展，但药物治疗仍为最基本治疗方法。选择合适治疗方法必须个别化，根据患者之心脏病、心功能及血流动力学耐受性如何，VT 发作频率，以及过去治疗的反应如何等决定。与此同时须纠正心肌缺血，控制心力衰竭，使血流动力学状态稳定；检出和处理诱发 VT 的可复性因素包括心肌缺血、缺氧、酸中毒、引起 QT 间期延长的药物中毒、低钾血症、低镁血症、高钙血症、甲状腺功能亢进、洋地黄中毒、严重的窦性心动过缓和儿茶酚胺过多（内源性或外源性）等。

在血流动力学状态不稳定、出现肺水肿，或严重心绞痛伴有宽 QRS 波群 VT 时，须立即用 100～200joules 电击复律，如不成功，可再用 300～360 joules 复律 1 次。

对宽 QRS 波群的快速心律失常，有时在紧急情况下要在做出正确诊断前作处理，如一时鉴别不清，可先按 VT 处理，使用普鲁卡因胺、心律平或胺碘酮静脉注射，这些药物对 vT、室上性心动过速、预激综合征合并心房颤动均有效。也可试用利多卡因，这对 VT 可能有效，对预激合并心房颤动可能减慢心室率。除非肯定是室上性心动过速，否则不可使用异搏停（Verapamil），因其可使血流动力学状态恶化，使 VT 频率进一步加快，甚至进而发生室颤。

（一）药物治疗

由于临床电生理检查（EPS）尚未广泛开展，VT 的药物治疗仍是经验性的（empiric）。但须注意，经验治疗对防止反复持续 VT 发作无效，亦有引起快速性室性心律失常的危险。目前，可用于治疗 VT 的药物有以下几种。

1. 普鲁卡因胺（Procainamide）　属 I_A 类抗心律失常药物。VT 发作时可静脉推注 100mg，不超过 50mg/min，5～10 分钟重复一次，然后以 2～4mg/min 滴注维持血清浓度 4～15μg/ml，最大量为 20mg/kg。抑制诱发持续性 VT 有效率为 20%～50%。

2. 利多卡因（Lidocaine）　属 I_B 类抗心律失常药物，首剂静脉推注 75mg，5～10 分钟推注 50mg，1 小时内不超过 200～250mg，VT 终止后以 1～4mg/min 滴注维持血清浓度 1.5～5μg/ml。

3. 心律平（Propafanone）　属 I_C 类抗心律失常药物，以 1mg/kg 稀释后缓慢静注，20 分钟后可重复，总量可至 280～350mg，VT 终止后以 0.3mg/min 滴注维持。

4. 胺碘酮　属Ⅲ类抗心律失常药物，以 3mg/kg 稀释后缓慢静脉推注，必要时 5～10 分钟重复 1 次，可重复 2～3 次。抑制 PVBs 及非持续性 VT 有效率 80%～95%，抑制持续性 vT 的远期有效率可达 62%。由于其毒、副作用，临床使用受到一定的限制。

判断抗心律失常药物对持续性 VT 的疗效主要有 24 小时动态心电图监测，用药后 VT 消失说明该药物有效。本法的优点是无创性，但亦有需时较长等缺点（如后述）。另一种方法是 EPS，以 PES 诱发 VT，通过药物对 VT 诱发的抑制来判断疗效，此法优点是结果可靠，缺点是有创性。究竟采用哪一种方法较好目前仍有争论。主张经验用药 Holter 检测者认为：①只要患者有 VPBs≥10 次/h 就可以用 Holter 检测一系列抗心律失常药物疗效。②不论用 Holter 或 PES 选择抗心律失常药物对 VT 复发和生存率是相似的（ESVEM 研究）。③经验使用美多心安（Metoprolol，Betaloc）对预防持续性室性快速性心律失常的效果与 EPS 指导选用抗心律失常药物的效果一样。④对延长心搏骤停存活者生存期方面，经验使用胺碘酮比。EPS 指导抗心律失常治疗更为有效。

主张。EPS 的学者基于以下情况：①电生理实验室诱发的 VT、与临床发生的一样。②电生理实验室所作的抗心律失常药物反应能预测在临床使用的效果。③约有 50% 的持续性 VT 在监测期间无足够的期前收缩或自发性 VT 作为基数以观察药物疗效，而且室性心律失常的频率和复杂性的明显自然变异会混淆药物作用。

（一）非药物治疗

1. 手术治疗

（1）手术适应证：①手术前证明有发生 VT 的病灶，为致命性 VT；②缺血性心脏病患者过去曾发生心室颤动；③接受正规药物治疗仍经常复发有症状的 VT；④虽然接受药物治疗仍可由：PES 诱发持续性 VT。手术方法须能保存左心功能。手术方式有：室速灶或室壁瘤切除、室速灶心内膜全部或部分环切、心内膜冷冻或激光光凝。

（2）手术禁忌证：①术前检查无诱发 VT；②非持续性多形性 VT；③自律性 VT 和原发性心室颤动。

据报道，缺血性心脏病手术后随访 5 年以上，多数患者虽未服用抗心律失常药物亦无 vT 复发；亦有的患者手术前的类型 VT 无再发，但又有新的类型 VT 发作，须再接受抗心律失常药物或植入心脏复律除颤器（ICD）。因为接受手术的患者左心功能不全，故手术死亡率较高。

2. 消蚀治疗（Ablative therapy） 持续性 VT 大多对药物治疗无效。反复发作且有症状的因左心功能不全或开胸危险因素而又非手术适应证者，或安置抗心动过速起搏装置反应不良的持续性 VT 适应作消蚀治疗。对患者具体要求是：①单源性持续性 VT。②可为 PES 所诱发。③血流动力学能耐受进行心内膜导管标测。

消蚀治疗可经心脏直视手术或导管消蚀。成功的消蚀治疗决定于精确的心内膜标测、定位和破坏在心肌引发 VT 的部位。国内、外导管消蚀治疗 VT

已有报道。直流电消蚀术应用最早，而治愈率仅12%～45%，成功率较高的是希-蒲系折返性VT、包括束支及分支折返性VT。射频消蚀术临床使用未久，治疗率也不很高，由于①心内膜标测确定VT起始点不十分精确；②消蚀深度不能布及心肌深层，位于心内膜下层以外的VT、可无效；③心内膜损伤可造成附壁血栓；④VT患者多有器质性心脏病，心室内消蚀可加重心功能不全或低血压。因此心内消蚀术治疗VT仍在探索中。

新近有报道，在冠心病引起VT、者，若采用寻找舒张中期电位（Mid-diastolic potential）或显示隐匿性拖带（concealed entrainment）技术清除单个室速灶成功率可达60%～80%。

3. 埋藏式心脏复律除颤器（Implantable Cardioverter – Deftbrillator，ICD）

l980年，Miroski等报道ICD防止致命性快速性室性心律失常发生心脏性猝死获得成功。十余年来在仪器设计上有很大改进，新产品集除颤、复律、抗心动过速和起搏于一体，具备较好的心律失常检出系统、抗心动过速起搏和准备起搏（Standby pacing）性能。安置技术也由原来开胸手术改为经静脉置入电极于心腔内。由于仪器价格高昂，适应证须严格奎握；多次晕厥，至少1次心电图记录到由VT或心室颤动引起的心脏骤停，而且其持续性VT不能诱发或药物难以收效者。急性心肌梗死头1～2天发生VT或室颤，或VT及室颤的原因是可逆者如低钾血症，洋地黄中毒等均不适应作ICD置入。

二、单形性VT的治疗

1. 反复型单形性VT（Repetitive monomorphic VT）　这一型VT是3个或以上的连续的VPBs介入于窦性搏动之间，心室率100～150次/min，偶可达250次/min，QRS被图形与单发的VPB一样。可见于心肌梗死后，但常见于无器质性心脏病者，后者PES不诱发。发病机制可能为自律性异常，但亦不能除外折返所致。

治疗上如无器质性心脏病，预后较好，不经治疗可自行终止。如有症状或情绪紧张，可给予镇静剂和休息，β受体阻滞剂或美西律有效。

2. 束支折返型VT（Bundle branch reentrant ventricular tachycardia）　本

型常为持续性，起源于左后分支者呈 RBBB 型伴电轴左偏，偶见于左前分支呈 RBBB 型伴电轴右偏。心室率 115~200 次/min，机制未明。PES 可诱发，常自发终止。病因为隐性冠心病，高血压心脏病，二尖瓣脱垂，未被认识的心肌病；亦可见于无器质性心脏病者。部分患者运动或静脉滴注异丙基肾上腺素可诱发。

治疗上无症状者可不治疗。普鲁卡因胺或心律平静脉使用有效。亦可试用异搏停。反复发作者消蚀治疗可根治。

3. 加速性室性自主心律（Accelerated idoventricular rhythm）　又称非阵发性室性心动过速，发作时心率 60~110 次/min，与窦性心律接近，可能由于心室异位起搏点自律性增高所致。时而出现室性融合波、短阵 VT 和窦性夺获，心室率规则或不规则，亦无突然成倍加速，可能存在传出阻滞。短阵发作数秒钟至 1 分钟左右，不转化为室颤，对血流动力学影响较少，故属良性。主要见于器质性心脏病如急性心肌梗死，洋地黄中毒，心肌炎。完全性房室传导阻滞或冠状动脉阻塞再灌注时。

治疗上主要是治疗基础病，对室性心动过速本身不需治疗，如窦性频率过低，可静注阿托品提高窦房结频率，属逸搏的加速性室性自主心律可消失。如心室率成倍增加须按 VT 采用利多卡因治疗。

4. 双向性 VT（Bidirectional ventricular tachycardia）　这是少见的以两种不同形态的 QRS 波交替出现的 VT，QRS 波呈右束支阻滞型，在额面上从 $-60°~-90°$ 至 $+120°~+130°$ 交替。心室率 140~200 次/min。虽然其机制及这种 VT 的发源地仍有争论，但大多支持室性。常先于严重洋地黄过量，尤其伴有低钾血症者预后不良。

治疗上如系洋地黄中毒引起，停用洋地黄制剂，并补充氯化钾和硫酸镁，利多卡因、苯妥英钠及心得安均可选用。其他原因所致者治疗同 VT。

三、多形性 VT 的治疗

多形性 VT 心电图显示伴有连续变化的 QRS 形态多于 1 个以上、节律不规则、频率 >200 次/min。由于频率快，可进展为心室颤动，必须积极治疗。

1. 多形性 VT 伴发于正常 QT 间期

（1）几乎全由严重冠心病冠状动脉重度狭窄（＞90%），急性心肌缺血，心肌梗死引起。无窦性心动过缓，血电解质无异常。

利多卡因、普鲁卡因胺、溴苄胺（Bretylium）和起搏很少奏效。静注抗心肌缺血药物如硝酸甘油对预防发作有助。静注胺碘酮有效。施行冠状血管再造术（Revascularization）、外科手术或经皮冠状动脉成形术可有效。

（2）多形性 VT 伴发于极短联律间距：不论单一或诱发 VT 的 VPB 均显示有极短的联律间距，常在 250～300ms 之间，发病机制与触发活动（早期后除极）有关。患者反复发作多形性 VT，但无器质性心脏病。临床表现心悸、晕眩、晕厥，反复发作可导致死亡。交感神经兴奋药不但无效而且可能加重发作，Ⅰ、Ⅱ、Ⅲ类抗心律失常药物无效，静注或口服异搏停（维拉帕米）对终止及预防发作效果良好。

2. 多形性 VT 伴发于 QT 间期延长（尖端扭转型 VT）

（1）获得性多形性 VT：多数患者有器质性心脏病如冠心病冠状动脉狭窄或痉挛、二尖瓣脱垂、心肌炎、严重充血性心力衰竭。约 1/2 患者接受某些药物治疗 3～4 天后发生，如抗心律失常药物［奎尼丁、普鲁卡因胺、双异丙吡胺（Disopyramide）、胺碘酮、心得怡（Sotalol，索他洛尔）、苄普地尔（Bepridil，为一种新的强效和长效钙拮抗剂）］、有机磷杀虫剂、三环或四环类抗抑郁药、抗微生物制剂［氯喹，红霉素，戊双咪（Pentamidine）］、液体蛋白饮食、电解质紊乱（低钾血症，低镁血症，低钙血症）、中枢神经系统病变、心动过缓、自主神经不平衡等。因而又称获得性长 QT、综合征（Acquiredlong QT syndrome）。

VT 常由一长一短间歇诱发，即由长联律间歇（500～700ms）后的 VPB 所诱发。长的间歇由窦性停搏（Sinus arrest），房颤时的不规则心室率，窦性心动过缓或高度房室传导阻滞所引起。有长间歇期依赖型（Pause-dependent）特征。发病机制是由折返、自律性异常或是由触发活动早期后除极所引起仍有争论。临床症状是反复晕厥，可进而发展为阿一斯综合征而死亡。

治疗主要是：①检出和解除或纠正可复性病因最为重要，如撤除有关药物，纠正电解质紊乱。②电复律 对持续发作者可用直流电击终止发作。⑧防止再发可用异丙基肾上腺素静脉滴注以提高心率＞110 次/min，缩短 QT 间期，抑制早期后除极作用。剂量为 1～3μg/min。④临时性心脏起搏可终止 VT 发作。亦适用于急性心肌缺血、心绞痛或高血压患者在异丙基肾上腺素滴注时避免发生危险。⑤硫酸镁 2g 静脉推注，5 分钟推完，15 分钟后重复 1 次，必要时以 500mg/h 滴注维持。⑥静脉补钾。⑦亦可选用利多卡因、阿托品、苯妥英钠。⑧严重患者可静脉使用胺碘酮。⑨持续发作者可用直流电击终止之。⑩禁用 I$_A$ I$_C$ 及 Ⅲ 类抗心律失常药物。

（2）先天性多形性 VT：临床少见，与基因遗传有关，有家族史占 85%。包括 Jervell-Lange-Nielsen 综合征，为常染色体隐性遗传，伴或不伴有先天性耳聋；Romano-ward 综合征系常染色体显性遗传，听力正常。故又称原发性（先天性或散发性）长 QT 综合征〔Idiopathic（congenital or sporadic）long QT syndrome〕。另外有散发的、无家族史的听力正常者，偶见于二尖瓣脱垂或颅内出血。常于运动、激动、疼痛、惊恐等交感神经兴奋、儿茶酚胺增加，心率增快时发作，符合肾上腺素能依赖型（Adrenergic dependent）。发病机理是心室交感神经张力不平衡，增加复极弥散（Dispersion of repolariza-tion）而引起触发活动（延迟后除极）。多于青、少年期发病，随年龄增长而发作减少。临床表现反复晕厥，可致心源性猝死。

治疗主要是：①β 受体阻滞剂为首选，针对交感神经兴奋性。一组 133 例接受 β 受体阻滞剂治疗病死率为 6%；对照组 107 例则为 78%。②心室或心房起搏，但不能代替 β 受体阻滞剂。③硫酸镁 2.5g 加 25% 葡萄糖 40ml 缓慢静注，随后以 8～10mg/min 维持，使 QT 间期 ＜500ms。其余如地高辛、利多卡因、钙离子阻滞剂、钾等能缩短 QT 间期药物未能证实有效。④β 受体阻滞剂无效者可作左颈胸交感神经节切除术。⑤禁用儿茶酚胺及延长复极药物。⑥上述处理无效应考虑植入 ICE）。

心室扑动和心室颤动

【概述】

心室扑动（Ventricular flutter，室扑）和心室颤动（Ventricular fib ril-lation，室颤）是心室肌快速而微弱的收缩或不协调的快速乱颤。心电图无完整的 QRS 波，室扑频率 150～300 次/min，室颤频率 500 次/min 左右，振幅 <0.2mV，越低预后越恶劣。心脏由此失去排血功能而无血液泵出，心音及脉搏消失，患者呈阿—斯综合征发作于 3～5 分钟死亡或猝死。原发性室颤是指在无循环衰竭基础上发生的室颤，及时电复律或药物治疗可以逆转，预后相对较好。

室颤最多见于冠心病心肌梗死临终表现。此外，心肌病、瓣膜病循环衰竭，QT 间期延长综合征，缺氧，雷击或电击，缺血，预激综合征合并房颤（旁道不应期 <270ms，快速心房激动 1：1 下传心室而引起室颤），病窦综合征或完全房室传导阻滞引起严重心动过缓。

室颤约占心源性猝死的 75%，其余为心动过缓及心搏停止（Asystole），比室颤的预后更恶劣。

【治疗】

一旦发生室扑或室颤，应立即以 200～400 Joules 非同步直流电击除颤，同时进行心、肺复苏一系列措施，保持呼吸道畅通、人工通气、给氧、纠正电解质紊乱和酸碱失衡等。原发性室颤电击 1～2 次多能复律，至于器质性心脏病循环衰竭晚期临终前的室扑或室颤，电击除颤多无效。

第三节　房室传导阻滞

【概述】

房室传导阻滞（Atrioventricular Block，A-VB）是指窦房结发出的冲动从心房传到心室的过程异常延迟，传导部分被阻断或完全被阻断。现在由于应用心内希氏（His）束电图等，证明了房室传导阻滞可发生在由心房至心室内末梢纤维的全部传导系统中的各个部位，并且是呈水平型的阻滞，即不包括一支阻滞而由另一支传的单支阻滞。习惯上将房室传导阻滞分为一度、二度和三度。

激动在传导系统任何部位发生障碍、即所谓传导阻滞，可由于病理改变，亦可是生理现象。后者受外来影响如迷走神经兴奋，内在原因为激动遇上前一个激动的不应期，遇上相对不应期引起传导缓慢，遇上绝对不应期则不能下传，有时遇上超常期尚能改善原有的传导阻滞，称为加速传导。

传导阻滞可以是双向的，也可以是单向的，从上往下传导阻滞，称为前传性或简称传导阻滞；从下往上传导阻滞，称为逆行性传导阻滞。

【病因】

常见于各种心肌炎（特别风湿性心肌炎）、药物（如洋地黄，奎尼丁，普鲁卡因胺等）作用、迷走性神经张力过高、电解质紊乱（如高血钾，低血钾等）、缺血性心脏病（包括急性心肌梗死）、心肌病或原因不明的双侧束支纤维化、老年性钙化、心脏肿瘤、感染性心内膜炎、结缔组织病及心肌弥漫性病变者、先天性心脏病或先天性房室传导阻滞等。

【病理改变】

通过电生理学微电极及电子显微镜的微细组织学观察以及心内电图和冠状血管造影等检查，认为一度及二度 I 型房室传导阻滞，其阻滞部位多在房室结。病理组织病变多不明显或暂时性的房室结缺血、缺氧、水肿或轻度炎症；二度 II 型多在两侧束支；三度更多于两侧束支。病理组织改变较广泛而严重，且常持久存在，包括传导系统的炎症或局限性纤维化。急性前壁心肌梗死以及房室束，左、右束支分支坏死，束支的广泛纤维性变等。此外，先天性完全性房室传导阻滞患者及可见房室结或房室束的传导组织完全中断或缺如。

【临床分型】

（一）一度房室传导阻滞（I°A-VB）

是指激动从窦房结发出后，经心房到心室的传导时间延长的现象，即心电图上 P-R 间期超过正常时间的表现。一度房室传导阻滞可发生在心房、房室结、房室束、左右束支及末梢纤维的传导系统中的任何部位。据统计，发生在心房内的约占 4%，而 90% 发生在房室结部位。因在房室结部位的传导纤维呈网状交错，激动在传导中互相干扰，易使传导延迟。在房室束中，由于传导纤维呈纵行排列，所以传导速度较快，正常不易受到阻滞，但在房室束发生病变时，也可使房室传导时间延迟。一度房室传导阻滞，发生在束支及末梢纤维部的约占 60。发生机制主要是传导系统相对不应期的病理性延长。

1. 心电图特点　P-R 间期大于 0.20 秒，即房室传导延缓，但每次窦性激动都能传到心室。心电图上每个 P 波后都有一个下传的 QRS 综合波，QRS 时间正常/或因伴有束支阻滞而增宽。

2. 希氏束电图特点　在希氏束电图上阻滞部位可能在：①心房内阻滞 P-A 间期 >60ms，而 A-H、H 和 H-V 间期都正常。③房室结传导阻滞 A-H 延长，大于 140ms，而 P-A 间期和 H-V 间期正常。⑧希氏束内阻滞 H-H 间期延长，大于 20ms。④束支阻滞 H-V 间期延长，大于 60ms。⑤混合性阻滞如房内阻滞合并房室结内阻滞或希氏束内阻滞等。

希氏束近端阻滞与希氏束远端阻滞的鉴别诊断及临床意义：绝大多数 I° A-VB 系希氏束近端阻滞，见于各种感染性心肌炎、风湿热和缺血性心脏病，或迷走神经张力亢进的正常人。表现为 A-H 间期延长而 H-V 正常，预后良好。若希氏束电图上示 H-V 间期延长，提示其阻滞部位在希氏束远端，预后较差。因此，对这种特殊的 P-R 间期延长伴 QRS 增宽的患者应注意临床观察，如果 H-V 间期大于 90ms 的患者应考虑安装人工心脏起搏器。

（二）二度房室传导阻滞（Ⅱ°A-VB）

二度房室传导阻滞是激动自心房至心室的传导有中断．即有心室漏搏的现象，也可同时伴有房室传导延迟。与一度房室传导阻滞不同之处在于有房室传导暂时中断而有心室漏搏的出现。分为莫氏 I 型（Mobitz I 型）和莫氏 Ⅱ 型（Mobitz Ⅱ 型）。

1. 莫氏Ⅰ型房室传导阻滞 又称文氏现象。心电图的特点是 P-R 间期逐渐延长，以至出现一次激动不能下传的心室漏搏。阻滞部位 82% 在房室结，9% 在房室束，9% 为束支及末梢纤维。

（1）心电图特征：P-R 间期随每次心搏逐渐延长直至 P 波完全被阻滞，出现 QRS 波脱漏。故每几次 P 波后，QRS 波脱漏一次，周而复始。P 波和下传的 QRS 波的比例可用数字表示，如 4：3 阻滞，即表示每 4 个 P 波有 3 个 P 波下传，脱漏一个。其特征可归纳为：①P-R 间期逐渐延长，直至脱漏一次，脱漏前的 P-R 间期最长，脱漏后的 P-R 间期最短。②P-R 间期逐渐延长的递增量逐次减少。③R-R 间期逐渐缩短。④最长的 R-R 间期等于最短的 R-R 间期的二倍。

（2）希氏束电图特征：Ⅱ°A-VBⅠ型的阻滞部位 80% 左右在希氏束近侧端。表现为 A-H 间期进行性延长，直至完全阻滞，而 H-V 间期正常，少数也可在希氏束本身或希氏束远端阻滞，表现为 H-H，或 H-V 间期逐渐延长直至完全阻滞。

（3）临床意义：二度Ⅰ型房室传导阻滞一般预后良好，针对病因治疗而不需特殊处理。如果发生在远端阻滞且伴有晕厥者，则临床意义较大，应考虑安装人工心脏起搏器。

2. 莫氏Ⅱ型房室传导阻滞 是指房、室呈比例的传导中断，多发生在房室结以下的传导系统病变时，约占 62% 左右，其次为房室结，约占 38% 左右。主要使心脏的传导系统绝对不应期呈病理性延长，少数的相对不应期也有延长，致使 P-R 间期亦有延长。较二度Ⅰ型阻滞程度为重，治疗不及常可发展为Ⅲ度房室传导阻滞。

（1）心电图特征：P-R 间期在正常范围内或轻度延长，但恒定不变，可呈 2：1 下传或 3：1 下传。能下传的 QRS 波可正常或宽大畸形。

（2）希氏束电图特征：莫氏Ⅱ型患者，其阻滞部位大多数在希氏束远端，有人统计约占 70%。①希氏束近端阻滞的特征是 A-H 延长，但下传的 H-V 间期正常，QRS 波也正常，说明可下传时在房室结呈不完全阻滞．不能下传的 A 波后无 H 波，无 V 波。②希氏束远端阻滞 A—H 间期正常，H-V 间期延长；不能下传的那次心搏的 H 波后无 V 波。

（3）临床意义：莫氏二度 Ⅱ 型房室传导阻滞多数发生在希氏束远端，常为广泛的不可逆性病变所致。所以易发展为持续性的高度或完全性房室传导阻滞。因此预后较二度 Ⅰ 型者为差，有晕厥者可应用人工心脏起搏器。

（三）三度房室传导阻滞（Ⅲ°A-VB）

三度房室传导阻滞又称为完全性房室传导阻滞。心房的激动完全不能下传至心室，因此心房受窦房结激动的控制而独自搏动，心室则受阻滞部位以下的另一激动点控制，发生缓慢而匀齐的心室搏动，形成心电图上 P 波与 QRS 综合波完全无关的各自搏动现象。

阻滞部位在房室交界部，即房室束支分叉以上的约占 28%。其心电图表现为 QRS 综合波形状和时间均和正常的窦性 QRS 综合波类似。在房室束支分叉以下的约占 72%，其心电图表现为 QRS 综合波宽大畸形，且心室频率缓慢，类似心室内低位激动点产生的室性过期前收缩动的波形。

1. 心电图表现　心房激动完全不能下传到心室，P 波和 QRS 波无固定关系，心房的频率较快，故 P-P 间期较短，心室激动由低位起搏点控制，心室率较慢而规则。每分钟约 30~50 次。如果完全阻滞在房室结内，则起搏点在希氏束附近，心电图特点是 QRS 波不宽，心室率可在 40 次/min 以上，如果完全阻滞在希氏束以下或三束支处，则起搏点低，ORS 波宽，室率多在 40 次/min 以下，且容易伴发室性心律失常。在心房颤动的心电图中，如出现全部导联中的心动周期均相等时，考虑有三度房室传导阻滞的存在。

2. 希氏束电图特征　完全性房室阻滞的希氏束电图可以确定阻滞的具体部位，即希氏束近端，希氏束内或希氏束远端。①希氏束近端阻滞的完全性房室传导阻滞比较少见，多为先天性疾病引起。希氏束电图示 A-H 阻滞。A 波后无 H 波，而 V 波前有 H 波，H-V 固定，A 波与 V 波无固定关系。②希氏束内阻滞 A 波后有 H 波，A-H 固定且正常，A 波与 V 波无关，H-H，中断，每个 V 波前有 H 波，V 波可以正常。③希氏束远端阻滞表现为 H-V 阻滞，绝大多数完全性房室传导阻滞属希氏束远端阻滞。其特征是 A 波后有 H 波，A-H 间期固定，但 H 不能下传，其后无 V 波，完全阻滞于 H-V 之间。

3. 区别Ⅲ°A-VB 阻滞部位的临床意义　从下面四点分析区别阻滞部位是有帮助的：①临床症状有晕厥或阿—斯综合征者，多为希氏束远端阻滞；反之长期稳定，症状不重者多为希氏束近端阻滞。②心电图 QRS 波宽大畸形者多为远端阻滞，而 QRS 波 < 0.11 秒者多为近端阻滞。③室性自搏心率 > 40 次/min 多为近端阻滞，而心率在 40 次/min 左右或以下者多为远端阻滞。④动态观察长期动态观察证明由束支阻滞发展为三束支完全阻滞者，其阻滞部位常在希氏束远端，反之如果以幼年就出现Ⅲ°A-VB 则是近端阻滞。临床上有晕厥或阿-斯综合征，希氏束电图证实是远端阻滞者，应行人工心脏起搏器治疗。

第四节　心室内传导阻滞

【概述】

室内传导阻滞（Intraventricular block），是指阻滞发生在希氏束以下的传导系统。包括一个束支（左束支或右束支），或一个分支（左束支的前分支，后分支或间隔分支），或数支（如束支和分支），或数支发生完全性阻滞而还有其它一支为不完全性阻滞，也可以为完全的室内双束支阻滞。常见的右束支伴左前半或左间隔分支阻滞。

病因：青年人多由心肌炎、风湿性心脏病、先天心或心肌病等引起。中老年人多由高血压、冠心病、肺心病等所引起。在临床上所见左束支传导阻滞多见于左心室受累的心脏病变如高血压性心脏病、冠心病、主动脉病变、心肌病等；右束支传导阻滞多见于右心负荷过重的心脏病者如二尖瓣狭窄、房间隔缺损、肺心病等，亦可见于冠心病，心肌病和健康者。其它先天性心脏病、心脏手术以及奎尼丁、普鲁卡因酰胺等药物和血钾过高也可引起室内传导阻滞。

一、右束支传导阻滞

1. 心电图特征　①V_1、V_{3R}导联呈 rsR' 型或宽大而有切迹的 R 波。②V_5及 I、avL 或 II、III、avF 导联为 qRS 或 Rs 型，S 波深宽。@ QRS 波时间 ≥0.12"。④有继发性 S-T、T 波改变。

具有上述图型而 QRS 波时间＜0.12"，称为不完全性右束支阻滞。

2. 希氏束电图特征　①A-H 和 H-V 时间正常。②V 波时间≥0.12"。③经左心室记录左束支电位，同时经希氏束电极记录右束支电位，可证实右束支阻滞。

3. 诊断　听诊可有第二心音分裂，吸气时更为明显，确诊需依靠心电图帮助。

4. 临床意义　因为右束支细而长，易于发生阻滞，所以临床上较常见，如风湿性心脏病、先天心房间隔缺损、肺心病、冠心病等，也可见于正常人。

5. 治疗　右束支传导阻滞本身无特殊治疗，主要针对病因治疗。

二、左束支传导阻滞

1. 心电图特征　①V_5、I、avL 导联的 Q 波消失，呈宽大而有切迹的单向 R 波。②V_1、V_2呈宽大而深的 QS 波或 rS 波。③QRS 时间≥0.12"。④继发性 ST-T 改变，在有宽大 R 波的导联中 S-T 段压低，T 波倒置；在 QRS 波向下的导联中 S-T 段抬高，T 波高耸。

2. 希氏束电位特征　①A-H 和 H-V 间期正常。②V 波时间≥0.12"，提示心室内传导时间延缓。③同时经左心和右心记录左、右束支电位，可证实左束支的电位显著晚于右束支（40ms）。

3. 诊断　主要依靠心电图，临床听诊可有第二心音的反常分裂或有收缩期前奔马律。

4. 临床意义　左束支主干粗而短，分支呈扇形分布，因此左束支阻滞的临床意义比右束支阻滞重要得多。左束支阻滞常代表心脏有弥漫性病变，多见于左心室病变者如高血压性心脏病、冠心病、心肌病、心肌炎、主动脉瓣病变和某些特发性传导系统病变等，预后差。极少见于健康人。

5. 治疗　左束支传导阻滞本身无特殊治疗，主要针对病因，预后决定于原有心脏病的程度。

三、左前分支传导阻滞

1. 心电图特征　①电轴左偏，（$-45°\sim-90°$），②I、avL 呈 qR 型，II、III、aVF 呈 rS 型，且 $R_aVL>R_1$，$S_{II}<S_{III}$③QRS 时间正常或稍延长。

2. 希氏束电图特征　单纯左前分支阻滞时的 A－H 和 H－V 间期正常。用左心室内膜的标测法，可以证实左心室激动是先从左后分支分布开始，最后传至左前分支分布区。

3. 诊断及鉴别诊断　诊断主要依靠心电图。直背综合征、下壁心肌梗死、预激症候群等可以导致电轴左偏，但并非左前分支阻滞。左前分支阻滞的 V_1-V_3 导联 R 波常很小，偶可伴有小的初始 Q 波，易误诊为前间壁心肌梗死。如加做低一、二肋间的图形，R 波增大可以排除之。如合并下壁心肌梗死时，II、III、avF 导联描记为 QS 型，可误诊为单纯透壁性下壁心肌梗死。QS 波相当深而 I、avL 导联的 R 波很高，须考虑下壁梗塞伴。有左前分支阻滞。左前分支阻滞时 II、III、avF 导联有小 r 波，如下壁梗塞 r 波仍保留，便掩盖了下壁梗塞。

4. 临床意义　由于左前分支较细，位于左心室流出道血流冲击处，且与右束支解剖位置靠近，共同接受左冠前降支供血，因此右束支阻滞合并左前分支阻滞较为常见，若无其他传导阻滞或器质性心脏病，则预后良好。如果希氏束电图 H－V 明显延长者，其意义与无完全性三束支阻滞相同。

四、左后分支阻滞

1. 心电图特征　①电轴右偏，在 $90°\sim120°$ 之间。②I、aVL 导联为 rS 型，II、III、avF 导联为 qR 型。③QRS 时限正常或稍增宽。④排除右心室肥厚，肺气肿及悬垂心等。

2. 希氏束电图特征　A－H 和 H－V 间期在正常范围。如果 H－V 延长，提示左后分支阻滞的同时伴左前分支和右束支不完全性传导阻滞。

3. 诊断　由于左后分支阻滞的图形也见于右心室肥大，慢性肺部疾病。大面积侧壁梗塞，垂直位心，故临床上如有下列情况方可作出诊断：①同一次或先后二次心电图记录有电轴左偏与右偏的 QRS 波群，电轴右偏时有上述心电图特征。②体型矮胖、高血压，冠心病尤其有左心室肥厚而电轴右偏者。③右束支或左束支传导阻滞伴有电轴高度右偏者。

4. 临床意义　左后分支短而粗，呈扇形分布，不易受损。血供亦较丰富。同时较少发生缺血改变，一旦发生，往往表示有较广泛严重的心肌损害，常与不同程度的右束支和左束支前分支阻滞合并存在，容易发展为完全性房室传导阻滞。

五、双束支传导阻滞

定义：指左、右束支主干都发生传导障碍引起的室内传导阻滞。

1. 心电图特征　①两束支同为 I 度阻滞，则 QRS 波正常，P－R 延长。②两束支为程度不同的 I 度阻滞，则 QRS 呈慢的一侧束支阻滞图形伴 P－R 延长。③两侧均为 II 度或一侧为 I 度另一侧为 II 度，III 度，则出现程度不同的房室阻滞与束支阻滞。④两侧都完全阻滞，则 P 波后没有 QRS 波，呈完全性房室传导阻滞。

2. 希氏束电图特征　心电图上已呈现一侧束支阻滞，如希氏束电图上能证实 H－V 延长则说明另一束支也有不完全性阻滞。如 QRS 正常，P－R 仅有轻度延长，则可经希氏束电图确定阻滞部位是房室结（A－H延长），希氏束（H－V′>20ms）可为双束支病变。

3. 诊断　如果心电图前后对照中能看到同时有完全性左束支传导阻滞及完全性右束支传导阻滞的图形，伴有或不伴有房室传导阻滞，可以肯定有双束支传导阻滞；如仅见到一侧束支阻滞兼有 P－R 间期延长或房室传导阻滞，只能作为可疑，因这时的房室阻滞可以由房室结、房室束病变引起，若希氏束电图检查仅有 A－H 延长而 H－V 正常，可否定双侧束支阻滞。

4. 临床意义　双束支阻滞是严重心脏病变所致，如急性心肌梗死、心肌炎、心肌病等，容易发展为完全性房室阻滞。

5. 治疗　双束支阻滞伴有晕厥者需考虑安装人工心脏起搏器。

六、双分支阻滞

定义：指右束支，左前分支和左后分支 3 支中有 2 支不同程度的阻滞称双分支阻滞。

1. 心电图特征

（1）两支永久性传导阻滞：①右束支合并左前分支传导阻滞。②右束支合并左后分支传导阻滞。③左前分支合并左后分支阻滞。

（2）一支永久性传导阻滞另一支间歇性阻滞：①右束支合并间歇性左后分支阻滞。②右束支合并间歇性左前分支阻滞。③间歇性右束支传导阻滞合并左后分支阻滞。④间歇性左前分支阻滞合并左后分支阻滞。⑤间歇性右束支传导阻滞合并左前分支阻滞。⑥间歇性左后分支阻滞合并左前分支阻滞。

（3）两支皆为间歇性传导阻滞：间歇性右束支传导阻滞合并间歇性左前或左后分支阻滞。

2. 希氏束电图特征　心电图上有上述两支间歇性阻滞，如果第三支传导功能正常则希氏束电图 H－V 正常。相反如果 H－V 延长，则说明第三支亦为不全阻滞。

3. 临床意义　右束支合并左前分支阻滞者较多见，比单纯右束支或左前分支阻滞重要。约有 10% 会发展成为完全性房室阻滞，但如无严重心脏病变，多数预后良好。而右束支并左后分支阻滞或左前分支并左后分支阻滞者，则容易发展为完全性房室阻滞。

七、三分支阻滞

心肌出现弥漫性病变可侵犯右束支、左前及左后分支，使三者都出现传导障碍称三支传导阻滞。

1. 心电图特点　三分支可以是一支、二支或三支都为永久性或间歇性阻滞。

2. 希氏束电图特征　心电图上有两束支阻滞的患者，如果第三支传导功能正常，希氏束电图的 H - V 正常。如果希氏束出现 H - V 延长，说明第三支也呈不完全性阻滞。

3. 临床意义 三分支阻滞的预后不良，常伴晕厥，易发展成Ⅲ度房室传导阻滞。

治疗需考虑安装人工心脏起搏器。

第五节 预激综合征

心房冲动通过正常房室传导系统到达心室之前，部分或全部心室肌被提前激动即为预激。其临床意义主要与频发相关的心律失常，各种畸变图形及对心电图的误解等有关。

预激综合征最初的分类源于人名，基于不同的推测的解剖连接，包括 Kent 束，James 束和 Mahaim 束。此分类主要缺陷是不够准确，且不能充分解释其电生理和病理表现。随后 Rossi 和 Andersen 按解剖学进行修改命名。从解剖学看至少有五种通道可绕过正常房室传导系统的延缓区：①附加房室连接旁路位于特殊分化的房室交界区以外。②结—室连接连接房室结与心室肌。③束—室连接 它连接交界区远端与心室肌。④房—束连接连接心房与希氏束支部分；⑤结内旁道它位于房室结内，传导快，因此"绕过"（By-pass）延迟区。需要提及的是解剖上有异常联接并不一定产生预激的 ECG 变化，有预激的 ECG 变化不一定发生旁道相关的心律失常，它可能为"旁观者"，这可能与旁道的超微结构和电生理特征有关。

房室旁道（Accessory AV connections）——Kent 束

【概述】

房室旁道（Accessory Av connections）是预激最常见的类型．也是电生理功能和解剖结构伴随存在关系获得证实的唯一类型。典型心电图表现：短 P - R 间期（≤0.12″），QRS 波升支的 δ 波及宽 QRS 综合波（≥0.12″）。这典型波形的产生是由于心房激动避开了房室结的正常延缓而由旁道下传，心室激动比预期的提前。P－R间期的长度和预激的程度主要取决于：①房室结和希浦氏的传导时间。②窦性冲动到达旁道心房连接处的传导时间，这一取决于窦房结与旁道所在的位置的距离，以及房内传导和不应期等。③旁道传导的时间，此又取决于旁道结构（长度和宽度），旁道传入的性质和房室间立体几何排列，这决定了旁道的电传入与传出的性质。

心电生理检查确定房室旁道，其发生率为 0.1‰～0.3‰ 不等。虽然随年龄增大发生率减少，但在任何年龄均有发现。并显示家族史发生率较高。10% 的 Ebstein 畸形患者有解剖上的右侧旁道。而二尖瓣脱垂病人也常见，但绝大部分的房室旁道都无器质性心脏病表现。

众所周知，预激综合征的临床意义在于其较高的心律失常发生率，及心电图类似束支阻滞或心肌梗死而导致心电图混淆。40%～80% 的房室旁道表现有快速性心律失常，其中最常见的为折返性心动过速，如顺向型室上速，是由正常房室传导系前传，由旁道逆传而构成的折返。而另一种为逆向型室上速，是由旁道顺传而正常房室传导系逆传，或有时由另一旁道逆传时。临床上，逆向型比顺向型少见得多。心房扑动和心房颤动是较少见的心律失常，但却具潜在的危险性，因可导致特别快速的心室率，以致发生室性心动过速和/或心室颤动。约 20% 房室旁道患者，其就诊的原因为心房颤动或心房扑动，伴顺向型或逆向型心动过速时，其发生率可能更高。心房扑动或心房颤动的发生率在房室旁道患者中要比正常人群中高得多，对此并无充分的解释。

【旁道的定位诊断】

最初由 Rosenbaum 等根据 V_1 和 V_2 导联 QRS 主向量，将旁道分成 A、B两型，显示了旁道位置的概念。随着心内电生理的发展，这些概念不能满足临床的要求。δ 波的极性在旁道定位具有重要价值，特别是经导管射频消融术前能准确地确定旁道位置具有重要意义，可减少标测时间，帮助选择适应证和消融途径，如左前游离壁旁路可直接选择穿房间隔途径、左后间隔和右前游离壁旁道消融难度较大、希氏束旁旁道消融发生完全性房室传导阻滞的危险性高等不同情况。

根据胸前 V_1 导联 QRS 综合波主波方向确定旁道是位于左侧或右侧。若 V_1 导联以 R 波占优势，R/S > 1，则为左侧旁道，具有很高的准确性。若 V_1 导联 S 波占优势，R/S < 1，则为右侧旁道。初步确定左侧房室旁道者，根据肢体导联 avF 及 I 导联 δ 波极性及导联 QRS 波的形态确定房室旁道在左侧的具体位置。若 avF 波直立，则为左前侧壁或左侧壁旁道，其中 I 导联 QRS 综合波呈 QS 型者为左前侧壁旁道而 I 导联 QRS 综合波呈 qR 型者为左侧壁旁道，I 导联 Q 波越深大，旁路越偏左前。若 avF 导联 δ 波倒置或为双向，则为左后侧壁或左后间壁旁道。I 导联为正向 δ 波者旁道位置偏后，位于左后间隔；若 I 导联为负向 δ 波或 δ 波极性为双向则为左后侧壁旁道。

右侧旁道主要据胸前 V_1 导联 QRS 波是呈 rS 或 QS 型。若 V - 导联 QRS 呈 rS 型则为右侧游离壁旁道，若呈 QS 型则为右侧间隔旁道，具有很高的准确性。无论位于间隔或位于右侧游离壁旁道，均根据 avF 导联判断旁道位置偏前或偏后。V_1 导联 QRS 综合波呈 rS 型，I、α_1 为正向 δ 波者则确定为右侧游离壁旁道。凡 avF 导联 δ 波直立者为右前或右前侧游离壁，否则为右侧或右侧游离壁旁道，此时应结合 II 导联 δ 波极性确定，II 导联 δ 波直立者为右侧壁旁道，如倒置或双向者则为右后侧游离壁旁道。V_1 导联 QRS 波呈 QS 型者为右侧间隔部旁道，若 avF 导联 δ 波直立则为右前间隔旁道。若 avF 导联 δ 波为负或双向，则为中间隔旁道。

分析室上速逆传 P 波的形态，有助于旁道的定位。V_1 导联上 P 波直立则为左侧旁道；倒置为右侧旁道。avF 导联 P 如直立可以帮助判断旁道偏前；而倒置则可帮助判断偏后。

【电生理学检查】

典型的心电图可根据 P - R 短，δ 波等特点基本明确有旁道存在。电生理检查可得到进一步的认识。部分房室旁道无前传功能，任何心房频率下均不显示旁道特征，无 δ 波存在，此现象称为隐匿性预激。对隐匿性预激的认识和分析则完全依赖于心脏电生理检查。

1. **旁道前传特征**　心电图具有 P - R 短、δ 波特点。希氏束电图 A - H 正常，H - V 短或 V 波在 H 波之前。

在前向传导时，在房室间记录到一尖峰波，时限 10～30ms，出现在 δ 波前，此信号峰则为旁道电位。记录到旁道电位也可证实旁道的定位诊断。

心房快速刺激或程序期前收缩刺激时，随刺激频率增快或期前收缩联律间期缩短，出现 A - H 延长、H - V 缩短、P - δ 间期恒定、QRS 波增宽。

2. **旁道的逆传特征**　只能在心室电刺激和心动过速时识别，隐匿性旁道只表现为逆传功能。

（1）心室起搏时，出现良好的逆传功能，VA 间期短于经房室结传导的 A - V 间期。

（2）随着心室起搏的频率增加 VA 间期恒定，无文氏现象，仅表现为"全或无"特征。

（3）心室起搏时可能出现偏心的心房活动顺序。

（4）希氏束电图逆传顺序可为 V - A - H 关系，提示心房逆传激动不经希氏束。

（5）心动过速时有旁路参与证据。

【与旁路有关的心律失常】

预激综合征常合并各种心动过速，其发生率报告差别很大，在 12%～80% 之间。主要表现为房室折返性心动过速，其中包括顺向型及逆向型的房室折返性心动过速。房性快速心律失常可以单独发生，旁道的存在可以加重心律失常，使房颤的心室率加快，甚至引起室速或室颤。

1. **房室折返性心动过速**　根据折返环的构成及冲动在折返环中的走向，可将预激综合征伴发的心动过速分为下列 3 种（其发生率约占室上速的 60% 左右）。

（1）正向前传型房室折返性心动过速：这种类型在预激综合征中最为常见。折返环的前传支为房室结，逆传支为旁道。一个适时的期前收缩经房室结前向传导，经旁道逆向传导而构成折返激动并导致心动过速。这类心动过速的 QRS 波群通常是正常的，P 波位于 QRS 波群之后。希氏束电图显示：V波之前有 H 波，H－V 间期正常。房室的正传顺序正常，而逆传顺序异常。但有时这类心动过速也可出现频率依赖性束支阻滞，而表现为宽的 ORS波群。

（2）正向逆传型房室折返性心动过速：这类心动过速比较少见。其折返环的前传支为旁道，逆传支为房室结，激动在折返环中沿旁道前传，沿房室结逆传而形成折返激动和心动过速。这类心动过速发作时心电图特点是：QRS 波群宽大，呈完全性预激波，P 波在 QRS 波群之前。希氏束电图显示：A－V 间期缩短，A 波与 V 波之间无 H 波，即房室正传顺序异常，而室房逆传顺序正常。

（3）旁道正传和旁道逆传型心动过速：这类心动过速发生在具有两条以上的旁道时，激动经一条旁道前传，经另一条旁道逆传，从而在两条或多条旁道间构成折返环路。这类患者平时具有多条旁道的诊断特点：QRS 波群异常宽大，P 波可被埋于 QRS 波群内，H 波位于 V 波之后，如在心房内的不同部位进行起搏，可出现 QRS 波群的明显变化，并可改变心电轴的方向（心房调搏时，在临界频率的上下可出现不同形态的 QRS 波群）。这类多条旁道的患者常存在有不同的频率，不同 QRS 波群形态的多种室上性心动过速。当发作旁道正传和旁道逆传型心动过速时，其 QRS 波群宽大畸形，且形态反复不定，至少存在有两种以上 QRS 波群形态的心动过速。

2. 心房扑动和心房颤动　预激综合征伴发心房扑动和心房颤动的重要意义在于：快速的心房冲动可经旁道前向传导至心室，引起快速的心室率（≥250 次/分），由于 R－R 间期短，激动易落在心室肌的易损期内，诱发室性心动过速和心室颤动。所以，这类病人是一组高危病人，其旁道的前传不应期短，室率越快，则其危险性越大，特别当心动过速 R－R 间期≤250ms 时，则极易发生室性快速心律失常，导致猝死。

在这类心房扑动，心房颤动时，其 QRS 波群是宽的，它与室性心动过速的鉴别点是：窦性心律时有预激综合征的表现，心动过速时宽 QRS 波群的 R－R 间期不等，快慢不一。

【房室旁道的特殊类型】

1. 隐性预激综合征 这种预激综合征在静息状态下的心电图和希氏束电图正常，无预激综合征的征象。但当心房率增快和房室结功能减退时，则可显示出预激的征象。这是由于其旁道的不应期较长，或迷走神经张力较低，房室结传导速度较快所致。虽然亦可伴发室上性心动过速，但多数旁道的不应期较长，故发生室上性心动过速相对较少。

2. 间歇性预激综合征 这类预激综合征的心电图或希氏束电图上的预激征象可间歇地出现。约 25%～75% 的预激综合征的患者可表现为间歇性预激。预激的间歇性出现与多种因素有关，如交感神经和迷走神经张力的改变。旁道不应期的变化，旁道的位置，旁道内的隐匿性传导及心房激动的顺序，房内激动传导的时间等。

3. 隐匿性房室旁道 预激综合征的旁道大多数均具有前传和逆传的能力，但有些旁道仅具有逆传能力，而无前传性，称之为隐匿性旁道。其心电图正常，但临床上常发作室上性心动过速。心内电生理检查可以确诊。

【治疗】

预激综合征不伴有快速心律失常的患者不需治疗。对于心律失常发作不频繁，且症状较轻的预激综合征患者也不必长期药物治疗。对频繁发作室上速者，且合并明显的临床症状和高危患者应预防治疗。首先药物治疗、除颤治疗。必要时还可考虑外科及经导管射频消融术，达到根治的目的。个别患者还可考虑使用抗心动过速起搏治疗。

一、伴发心律失常发作时的治疗

1. 房室折返性心动过速的终止 对正向前传型的房室折返性心动过速，如其发作时无严重的血流动力学改变，患者可以耐受，则首选迷走神经刺激方法终止之，如颈动脉窦按摩、压迫眼球、刺激咽喉、Valsalva 动作等机械刺激或用新斯的明 0.5～1.0mg 静注或肌注、ATP20mg 快速静脉推注，3～5

分钟后可重复（须在心电监护下进行）。药物还可选用异搏定 5～10mg 静脉慢注、心律平（每 kg 体重 1.5～2mg），稀释后慢注、普鲁卡因胺（每 kg 体重 4～10mg）稀释后慢注，同时注意血压情况。或乙胺碘呋酮（每 kg 体重 2～5mg）稀释后慢注。这些药物均通过减慢或阻断旁路的传导而达到终止心动过速的目的。

对于预激综合征伴发宽 QRS 型心动过速，即正向逆传型房室折返性心动过速或旁道前传而另一旁道逆传型房室折返性心动过速，则迷走神经刺激方法和洋地黄，异搏定，β - 受体阻滞剂的疗效均不佳，甚至可因其减慢了房室结的传导，而相对加快了旁道的传导，而使心室率增快或心动过速持续，故应避免单纯应用这些药物，而应首选普鲁卡因胺、心律平、乙胺碘呋酮等可延长旁道不应期、减慢或阻断旁道传导的药物。

心动过速发作时如果药物的疗效不满意，也可采用心房食管调搏的方法终止之，但需注意的是：对于旁道具有前传功能的预激综合征所伴发的心动过速，不宜采用心房快速起搏的方法。因房率的增快可使房室结的传导减慢，从而加速了旁道的传导，并且易诱发室性心动过速和伴有心室预激快速的心房颤动。此时，应采用程序期前刺激的方法来打断折返激动达到治疗的目的。

对于伴发严重血流动力学改变（如肺水肿，休克，晕厥等）的房室折返性心动过速患者，无论其 QRS 波群的宽或窄，均应立即进行电复律，以尽快终止心动过速，改善心功能。

2. 心房扑动或心房颤动的终止　对于无严重血流动力学改变的心房扑动及心房颤动，应首先 I_A 类或 I_C 类的药物静脉推注，如普鲁卡因胺或心律平，这类药物不仅可以减慢旁道的传导，还可使心房颤动转为窦性心律。另外，也可选乙胺碘呋酮静脉推注。洋地黄、异搏定、β - 受体阻滞等单纯延缓房室结传导的药物禁用，利多卡因也因其对旁道前传功能的作用不稳定而应慎用。

对于伴有严重血流动力学改变的心房扑动及心房颤动，则应立即进行电复律。

二、预防心律失常的治疗

1. 导管射频消融术　进入 20 世纪 90 年代以来，导管射频消融术治疗心律失常是心脏病学领域最引人注目的新技术，成千上万的患者就此告别了病痛。射频消融因其创伤小、安全、成功率高，迅速被临床电生理界接受和推广，并在整个抗心律失常治疗学中取得日益重要的地位。对预激综合征并频繁发作心动过速者，同时伴有明显的症状和高危患者，应首选导管射频消融术，以达到根治的目的。

在进行导管射频消融术前，应首先进行详细的电生理检查，以了解其心律失常的发生机制，折返环的构成，明确旁道参与折返环路中必不可少的一部分，并对旁道进行精确的定位。左侧旁道的标测和消融是一起进行的。可用 4 极 10mm 间距的 6 F 导管在冠状窦内粗标房室旁道的走行区，可用双极标测方式，也可用单极标测。以冠状窦内粗标的结果作为路标；用大头导管在二尖瓣环进行双极细标旁道的位置。显性预激时，在窦性心律时寻找有明确的 6 波与 V 波融合在一起的部位，其间可有旁道电图，V 波比体表心电图最早的 delta 波提前 10～20ms 的部位进行消融。隐匿性旁路时，首先在窦性心律下，看到明确的 A 波，然后起搏心室或诱发室上速，寻找 A 波最早激动点，VA 融合在一起的部位进行放电消融。对于右侧旁道则从静脉入路，取左前斜 45°～60°位，将大头导管沿三尖瓣环进行标测和消融。成功率达 95% 以上。

2. 药物治疗　在药物的选择中，一般认为 I_A 类和 I_C 类的抗心律失常药物作用较好，因为它们既可以延长旁道的不应期，减慢其传导，又具有抑制房性或室性期前收缩的作用，从而可以有效地预防折返性心动过速的发作。常用药物有：奎尼丁、普鲁卡因胺、双异丙吡胺、心律平、乙胺碘呋酮等。另外，在运用上述药物的同时可加用 β - 受体阻滞剂，也可起到很好的预防效果。因为 β - 受体阻滞剂不仅可以抑制房性或室性的期前收缩，并且可以延长心内各部分的不应期，减慢传导。洋地黄、异搏定等药物由于它们单纯延缓房室结传导的作用，应慎用。

对于需长期口服药物以预防心律失常发作的患者，应进行电生理检查和系列药物筛选，以便选出疗效最佳，而毒性及副作用最小的药物来进行防治。

3. 外科手术　外科手术已被导管射频消融术所替代。对于导管消融术失败的或合并其他心脏病需外科矫治的患者可考虑行心外科手术。在术前需先进行详细的心内电生理检查，了解旁道的数目和大致位置，以指导手术中操作。手术时主要采取心外膜标测技术，直接找出旁道，并对之进行切割或消融，以达到阻断旁道参与折返的目的。

房室结旁道（Atriofascicular Tract）——James 束

【概述】

心房的激动经房室结旁道（Atriofascicular tract）直接到达希氏束，使 A－H 间期缩短（≤60ms），而 H－V 间期正常，故 A－V 间期也缩短，通常＜100ms，并伴有房室结的加速传导。其心电图表现为，P－R 间期缩短，无 delta 波，QRS 波正常。故也称之为短 P－R 间期综合征或 Lown－Ganong－Levine 综合征。（L－G－L 综合征）。

L－G－L 综合征的临床症状主要决定于有否合并心律失常，因此有必要明确房室传导加速的类型、机制和特征。要做到这点，必须分析程序刺激或药物干预时房室传导系统的反应。若房室传导加速是由于房室结传导加速，进行上述干预后，与正常房室结比较，反应的性质是一样的，但程度上会略有不同，相反，房室结组织的特征性反应不应存在。

龟生理检查中的室房传导不如前传研究得那么详细。L－G－L 综合征病人可分为二组：一组为房室结传导加速的病人，不论有无双径路房室传导的速度都很快。有二种解释 1，①A－H 间期越短，逆向传导越佳，因病人有房室加速性传导，室房加速传导并不足为奇。②在房室结双径路伴房室结折返性心动过速时，这种现象也不足为奇。因为快通道，的快速逆传才使折返性心动过速能够诱发并持续，这些病例的 H－V 几乎不延长。另一组房室传导加速伴快速室房传导的病人伴有前传隐匿性但有逆传的旁道，短而固定的V－A间期是其标志，与其他旁道一样，在心室起搏间期很短时（<250msec）仍能持续逆向传导。逆向希氏束和心房激动是由不同通道同时进行，短H－A间期与此有关。然而，H－A比由房室结快通道逆传的H－V间期会有一些延长，并可超过由隐匿性旁道逆传的H－A间期。因为在后一组病人H－A并不是反映线性顺序的传导，而是通过希浦氏和旁道相当固定的传导、起搏周长＜300ms时，隐匿性旁道的H－A间期会比由房室结快通道逆传的H－A间期为短，但并非总是如此。V－A间期因此发生类似的改变。事实上在同样起搏周长时，房室结快通道和房室折返的一个典型特征。在真正房室旁道，V－A间期难预测，许多病人不存在V－A传导，即使存在V－A传导亦不如A－V传导好，其原因不清楚。此类病人似乎不发生折返性心律失常，这可能与V－A传导差一致。

结室或束室旁道——Mahaim 束

【概述】

以前人们认为是标准的Mahaim氏束的现分为结束、结室和束室旁道。结室旁道早在1937年由Mahaim和Benatt报道，认为是房室结与心室肌的传导组织，病理学上描述为从房室结传导加速到心室和从束支到心室间的传导纤维。之后又认识到结室旁道实际上止于右束支，这种结束纤维从临床上讲，比从房室结直接于心室的要常见。最近发现，许多所谓的结室（Nodoventr Icular connections）和结束旁道（Fasciculoventricular connections），实际上是慢传导房室和房束旁道，与真正起源于房室结者难鉴别。虽然在结室和结室旁道患者发现有几种类型的心律失常，但束室旁道并不意味着有任何折返性心律失常的发生。结室或慢传导房室旁道在折返心律失常中，可能参与，可能是旁观者。那些心电生理表现为宽QRS波，左束支阻滞和电轴左偏形态的心动过速，可有房室分离，因此难与某些室性心动过速鉴别。电生理学研究对确定这些纤维的病理生理学基础及有关的心律失常的机制很重要。

结室束源于房室结，终于室间隔。通常心电图 P－R 间期正常，但如果结室束起源于房室结近端则 P－R 间期缩短。其心室插入端多在室间隔基底部，使除极方向由后基底部开始自右向左。QRS 波类似左束支阻滞图形。部分结室束插入端在左心室，QRS 波类似右束支阻滞图形。大部分患者在静息状况下心电图预激波不明显。当正常房室传导系统的传导延迟到某一临界程度时才出现 delta 波。房性期前收缩，快速心房起搏及房颤可使 delfa 波出现。心动过速时常呈左束支阻滞图形，多为结室束前传，希—浦系及房室结逆传，可呈房室分离。

束室束起源于希氏束或其分支，插入左或右侧室间隔。窦性心律下有明显的 delta 波，心房递增起搏时 P－R 延长但 delta 波不变。目前尚未证实该纤维能引起心动过速。

所有结束、慢传导房束或房室，或真正的结室旁道实际上都有心律失常的发生。心动过速时实际上总是表现为左束支阻滞，伴电轴左偏。结束或结室纤维在心动过速的发生和维持中所担负的角色尚需详细的研究，因此旁道既可在房室结折返时作为旁观者，也可构成大折返环的前传支。为区别心动过速的机制及旁道心室端的位置，必须注意 H 和 V 的关系（起搏时 V－H 和心动过速时 V－H、心动过速时 H－A 和心室起搏时 H－A 以及在利用药物或起搏的手段令旁道阻滞后心动过速是否仍持续等）。

与房束和结束，或慢传导房室旁道有关的，可分为长 V－H 和短 V－H 两种：短 V－H 心动过速，可因房室结折返或连接于右束支的结束旁道参与；长 V－H 心动过速相信是由于左束支逆传也阻滞伴房束或结束旁道参与的大折返环。

虽然主要的注意力都集中在旁道折返（或参与折返环，或仅为旁观者）心动过速，但其它类型心律失常亦有发生。心房扑动及心房颤动可发生于这些病人。随着旁道从房室结起源点位置的不同和房室结在旁道起点以下和以上部分的相对延缓程度不同，可导致不同的预激程度。

第六节　病态窦房结综合征

【概述】

病态窦房结综合征（Sick Sinus Syndrome，SSS），是指窦房结本身和周围组织的病变造成其起搏和/或冲动传出障碍而引起的一系列心律失常和临床表现。心电图上以窦性心动过缓，窦性停搏，窦房传导阻滞为表现，可伴有阵发性室上性心动过速，阵发性心房颤动，心房扑动等一系列心律失常。还被称为"窦房结功能不全（Sinus Node Dysfunction）"，"心动过缓—过速综合征（Tachycardia – Bradycardia Syndome，Brady – Tachy Syn – dome）"，"窦房结功能衰竭（Sinus Node Function Failure）"等。最初由 Lown 在 1967年提出，1968 年由 Ferrer 正式命名。

【病因及发病机理】

窦房结由结缔组织和被其紧密包绕的细胞所构成。其细胞分有三类：结性细胞（起搏细胞）、过缓细胞和心房肌细胞。窦房结功能随着年龄的增长会有明显的变化，窦房结中的细胞与结缔组织的比值是随着年龄的增长而减少的，呈线性关系。病态窦房结综合征的病因多由于窦房结和心房的退行性变所引起，可波及房室结、希氏束及束支。病理检查发现患者窦房结纤维化、窦房结细胞减少，多数还伴有心房或房室结的病理改变。

1. 缺血性心脏病　窦房结血液供应来自窦房结中心动脉，该动脉约60％来自右冠状动脉，约 40％来自左冠状动脉的回旋支，由于窦房结只有一条动脉供血，当出现急性心肌梗死时，特别是下壁后壁心肌梗死时；可有半数以上的患者出现心动过缓，部分还出现传导阻滞等情况。如果治疗恰当，大部分患者的症状明显改善。由慢性冠状动脉供血不良引起者，则多表现为慢性过程，呈进行性加重。

2. 心肌炎或心肌病　风湿性或病毒性心肌炎、白喉性心肌炎、胶原性疾病、肥厚或扩张性心肌病等是我国另一常见引起病窦综合征的主要原因。这些疾病容易造成：①窦房结内和相邻的心房肌内有淀粉沉积。②窦房结内细胞显著减少，这种减少往往超过了正常限度，甚至在正常大小的窦房结中也无细胞存在，同时伴有远端传导系统的传导纤维消失。这些都是由于心肌细胞的炎症、心肌坏死和心肌透明变性所致。

3. 外伤和心脏手术　当心脏外伤或心脏手术时误伤窦房结或窦房结周围的传导束或影响到窦房结血流供应时，也可造成窦房结功能的障碍。

4. 其他原因　某些原因不明窦房结退行性病变，先天性 Q－T 间期延长综合征。主要是窦房结发育不良，此时窦房结内不但肌细胞缺如，甚至连结缔组织也很少，这一病理改变在儿童的窦房阻滞中可见到．可能具有家族史的倾向性。少部分病例可由肿瘤引起。

上述原因导致的窦房结起搏功能低下或衰竭后，窦房结以下的起搏点如房室交界区，应发出较窦房结频率为慢的逸搏以保证心脏继续搏动而不致停跳。但临床上病态窦房结综合征患者常因心脏停搏而引起急性脑缺血综合征，这反映了其下部起搏点不能发出逸搏。因而可以理解其病变范围不仅限于窦房结，同时下部传导系统也有受累。这种房室交界区也有功能失常者被称之为双结病变或双结综合征。

另一方面，窦房结及其周围细胞虽然容易受到损害，但窦房结动脉有丰富的分支。结内小动脉管径所占面积是临近心房壁小动脉管径所占面积的 8 倍。同时，窦房结内还有广泛的神经分布。因此，病态窦房结综合征的发生也反映窦房结的供血障碍或坏死病变，炎症损害已达相当严重的程度。

【临床表现】

临床表现早期常无症状或仅有轻度脑供血不足的表现，如乏力、头晕、眼花、失眠、反应迟钝等。随着病程的发展可出现眼蒙、晕厥，甚至阿－斯综合征发作。如有快一慢综合征发作多有心悸或者心绞痛、少尿或胃肠不适等。当症状加重时发作心动过速可出现肺水肿、心力衰竭甚至死亡。临床表现常见如下几种情况：

1. 窦房结冲动发放缓慢　严重的窦性心动过缓伴相应的临床症状。

2. 窦房结不发放冲动　发作性窦性停止，引起逸搏性心律或心脏停搏。

3. 窦房结冲动不能传至心房　窦房阻滞，或伴有逸搏性心律。

4. 明显的窦性心动过缓与心房颤动、室上性心动过速、结性心动过速或室性心动过速交替出现，此即所谓心动过缓－心动过速综合征。常伴明显的自觉症状如心悸、气促、头昏、晕厥等。

以上这些心律失常可单独存在、可相继出现，也可合并存在。心律或心率的变化心电图记录可得到证实。

【诊断及鉴别诊断】

（一）病史

患者心动过缓伴头昏、晕厥或有心动过缓－心动过速表现者，则首先要考虑病态窦房结综合征之可能。但必须排除某些生理性表现，如运动员的窦性心动过缓、药物作用（如 β 受体阻滞剂，洋地黄，奎尼丁，乙胺碘呋酮等）。以及其他的病变的影响如黄疸、高血钾、甲状腺功能减退症等。

（二）心电图连续观察心脏节律的变化

长时间的心电监护，可发现心脏节律变化的特征，借以得到更有意义的心电图资料，提高病态窦房结综合征的诊断率。下列几种情况有助于诊断：①严重的窦性心动过缓伴有头昏或晕厥者。心率持续在 40 次/分以下者意义更大。②窦性停搏后房室交界区不发放逸搏，或窦性停搏后发生阵发性心房颤动及阵发性室上性心动过速者。③伴有心室率缓慢之心房颤动者。④无原因之窦房传导阻滞者。⑤有心动过缓－心动过速综合征者诊断病态窦房结综合征常无疑问。

（三）窦房结功能激发试验

病态窦房结综合征的窦性心动过缓与生理性窦性心动过缓常难鉴别。应先作运动试验，如窦性心率达 90 次/分以上者，表示窦房结功能正常。如达不到 90 次/分需作阿托品试验，即以阿托品 2mg 静脉注射，其后记录 1、3、5、10、15、30 分钟心电图，如发现窦性心律频率＞90 次/分，则不像病态窦房结综合征。如果有青光眼或对阿托品过敏者，可作异丙肾上腺素试验。即每分钟静注异丙肾上腺素 $1 \sim 2 \mu g$，观察心率能否达到 90 次/分，试验中注意避免室性期前收缩，如心率达不到 90 次/分，则进一步作窦房结功能的电生理检查。

（四）电生理检查

1. 窦房结恢复时间测定（SNRT） 测定窦房结恢复时间的方法有 2 种：①心内法。②经食管心房调搏法。均应用分级递增法进行心房起搏，每次 1 分钟，心率从 70 次/分开始，每次递增 20 次/分，直至心率达到 150 次/分止，每次中间休息 $1 \sim 2$ 分钟。目的是增加心房率，使窦房结完全抑制，然后突然停止心房调搏，窦房结经过一段"温醒"过程后恢复窦性心律。从突然停止调搏至恢复窦性心律的时间称窦房结恢复时间。正常值为 <1500ms，超过 2000ms 有诊断意义，它主要反映窦房结的自动起搏功能。

2. 矫正窦房结恢复时间测定（CSNRT）

（1）纠正窦房结恢复时间等于窦房结恢复时间减去基础周期长度，正常值 <525ms，否则说明窦房结功能障碍。

（2）窦房结恢复时间占基础周期长度的百分率，以基础周期长度 $A_1 - A_2$ 间期为 100% 来计算窦房结恢复时间的百分率，正常值高界不得超过 180% 。计算公式为：$CSNRT = SNRT / (A_1 - A_2) \times 100\%$ 。

3. 心脏固有心率（IHR）测试 应用心得安 0.2mg/kg（总量 10mg 以下）加阿托品 0.04mg/kg（总量 2mg）缓慢静脉注射，其后 $3 \sim 10$ 分钟内记录最高心率为心脏固有心率。心脏固有心率的正常值随年龄增长而下降。正常人可按年龄预测固有心率，其公式为：$IHRP = 118.1 - (0.57 \times 年龄)$。其正常范围为 $IHRP \pm 18\%$ （95% 可信限在 <45 岁者为 $IHRP \pm 14\%$ ；>45 岁者为 $IHRP \pm 18\%$ ，如超出两个标准差即属不正常），正常值应在 80 次/分以上。

应用窦房结恢复时间（SNRT），纠正后窦房结恢复时间（CSNRT）、心脏固有心率（IHR）的测定，都是作为评价窦房结功能所必需做的项目。

4. 窦房传导时间（SACT）测定　方法是在心内电生理或食管心房调搏的基础上应用人工期前收缩法或连续起搏法进行。

正常人窦房传导时间为＜120ms，大于150ms 有诊断意义。表示 T 细胞有纤维化，传导延缓，易发生折返和快速性心律失常。

5. 房室交界区功能测定　方法是在心内电生理或食管心房调搏的基础上，应用心房起搏进行分级递增法测房室结的 1：1 传导频率，正常为 130 次/分，文氏阻滞频率为 140 次/分。如果 1：1 传导频率＜120 次/分，提示房室交界区有病变。应作希氏束电图检查，判断阻滞在房室交界区的近端、远端或内部，以及病变的程度。判断是单纯性窦房结病变还是属双结病变。这样对选择治疗方案有帮助，特别需要安装起搏器的患者如何选不同类型的起搏器有好处。

【治疗】

对传导系统有抑制作用的药物应慎用或禁用。对轻症或无症状的患者可不予以特殊治疗，但要定期随访观察。对有明显症状及电生理检查确诊者，可试用阿托品、麻黄素、舒喘灵等适当提高心室率。部分患者可选用烟酰胺 800～1000mg，加入到 10% 葡萄糖 500ml 中静脉滴注，每日 1 次；果糖 10g 静脉注射，每日 1 次，2～3 周为 1 疗程。冠心病患者可选用消心痛和心痛定等综合治疗，这样可反射性加快窦性心律。

快－慢综合征在心房颤动时，心室率太快，如采用洋地黄治疗，应选短效的，且从小剂量开始，不可选电转复律。因为从心动过速转为窦性心动过缓时，病态窦房结往往处于过分抑制状态，从而可引起急性心源性脑缺血综合征。一旦发生应立即胸外心脏按压及异丙肾上腺素 1mg 加入到 5% 葡萄糖 500ml 中静脉滴注，提高及维持有效的心室率，必要时配合临时心脏起搏参加抢救治疗。

有眩晕，近似晕厥、完全晕厥或心脑综合征发作，确系心脏停搏所致者，应及早安置心脏起搏器。

病态窦房结综合征患者约 50% 有双结病变，因而起搏以 VVl、或房室序贯起搏较好。有条件者可用程控式 VVI 起搏器。在发作室上性心动过速。心房扑动时足可调控中止室上性心动过速及心房扑动，但其房室仍不同步，心搏出量降低，可引起起搏器综合征；如有窦房传导还可因起搏器诱发折返性心动过速。DVI，DDD 虽能按需起搏心房·并备有按需心室起搏功能，附以多参数程控装置可达到生理起搏与抗室上速、房扑的目的，但仍无法终止心房颤动。带有程控自动扫描功能的起搏器是治疗慢一快综合征的一种较理想起搏器，可由 VVT、转成 VVI 又转成 VVT（即起搏器感知心动过缓，或长间歇即可自动转成 VVI 起搏器）；如心动过速发作，起搏器由 VVI 转成 VVT，自动发放 S_2 或 S_2S_3 扫描刺激，如 S_2S_3 刺激无效。程控改成短阵快速刺激扫描，一旦心动过速停止，起搏器自动停止发放脉冲。

第七节　心搏骤停

【概述】

心搏骤停（Cardiac arrest）是指各种原因引起的心脏突然停搏。临床表现为意识丧失、心音及大动脉搏动消失、呼吸停止、瞳孔散大等。心电图表现有心室颤动（Ventriculari fibriliation）、心搏停止（Asystole）或心室停顿（Ventricular Standstill）、心电机械分离（Electromechanical dissociation）三种类型，后者心电图有规则 QRS 波群和 T 波，甚至可有 P 波，但测不到血压和脉搏。三种类型中，心室颤动最常见，约占 77% ~ 84%；心搏停止约占 16% ~ 26%；心电机械分离则极少见。心室颤动复苏成功率占 40%，但存活到出院者只占 20% 左右，缓慢性心律失常复苏成功率仅占 9%，而能存活到出院几乎无一例。可见一旦出现心搏停止或心电机械分离，患者预后极差。

导致心搏骤停的原因可以是心脏本身的病变，也可以是其它疾患或因素影响到心脏。主要有以下几个方面：①冠心病、急性心肌梗死、急性肺梗塞、Ⅱ 或 Ⅲ 度房室传导阻滞、心瓣膜病变（特别是主动脉瓣病）、心肌病、主动脉瘤穿破、紫绀型先天性心脏病和急性脑血管疾病等是内科最常见的病因。②广泛性心肌损害、心脏破裂、心包填塞或大量失血者。常表现为心电机械分离。③药物中毒及过敏反应。如洋地黄（Digitalis）、奎尼丁（Quinidine）、普鲁卡因胺（Procainamide）、胺碘酮（Amiodarone）、苯妥英钠（Dilantin）、氟卡胺（Flecainide）、β受体阻滞剂（β–blocker）、钙通道阻滞剂（Calcium channel blocker）、肾上腺素和异丙基肾上腺素及其它拟交感神经类药物中毒，常能诱发心室颤动而致心搏骤停；乙酰胆碱和其它拟副交感神经之类的药物，可导致心脏失去收缩而骤停；青霉素、链霉素等药物和某些血清的过敏反应都可以引起心搏骤停。④手术及麻醉意外胸腔手术，特别是心脏手术较易引起心搏骤停；在进行咽喉、颈部、纵膈、眼科和泌尿外科等手术；以及进行心血管造影、心导管检查等也可发生心跳停搏；麻醉操作不当（如硬膜外麻醉药物误入蛛网膜下腔）、全身麻醉剂过量、肌肉松弛剂应用不当、低温麻醉时体温过低等也可引发心跳停搏。⑤溺水、触电、雷电击伤、自缢、严重创伤。⑥电解质紊乱高钾血症、低钾或低镁血症、严重酸中毒。⑦在某些情况下，过度迷走反射可诱发心搏骤停，如颈动脉窦按摩、气管插管、食管镜检查、食管超声心动图、胃镜、支气管镜等检查及直肠镜检或用力大便（Valsalva动作）以及压迫眼球、在腹部手术中牵拉腹膜等，均可发生心搏骤停。

心搏骤停大多数表现为心室颤动。心室颤动发作前，某些心电不稳定的心电图表现应加以注意：①Q–Tc延长：各种不同原因引起的心室复极延长，是发生严重室性心律失常的重要因素之一。②心室颤动前室性期前收缩变化：a. 特早型室早：联律间距＜0.34s，容易发生 R-on-T 引起室性心动过速或心室颤动；b. 室性期前收缩成对或多源：成对出现的室性期前收缩相互间在形态、时限、振幅和极性方面差异愈大，表示心电不稳，愈容易引起室性心动过速、心室颤动。

【诊断要点】

1. 突然丧失意识并全身抽搐　一般停跳 5～10 秒后由于脑缺氧而引起昏

厥，停跳 15 秒以上则可产生昏迷和抽搐。紧随着心搏骤停后出现持续昏迷，通常不超过 30 秒。

2. 大动脉搏动消失（一般摸颈动脉）。

3. 心音消失。

4. 呼吸不规则或停止　通常在停跳后约 20～30 秒内发生。

5. 瞳孔散大　在心跳停止后约 45 秒开始出现，1～2 分钟才固定，因而不能作为早期诊断依据。

6. 皮肤及黏膜紫绀。

7. 血压测不到。

8. 手术野出血停止。

以上前 3 项是主要条件，后 5 项为次要依据。若发现上述表现，应迅速作出心搏骤停的诊断，并立即给予抢救。如条件许可，立即心电监护，描记心电图至少二个导联，以确定心搏骤停的类型。

【治疗】

虽然心搏骤停的原因很多，但心肺复苏的技术大致相同。时间是复苏成败的关键，故抢救必须分秒必争。心搏骤停复苏成功的有利因素是：有目击者的心脏停搏；现场即时心肺复苏；4～8min 内能进行现代的生命支持；心搏骤停的基本心律是心室颤动；除颤迅速；灌注性心律恢复快；心搏骤停前无功能损害；住院患者主要器官疾病少于 2 个。据研究和脑复苏临床验证：如脉搏消失 >10～15min，极难做到功能的复苏。复苏的处理可分为三个阶段：①基本生命支持，又称第一期复苏。②现代的心脏支持，又称第二期复苏。③后期复苏处理，又称第三期复苏即脑复苏。复苏处理的三个阶段是紧密联系的，不能截然划分。

一、第一期复苏

立即恢复循环与呼吸。包括畅通气道、人工呼吸及人工胸外心脏按压，简称为 ABC（Airway，Breathing，Circulation）三部曲。必须指出：如发现患者心搏骤停的瞬间是心室颤动所致，则应首先电击除颤，而不应把时间花在畅通气道、人工呼吸或使用药物上，因心室颤动治疗成功关键取决于快速除颤，其他治疗亦为了除颤容易获得成功而已。

（一）畅通气道

心搏骤停时，由于下颌肌突然松弛，常使舌根后坠，压迫会厌，易引起呼吸道阻塞。因此心肺复苏的第一步必须首先设法畅通气道。通常立即将患者去枕，将手置于患者额部加压使头后仰，并抬高颈部或下颌，使舌根离开咽喉后壁，气道便可通畅。并要清除呼吸道异物。

（二）人工呼吸

心搏骤停 20～30 秒后，呼吸亦随之停止。为保证氧的输入和二氧化碳的排出，必须同时进行人工呼吸与胸外心脏按压，以维持血液循环，缺一不可。现场抢救最简便的方法是口对口吹气或口对鼻吹气，前者效果最好。在一般情况下，人呼出的气中含氧 15.5Vol%，足以维持生命所需，如作深吸气后再呼气，则其中含氧量可达 18Vol%。每次可呼出气体 1000～1250ml，连续作口对口呼吸 2 次，代替以往推荐的 4 次，可使患者肺中氧浓度恢复到近乎正常水平。在施行前，首先要保持呼吸道通畅，患者仰卧，双肩垫高，松解衣领及裤带，清除口中污物、假牙等。术者一手托起患者颈部并尽量使头后仰，另一手捏紧患者鼻孔，深吸一口气。对准患者的口用力吹入。然后放松鼻孔，如此反复，每分钟 12 次（吹气 2 秒，患者呼气 3 秒）。一般按压心脏 5 次，可算作口对口吹气 1 次（1 个人做亦可 15 比 2）。初时吹大些快些，10～20 次后压力渐减，维持上胸部轻轻向上即可。口对口吹气效果欠佳者，应迅速改为口对鼻吹气，向鼻孔吹气时，将患者口闭住。此法尤适用于牙关紧闭的患者。一旦有关人员到达，即作气管插管加压给氧，必要时旋行气管切开术。

（三）人工胸外心脏按压

1. 叩击心前区　停搏一开始（1 分钟内）急救者可向患者胸骨下部，剑突之上，高举拳头尺侧 20～30cm 用力叩击 1～2 下，相当于 1～2 焦耳电击能量，用此法有可能触发心脏收缩或制止室性心律失常，使循环得以恢复。

但对缺氧而跳动的心脏循环尚未停止的患者应避免使用．因有可能使之转为严重的心室扑动或心室颤动。

2. 胸外心脏按压　经上述叩击后，如颈动脉仍无搏动，应立即使患者仰卧在硬板床或地面，头低，抬高双下肢30°～40°，以利静脉回流心脏，术者左手掌根置于患者胸骨下半部，剑突上的水平，右掌压在左手背上，肘关节伸直，手臂与胸骨垂直，借助身体之力，有节奏地按压胸骨下陷 4～5cm，每分钟按压 100 次。如操作恰当，则体循环收缩压可达 10.6～13.3kPa（80～100mmHg），但舒张压很低，以致影响心肌和脑组织的灌注和血流量。为能提高人工胸外按压时心脏重要脏器的灌注和血流量，晚近又有采用附加的腹部挤压术。当患者心脏复跳，但动脉收缩压＜6.7kPa（50mmHg）时，仍要继续按压。

（1）注意事项

1）压力要合适，勿过重或过轻，过轻达不到有效指征的要求，过重可致肋骨骨折、心包积血、甚至肝破裂。

2）按压部位要准确，在上述部位进行，而不是心前区、剑突下或左下胸部，如部位太低，有损伤腹部脏器或引起胃内容物反流；如位置过高可损伤大血管；按压不在中线则可能引起肋骨骨折乃至气胸等。

3）借助身体重量垂直往下压，动作稳健有力并带节奏性，避免突然或急撞的动作。压下后持续约0.5秒突然放松，让患者胸壁弹回，产生胸腔负压，以利血液回流到心脏，但手掌根不要离开按压处，而手指则不接触胸部，否则整个手压在胸部，心前区挤压范围太大，亦易致骨折。

4）次数要合适，一般按压头 2～3 分钟可达 100 次/分，使血压短期内上升达8.0～9.3kPa（60～70mmHg）左右，并可能促使心脏复跳。

5）不要因为心脏听诊、作心电图而频频地停止按压，不论心电图记录为何种心律，必须持续进行心脏按压，直到脉搏和血压都自动恢复正常为止。若向心内注射、电击、气管插管等必要治疗措施而必须暂停按压时，每次暂停不能超过 5 秒。

6）有下列情况，不宜行闭式胸外心脏按压，应立即开胸直接心脏按压：①有胸骨或脊柱畸形，影响胸外按压效果，如漏斗胸、明显鸡胸。②心包填塞。③严重肺气肿，桶形胸。④张力性气胸。⑤巨大肺栓塞。⑥胸腔.大出血或胸部严重创伤。⑦心脏穿透伤。⑧心肌梗死合并可疑心室穿破。⑨冠状动脉气栓。⑩心房黏液瘤。⑨闭式胸外按压无明显效果者。⑧装有人工心瓣膜者（胸外按压会损伤人工心瓣膜）。

（2）按压有效指标：①能触及周围大动脉（股、颈动脉），上肢收缩压＞8.0kPa（60mmHg）。②患者颜面、唇、皮肤色泽转红润。③瞳孔缩小。④呼吸改善或出现自主呼吸。⑤眼睑毛反射恢复。⑥肌张力好。⑦昏迷变浅，患者开始挣扎。

二、第二期复苏

恢复原有心律和维持有效循环和呼吸。复苏的措施和处理因心搏骤停的类型而异。

（一）紧急处理

1. 心室颤动的处理　首要措施是除颤。

（1）电击除颤：不论心室颤动波粗细，立即行非同步电击除颤，首次用200瓦/秒，如心室颤动持续，紧接连续用300和360瓦－秒除颤；首次用200瓦/秒除颤，成功的机会最大，且不增加心肌电损伤；除颤时，必须用力压紧电极板（每平方厘米1.8kg）。如连续3次除颤不成功，应立即气管插管，加压给氧，加大换气，同时立即静脉推注肾上腺素（Epinephrine）1mg（加生理盐水稀释至10ml），可扩张冠状动脉，改善冠状动脉灌注不足，增强心肌收缩力，接着再用360瓦/秒除颤。

（2）药物除颤：若一时未有电除颤器，或连续几次电除颤失败，应迅速静脉推注一种或多种抗心律失常药物，如室颤持续，再用360瓦/秒除颤。目前认为首选的除颤药物是利多卡因（Lidocaine）、溴苄胺（Bretylium）和硫酸镁（Magnesium Sulfate）。

1）利多卡因：能抑制心肌兴奋性，使缺血心肌细胞传导正常，终止折返性室性心动过速，提高室颤阈。首剂静脉推注 70～100mg，若无效，再注 1 次（70～100mg）。如有效，用利多卡因 1～4mg/min 静脉滴注维持。对有肝功能损害和老年患者，剂量宜小，因剂量过大可抑制心肌收缩力和呼吸。

2）溴苄胺：与利多卡因相似，可终止室性折返性心律失常，提高室颤阈，有利于除颤，且对心肌收缩力无抑制而有增强作用，与利多卡因并用有相加或协同作用。主要用于利多卡因和电击复律无效的难治性心室颤动。首剂静脉推注 250～300mg 后再除颤，若心室颤动仍持续或再发，可增至 600～700mg 再注 1 次，如有效，按 0.5～2mg/min 静滴维持，最大剂量为 30mg·kg^{-1}·d^{-1}。

3）硫酸镁：硫酸镁治疗心室颤动作用尚未明确，它有钙阻滞作用，加快复极，激活钠—钾三磷腺苷酶泵（Na－K ATP ase Pump），使动作电位 2 位相缩短，静息膜负电位增加，从而减少自动除极的可能性，逆转其他抗心律失常治疗无效的心室颤动。对心跳停止患者几乎无毒，可逆转其他抗心律失常治疗无效的顽固性心室颤动。因此应早期使用。首次静脉推注 25％硫酸镁 8ml，如无效，可静脉推注 1g/min，总量可达 5～10g。

4）心得安（Inderal）：经上述药物处理，心室颤动仍持续或反复发作。可静脉推注心得安 0.5～1mg（用注射水稀释至 5～10ml），如心室颤动仍持续，可每 min 注射 0.5mg，共 3～5 次，常可获得意想不到的作用。作者曾用于治疗顽固性心室颤动，确有奇效。静注心得安可减少儿茶酚胺对心肌的有害作用，延长缺血性心肌相对反拗期，有膜的稳定性作用，对抑制和预防急性心肌梗死持续发作的心室颤动，以及与洋地黄和异丙肾上腺素（Isoproter-enol）等毒性作用有关的心室颤动．效果良好，特别是经利多卡因、溴苄胺、硫酸镁或普鲁卡因胺（Procainamide）治疗无效者。

5）普鲁卡因酰胺：用以上药物后仍反复发生心室颤动者，可试用普鲁卡因酰胺，首剂 4min 内静脉推注 200mg，以后按需要每 5min 推注 100mg，总量达 750～1000mg，如有效用 1～4mg/min 静滴维持。普鲁卡因酰胺具有延长心肌有效反拗期，防止期前冲动的传导，促进双向性阻滞，从而抑制折返性室性心律失常。因而有抗心室颤动作用。

必须再次强调，在使用上述药物除颤时，如心室颤动持续，应同时每分钟用 360 瓦/秒电击除颤 1 次，每 3～5min 静注肾上腺素 1mg（用注射水稀释为 10ml）。

2. 心搏停止的处理

（1）首先证实确无心电活动：至少有 2 个导联心电图无心电活动，才能称为心搏停止，包括纤细的心室颤动，要排除心搏停止不是心电图导联线连接不当或导联线断裂，或心电图增益不够等。亦可表现为心率极慢，节律不整的缓慢性心搏停止（Bradyasystolicarrest）。

（2）继续第一期复苏措施：最好行气管插管，加压供氧，加大换气，以便可以从气管内给药。

（3）立即注射肾上腺素和阿托品（Atropine）各 1mg：阿托品对原发性心动过缓性心搏停止特别有效。注射上述两药有时可使心律转为心室颤动。

（4）电击除颤：注射肾上腺素和阿托品后，立即用 360 瓦/秒电击除颤，看能否逆转纤细的心室颤动，或经上述药物注射后发生的心室颤动。

（5）重复注射肾上腺素：如经上述处理无效，可每 3～5min 静脉推注肾上腺素 1mg。

（6）考虑人工心脏起搏（见后）。

必须指出：心搏停止患者复律成功率甚低，已如前述。如患者经上述现代生命支持抢救 15～30min，包括最合理的供氧，加大换气，纠正酸碱失衡，多次肾上腺素注射，人工心脏起搏等，仍无效，可终止复苏抢救，宣告患者死亡。

3. 心电机械分离 通常心电活动频率呈进行性减慢，QRS 波群变宽，最后呈心搏停止。亦可在消除心室颤动或心搏停止后出现。

（1）产生心电分离的原因

1）不可逆原因：①主动脉夹层动脉瘤合并主动脉穿破。②心室游离壁穿破。③巨大肺栓塞。

2）可逆原因：①严重缺氧和酸中毒。②血容量掉失过多。③急性心包填塞、心瓣膜手术后、急性心肌梗死后、结核性心包炎、肾功能衰竭、淋巴瘤和胸外伤后。④张力性气胸。⑤药物和电解质的毒性作用洋地黄、β-受体阻滞剂、钙通道阻滞剂等药物过量，以及高钾血症等，均可发生心电机械分离。

（2）处理和治疗的重点：迅速发现和治疗心电分离的可逆原因。

1）继续第一期复苏措施：同时立即气管插管，加压给氧，加大换气，目的是纠正缺氧和酸中毒。如发现有心包填塞或张力性气胸，不宜胸外心脏按压。

2）迅速确定有无下列情况：①高钾血症特别是有肾功能衰竭患者，心电图出现T波高尖、ORS波群变宽时，立即用5%氯化钙（calcium chloride）10ml或10%葡萄糖酸钙（calcium gluconate）10～20ml加等量5%葡萄糖液稀释后缓慢推注，紧接静注50%葡萄糖100ml，加胰岛素10单位，以上二种钙剂5min可以生效。如心电机械频率<60次／min，可静注阿托品1mg。②低血容量如颈静脉充盈不明显，或能测到中心静脉压≤0.49kPa（5cmH$_2$O），应积极补充血容量，可于10min内．经静脉滴注500ml溶液，可输5%葡萄糖溶液（有肺充血时），或生理盐水（有失钠史时），如有失血，可输血或血浆。③急性心包填塞颈静脉明显怒张，静脉压可高达1.471～1.961kPa（15～20cmH$_2$O），心电图QRS波群电压低，或频率很慢的心电机械分离，特别是患者有上述产生心包填塞的临床情况，应高度怀疑急性心包填塞，立即做床边二维超声确诊，并进行心包穿刺，只要抽出少量积液，心律即可改观。如无效，应立即改为开胸直接心脏按压。在第一期复苏，如高度怀疑急性心包填塞，应避免胸外心脏按压，要迅速明确诊断，加以相应处理。④张力性气胸闭式胸外心脏按压对张力性气胸所致心搏骤停非常危险，如忽略，可致患者死亡。在给患者气管插管，用简易呼吸器（Ambu bag）进行人工操作呼吸，如感到阻力大和换气时听不到肺部呼吸音或很弱，结合患者有支气管哮喘或慢性阻塞性肺病史，应考虑张力性气胸。立即用14号针头在有气胸侧

第二肋间锁骨中线上进行穿刺，以缓解张力性气胸，并立即请心外科医生开胸直接心脏按压，否则预后严重。⑤药物毒性作用要警惕洋地黄毒性作用，β－受体阻滞剂和钙通道阻滞剂过量所致的心电机械分离。

洋地黄所致的心电机械分离可用地高辛免疫抗体片段治疗（见本书充血性心力衰竭）。

β－受体阻滞剂和钙通道阻滞剂毒性作用均可致心电机械分离伴心动过缓，两者治疗均可用肾上腺素 1mg 加 5% 葡萄糖液 250ml 静脉滴注和 5% 氯化钙 l0～40ml 加等量 5% 葡萄糖液缓慢静脉推注；对顽固病例，可静脉注射高血糖素（Glucagon）2～5mg，其作用机制为兴奋非 α 和非 β 心肌受体，使心肌收缩力增加，心率增快，血压上升；如有体外循环，可以救命；异丙肾上腺素对此无作用。

3）患者经上述处理和迅速分析后，如仍找不到心电机械分离的可逆原因，应快速静脉滴注肾上腺素，总量可达 0.2mg/kg，如循环仍不能恢复，可终止复苏。

（二）复苏药物的应用

心搏骤停时间短、及时进行心脏按压或/和电击除颤，有时心脏可立即恢复跳动，但大多数病人需要药物帮助才能复跳。心脏用药的目的是提高心脏应激性，加强心肌收缩力，增加冠状动脉灌注，加速心率，纠正缺氧，纠正酸中毒，抑制异位节律。

1. 药物的选择　常用的急救药物有肾上腺素能药物，利多卡因、阿托品、碳酸氢钠、钙剂等药。肾上腺素是所有心搏骤停患者的首选药物，因它具有增强心肌收缩力，兴奋心脏传导系统，可直接兴奋心脏高、低位起搏点，能扩张冠状动脉，增加心肌供氧，对心跳停止患者用药后可恢复心跳，对心室颤动病例用药后可使其颤动波变粗，因而增加电击复律的成功率。肾上腺素尚能使外周血管收缩，有升压作用。故无论心搏骤停属何种类型均可使用肾上腺素，目前主张首次常规静脉注射肾上腺素 1mg，如心律未恢复，可每 3～5min 至少再注射 1mg，如确证心搏骤停为心搏停止或心电机械分离，亦可一次静脉注射肾上腺素 5~15mg，但仅一次而已。近年国外有学者报道，应用大剂量肾上腺素（3~5mg）抢救心搏骤停可提高复苏效果，认为大剂量肾上腺素可使心肌血流量增加，使心肌氧供超过氧耗，同时使脑皮质血流量增加，而这一血流量的增加与剂量成正比。推荐最佳剂量为 0.2mg/kg，可使主动脉舒张压升至 3.3~3.6kPa（25~27mmHg），此压力为胸外心脏按压时改善冠状动脉和脑血流灌注的最低要求。但亦有报道大剂量（7mg）与标准剂量（0.5~1mg）比较无明显差异。1992 年许多大系列临床研究显示，使用大剂量肾上腺素不能改善心搏骤停的存活率和神经系统的后遗症，仅能恢复灌注性心律而已。因此，目前除在特定类型的心搏骤停可使用大剂量肾上腺素（5~15mg）外，一般均不主张使用。

传统观念认为，在心脏复苏中兴奋 β 受体比 α 受体更为重要。在 21 世纪 60~70 年代抢救心脏骤停常规使用肾上腺素、异丙肾上腺素（Isoproter-enol）和去甲肾上腺素（Noradrenaline），称之"心脏三联针"，或在三联针基础上加上阿托品称之"心脏四联针"。近年来许多学者认为三联针、四联针不应使用，因三联针中之三种药物均属拟交感药，药理作用重复，尤其是去甲肾上腺素，可引起周围血管强烈收缩，增加外周血管阻力，亦即增加心脏后负荷，对心脏恢复有效搏动不利。若心腔内注射则危害更大，药物渗入心脏或误注入心肌可引起心肌坏死或心内膜下出血。心肌过度强烈收缩可加剧心肌缺血，也易形成。石头心"。此外，血管强烈收缩可严重影响各脏器血供，尤其是肾脏，可引起或加剧急性肾功能衰竭，恶化微循环，加剧组织缺氧和酸中毒，降低室颤阈值。因此在心肺复苏中，去甲肾上腺素并无可取之处，现已不用。异丙肾上腺素是 β－受体强烈的兴奋剂，有强烈加强心肌收缩的效应，对窦房结亦有明显兴奋作用，以往一直用于治疗心搏停止和心电机械分离。但由于无 α 肾上腺素能兴奋作用，对冠状动脉和脑动脉灌注无作用，加之可增加心肌耗氧，易引起异位心律，不少病例在心内注射后随着心脏复跳，常可出现短阵室性或室上性心动过速，然后又回复到心室颤动。因此目前已不再使用"三联针"。

氯化钙以往亦常用于治疗心搏骤停，但其疗效未证实。目前已不作常规使用，同时它可增加停跳后神经元缺血性损伤和脑血流灌注不足。

2. 给药途径　在循环停顿后，皮下和肌肉注射药物不起作用，必须由其它途径给药：

（1）心腔内注射：以往常用，一般在胸骨左缘外 2cm 第 4 肋间处用长穿刺针垂直插入，或稍向内斜，抽得回血后即可注入。作右室腔内注射容易命中，起效迅速是其优点，但易损伤局部心肌、冠状血管或肺泡并发气胸，药物误注入心肌内，可使心肌坏死或造成异位兴奋灶而诱发心律失常。同时要暂停心脏按压，影响复苏抢救。目前多不主张使用，除非静脉通路尚未建立，或尚不能经气管插管给药时用之。

（2）静脉给药：目前都主张先作静脉注射，首选前臂静脉，其效果与心内注射效果相似，且给药不必中止心脏按压．亦无气胸、心肌损伤等并发症。但须注意，静脉给药时必须同时作有效的心脏按压。否则药物难以到达心脏。

（3）气管内给药：其效果与中心静脉给药相似。肾上腺素、利多卡因和阿托品均可从气管内缓慢注入而迅速奏效。碳酸氢钠为碱性药，与肾上腺素可产生沉淀或分解反应，且用量大，钙剂可引起局部组织坏死，因而均不宜气管内注入。气管内注入药物时，先将药物稀释至 10~20ml，用注射器通过一塑料静脉导管（勿用针头），将药物缓慢注射到气管插管的远端，注药后，停止人工胸外心脏按压 5 秒，同时加大换气。此法必须先行气管插管术，每次注入液体量不能太多，否则易引起细支气管阻塞。

（三）进一步维持有效的换气和循环

一期复苏时的口对口呼吸未能使患者脱离低血氧状态，势必导致无氧代谢和代谢性酸中毒，不利于心搏的恢复和循环的维持。应进一步改善换气，用面罩或气管插管法给纯氧加强通气。气管插管用人工球囊挤压或人工呼吸机进行机械辅助呼吸效果最好。

（四）纠正酸中毒

心跳停止后由于缺氧、大量代谢产物积蓄体内而致代谢性酸中毒。由于呼吸功能衰竭，导致二氧化碳不能排出，产生呼吸性酸中毒；因此必须加大换气来纠正酸中毒。严重酸中毒对心脏的自律性和收缩功能都有抑制作用，心排血量减少，使心脏和血管对拟交感神经胺类药物反应减弱，升压药可无效；心肌代谢障碍，降低心脏发生心室颤动的阈值，易发生心室颤动或使除颤无效。因此经充分通气后，如心脏仍然停跳，则必须及时纠正酸中毒，这是复苏成败的主要环节之一。碳酸氢钠是目前应用最广，作用最快和效果最好的一种碱性药物。一般动脉血 pH < 7.1 或心脏骤停 10 分钟内未能恢复循环者，则应静注5% 碳酸氢钠75ml，必要时，每 10 分钟重复一次，直至循环恢复为止。如有可能，应监测动脉血 pH、PO_2 和 PCO_2 结果指导用药。尽量使 pH 接近 7.36，保证有效通气来控制 PCO_2。

据近来的临床观察和动物实验研究，发现心搏骤停时的酸中毒主要是呼吸性酸中毒，而非代谢性酸中毒。以往心肺复苏时有"宁碱毋酸"的做法，可引起高钠低钾血症，代谢性碱中毒，造成组织缺血、缺氧，抑制心肌和脑细胞功能，使心肺复苏难于成功。纠正酸碱失衡时而"宁稍偏酸"，则对心血管系统的功能既无明显抑制，又有利于维持血钾水平和 HbO_2 对组织的供氧。保证充分通气更是纠正酸碱失衡的主要措施。

（五）人工心脏起搏

适用于高度房室传导阻滞，重度病态窦房结综合征引起的阿—斯综合征，心搏停止经心肺复苏及多次药物注射无效，亦可试用起搏治疗。为争取时间，简便易行的用皮肤电极或皮下心肌针起搏可先行试用，继之静脉插管到右心室行心内膜电极起搏。但人工心脏起搏对心搏停止者多无效。

（六）维持血压及循环功能

复苏后，循环功能经常不稳定，常有低血压、心律失常或心功能不全。

1. 控制心律失常

（1）阵发性室性心动过速：病情稳定、无胸痛、血压正常者，首选利多卡因，剂量 70～100mg，静脉推注 2～3min。如病人清醒，有胸痛，血压 12/

8kPa（90/60mmHg），先静注利多卡因 70～100mg；如无效，可选用其他抗心律失常药，或立即用 100 瓦。秒电击复律〔击前用安定（Valium）10～15mg 静注使患者处于入睡状态〕。如患者心率 <160 次/min，心电图有单独和清晰的 T 波，可用同步电击复律，否则用非同步较合适。如病情不稳定、神志不清、低血压、有肺水肿等，宜首先用 100 瓦/秒电击复律，如无效，可加大电能，直至 200～360 瓦/秒，然后静注利多卡因（剂量同上）。如患者用 100 瓦/秒电复律成功，但以后又回复室性心动过速，可用较低电能进行电复律－有时 5～10 瓦/秒亦能转复成功。药物或电击复律成功后，宜用抗心律失常药物维持，如利多卡因 1～4mg/min 静脉滴注。如患者静脉推注利多卡因无效，则静咏滴注亦收效甚微。亦可加服普鲁卡因胺，每日 4 次，每次 250～500mg，或用慢心律（Mexiletine），每日 4 次，每次 150mg，或心律平，（Propafenone）每日 3 次，每次 200mg。

必须指出：心力衰竭、肝肾功能衰竭或年龄 >74 岁患者，或患者正服红霉素（Erythromycin）、西咪替丁（Cimetidine）或心得安等使肝脏降低对利多卡因代谢作用的药物，易发生利多卡因毒性反应。因此，临床医生重复静脉推注利多卡因时，要慎重考虑，权衡利弊，尽量避免长期用大剂量利多卡因，以免引起抽搐、呼吸抑制、头晕、耳鸣、低血压、视力模糊、窦房停跳等。

经上述治疗无效的顽固室性心动过速，可试用下列药物：

1）普鲁卡因胺：起始每 min 静脉滴注 20mg。或每 5min 静脉推注 100mg，直至室性心动过速减轻，改为静脉滴注 1～4mg/min，总量可达 1000mg，注射后如出现低血压或 QRS 波时间增宽≥50%，则停用。

2）溴苄胺：如普鲁卡因酰胺治疗无效，可用溴苄胺 250mg 加 5% 葡萄糖液 20ml 静注 10min，随后用 500mg 加 5% 葡萄糖 500ml 静脉滴注，每分钟 0.5～2mg，溴苄胺与普鲁卡因酰胺联合用药效果更好。

3）硫酸镁：是治疗尖端扭转型室性心动过速的首选药物，特别是其他药物治疗无效者。对室性心动过速合并低钾、低镁血症、洋地黄中毒或 Q－

T间期延长者效果甚佳。首先静脉推注25%硫酸镁8ml，如有效，可每小时滴注2g。

4）β受体阻滞剂：降低交感神经张力和冲动传导的速度，对曾用肾上腺素后产生的阵发室性心动过速帮助较大。可静脉推注心得安0.5～1mg（加注射水稀释至5ml），必要时，可重复注射2～3次。

必须指出：患者有反复发作室性心动过速时，应排除以下因素，并加以纠正：缺氧、低钾血症、低镁血症、严重酸中毒或碱中毒，或使用致心律失常性药物，如异丙肾上腺素或插有漂浮导管等。

（2）室上性心律失常：对室上性阵发性心动过速，心房扑动或心房颤动，可静注心律平70～140mg，如无效，可用西地兰，首剂0.4～0.6mg，加入5%葡萄糖液40ml静注（原来未用洋地黄者），必要时，每2～4小时再注射0.2mg。紧急时可采用直流电同步电转复。

（3）高度房室传导阻滞或显著窦性心动过缓用肾上腺素1mg加入5%葡萄糖液250ml静脉滴注，以心率≥60次/min为度。也可用阿托品0.5～1mg静脉推注，需要时可每隔5min重复给药，一般总剂量不超过2mg，除非有第三度房室传导阻滞。

2. 低血压的处理 复苏后发生低血压的原因很多，如心律失常或心肌收缩无力，血容量不足，呼吸功能不全，严重酸中毒未纠正，微循环功能失调，或抢救过程中产生的并发症如气胸、心包填塞和药物的副作用，或不正确的使用呼吸机，以及心搏骤停前导致休克的因素未解除等。应针对不同原因进行治疗。对低血压可用：①拟交感神经胺类药物和肾上腺皮质激素并用，以选用多巴胺、多巴酚丁胺为好。对伴有心率偏慢、无异位心律者，可试用肾上腺素静脉滴注（用法见前述）。②伴有心力衰竭时可用适量强心剂如西地兰、毒毛旋花子甙K（Strophanthin K）等。

经上述处理无效时，部分患者可考虑用辅助循环。

（七）呼吸兴奋剂的应用

复苏成功，自主呼吸恢复，但呼吸尚不健全者，可用可拉明（Coramine）、洛贝林（Lobeline）、回苏灵（Dimefline）等静脉注射或静脉滴注。

三、第三期复苏

即后续生命支持。主要是脑复苏，其目的是恢复智能和工作能力。

（一）防治脑缺氧和脑水肿

心搏恢复后，主要矛盾从停搏转化为脑部缺氧。复苏后患者能否存活，直接取决于脑组织的损害程度及治疗措施是否积极妥善。脑水肿是脑缺氧的后果。脑缺氧和脑水肿的防治应尽早开始，实际上，立即恢复循环和呼吸就是最好的防治措施。

1. 低温疗法　为目前治疗心搏骤停后脑缺氧损害的主要措施。低温可降低颅内压和脑代谢，提高脑细胞对缺氧的耐受力，体温每下降 1 ℃，颅内压和脑代谢分别下降 5.5% 和 6.7%。降温开始越早越好，早期正确应用低温，能使心搏停止超过 4min 所谓"临界时限"的患者得以恢复正常。以头部降温为主，应争取在心搏骤停 5min 内用冰帽保护大脑，使头部温度降至 28℃，肛温降至 32 ~ 34℃。血压稳定，神志仍不清者可人工冬眠，常用异丙嗪（Promethazine）25 ~ 50mg 加氢化麦角碱（Hydergin）0.6mg 稀释于 5% 葡萄糖液 100ml 静脉滴注。当病情稳定，神志逐渐好转，出现听觉时可复温，一般需 3 ~ 5 天。

2. 脱水疗法　对防治脑水肿是一项迅速有效的措施。常用 20% 甘露醇（Mannitol）或 25% 山梨醇（Sotlbitol）和地塞米松（Dexamethasone）或甲基强的松龙（Methylprednisolone）。复苏后头 3 ~ 4 天常合并使用甘露醇 250ml 每 8 小时 1 次静脉滴注、地塞米松 10mg 或甲基强的松龙 60mg 每 6 小时 1 次静脉推注，必要时，可加用速尿 40 ~ 60mg 静脉推注，每 6 小时 1 次，3 天或脑水肿好转后，改用甘露醇或山梨醇与 50% 葡萄糖交替使用。在脑缺氧时，由于血脑屏障功能受损，渗透性利尿剂可透过屏障而产生相反的渗透压差，导致"反跳"，颅内压和脑水肿又趋加重。为预防反跳，可联合应用：①速尿或利尿酸钠，尤其适用于伴有心功能不全者。②地塞米松或甲基强的松龙静脉注射。⑧20% ~ 25% 白蛋白 50ml 静脉滴注。脱水疗法一般需维持

1 周。

3. 高压氧治疗　复苏早期应用，有利于脑功能的恢复。

4. 镇痉　有抽搐发作可用安定 10mg 静注，或用苯巴比妥、阿米妥钠等。

5. 促进脑组织代谢的药物　如都可喜（Duxil）、脑活素、ATP、辅酶 A、细胞色素 C、谷氨酸、γ-氨酪酸、维生素 C 等均可应用。

6. 自由基清除剂、钙拮抗剂及保护脑功能药物的应用　自由基清除剂超氧化歧化酶（Superoxide dismutase）、过氧化氢酶（Catalase）可减轻复苏后心、脑损伤。钙拮抗剂可解除缺血后血管痉挛，降低细胞线粒体内钙负荷，干扰脂质过氧化和组织坏死，改善微循环。巴比妥类药物可降低脑细胞氧耗量，改善脑血流分布，降低颅内压，减轻脑水肿，缩小梗塞面积，增加脑组织耐受性，降低缺血时游离脂肪酸的产生，阻滞钙内流，消除氧自由基，预防和控制抽搐。

（二）防治肾功能衰竭

1. 尽快恢复和保持有效循环，使血压达一定水平［收缩压 > 8kPa（60mmHg）］，在纠正休克或低血压时，避免应用过多的血管收缩剂。

2. 纠正酸中毒。

3. 早期应用利尿脱水剂，如甘露醇、山梨醇、速尿等有利于防止肾功能不全。

【防止心搏骤停再发】

心脏复苏后需密切观察病情及上述各种情况的进展，随时防止和治疗再发。在头 24~48 小时内应特别注意。继续心电、血压监测，要查明发作的原因和诱因并加以防治。早期发现和早期药物治疗心律失常，制止向严重心律失常发展尤为重要。心脏骤停的预防，根本上是防治各种器质性心脏病或影响心脏的其他各种因素。

根据流行病学资料，在心脏骤停中以冠心病占第一位，尤其是有严重的三支冠状动脉阻塞性病变。冠心病伴有心搏骤停、室性心动过速和左室射血分数低于 30% 者，在国外推荐植入自动复律除颤器，目前一致认为可减少心脏猝死的发生率（Winkle RA 等在一组 555 例报告中称 1 年减少 1.9%，5 年减少 4%）。

【终止复苏的指征】

一、脑死亡

1. 完全而又持续意识丧失，对外界任何刺激均无反应。

2. 自主呼吸持续停止。

3. 所有反射含脑干反射全部消失（包括瞳孔固定散大，对光反射、角膜反射、吞咽反射等消失）达 20min 以上。

4. 脑自主或诱导电活动消失。

二、无心跳与脉搏（颈、桡、股动脉）

符合以上两项，且持续心肺复苏 30min 以上，可考虑终止复苏。

第八节　猝死

【概述】

猝死（Sudden Death）指非意料中的、非外因直接引起的突然发生的非暴力死亡。一部分猝死者不一定真正死去，经及时抢救仍可存活。从发生症状至死亡的时间究竟多长才算作猝死，目前意见分歧较大。有人定为 1 小时以内；有的定为 24 小时；世界卫生组织建议定为 6 小时。如果定为 1 小时，则猝死的绝大部分为心脏病所引起，40 岁以上的心脏病患者中冠心病的比例很大，因此，1 小时内猝死主要由冠心病引起。与心脏病有关的猝死称为心脏性猝死（sudden Cardiac Death），心脏性猝死的原因除冠心病外，还有梗阻型肥厚性心肌病、急性心肌炎、急性大块肺梗塞、动脉瘤破裂、Q-T 延长综合征、二尖瓣脱垂、原发性肺动脉高压等。低氧血症、酸碱失衡、电解质紊乱、内分泌疾病等均可引起严重的心律失常而致猝死。部分发生猝死者，并无明显器质性心脏病史。

【心脏性猝死】

心脏性猝死的直接致命因素是心搏骤停，包括心室停搏、电一机械分离和心室颤动，导致有效心泵功能的突然停止。部分猝死后经抢救复活者，事后从心电图或心肌活体组织检查证实有急性心肌梗死。对猝死者作回顾性分析发现其中一部分死前曾有多次无症状性心肌缺血（心电图显示心肌缺血，但无心绞痛等症状）的表现，因此猝死可能发生于心肌较严重缺血时。心肌缺血时心电不稳定，可出现折返激动，或异位起搏点自律性增高，或触发活动，导致严重的室性心律失常。

冠心病患者合并有严重室性心律失常时，心室晚电位阳性，或阵发性、无症状心肌缺血频发且持续时间较长者易发生猝死。急性心肌梗死者预示猝死危险性较大的因素有：①前间壁心肌梗死：②大面积梗塞。⑧并发束支阻滞或心力衰竭。④出现室性期前收缩或室性心动过速。电生理检查中，在心房起搏或窦性节律时，单一的心室电刺激可产生 2 个或 2 个以上的室性期前收缩，即为反复心室反应，此现象被认为心室电不稳定性，患者易于发生自发性室性心动过速或心室颤动。

【猝死的预防和急救】

猝死发生前可无任何先兆，部分患者先觉胸前区不适，或原有心前区疼痛发作的频度和程度略有增加，随后突然迅速出现神志不清、抽搐、呼吸变慢变浅而停止，脉搏、血压和心音均不能测知，心电图显示心室颤动或心电静止（或尖叫一声瞬即死去，表现形式可多样）。发生猝死时医院外的抢救十分重要，应大力普及心肺复苏知识的教育，组织训练急救队，培养更多人懂得识别心跳、呼吸停止，从而能及时有效地实施心肺复苏的抢救，这是猝死复活的关键。在医院内监护病房或其它病房中遇到猝死，除迅速进行人工心肺复苏外，应充分利用心电监护、电除颤、辅助呼吸器、心脏起搏器等手段进行抢救。有关猝死的急救处理详见心搏骤停一节。

对于猝死，目前尚缺乏完全有效的预防措施。避免引起室速或室颤的诱因如过度体力劳动、情绪过于激动、酗酒等，可能对某些病例有效；预激综合征或室性心动过速者，均可通过导管消融术而获得根治；发生室性心动过速或心功能不全的室壁瘤，可行手术切除；对反复发生室性心动过速或心室颤动的患者，安装植入性除颤器（ICD）可预防猝死（植入性除颤器自1980年应用以来，全世界已有近3万人使用，已被公认是预防猝死的一种有效措施，随着工程技术的发展，ICD电池容量加大，对心动过速的识别能力提高，以及电极的不断改进，其应用会更有效更广泛）；频发室性期前收缩或反复发作室性心动过速者，使用乙胺碘呋酮能降低猝死发生率；心肌梗死并发高危室性期前收缩或室性心动过速者，利多卡因是首选药，急性心肌梗死患者，如已出现频发室性期前收缩或室性心动过速者，更应及时静脉推注利多卡因75～100mg，然后静脉滴注3～5mg/min维持；β-受体阻滞剂被认为能使心肌梗死后猝死的危险性降低，在心绞痛、高血压以及充血性心肌病中，也可降低心脏性死亡率，除非存在反指征，否则一切具有心脏性死亡危险性的患者，都建议长期使用β-受体阻滞剂，轻度心功能不全时使用β-受体阻滞剂，也能降低死亡率。β-受体阻滞剂的作用机制可能是综合的效应，包括减轻动脉粥样硬化的形成、减少斑块撕裂、减少血小板的聚集、减轻心肌缺血、增加心电的稳定性等。

第七章 消化系统疾病

第一节 贲门失弛缓症

【概述】

贲门失弛缓症（Achalasia）是由神经功能障碍引起的疾病，一种以食管下段%（平滑肌）蠕动消失和下食管括约肌（LES）高压常 > 4kPa（30mmHg）及不能正常松弛为特征的特发性运动功能障碍。临床表现为渐进性的对固体和液体食物的吞咽困难、返流不消化食物（ > 30%）和吸入，非心源性胸痛、烧心、体重减轻等。食管钡餐检查可见食管下段扩张，蠕动丧失，贲门狭窄，边缘呈"鸟嘴状"。内镜检查可见食管腔扩大，张力缺乏，贲门狭窄及食物滞留。食管测压检查可证实诊断，是诊断贲门失弛缓症的最好方法。本病发病率约在 0.6/10 万，其中 2% ~4% 为继发性。任何年龄都可发病，25 岁至 60 岁多见，发病率男女相等。

本病的真正病因尚不清楚。目前认为食管动力异常的原因是迷走神经抑制纤维受损。在食管壁内（局限内环肌层）出现不明原因的退化变性，偶尔伴有炎性浸润，引起食管肠肌层神经丛（Auerbach's Plexas）神经节细胞数量减少和迷走神经食管支及大脑背部迷走神经运动核变性。有报告显示家族性贲门失弛缓症发病可能与基因有关，也有认为与免疫系统异常有关（自身免疫）。近年来的研究表明贲门失弛缓症不仅有食管体部及 LES 运动功能异常，而且还累及消化系统其他部位，如胃、十二指肠，Oddi 括约肌及胆囊均有动力异常。

本病虽为慢性良性疾病，未经治疗可能并发食管癌，发生率 <1%。可作为食管贲门癌，胃淋巴瘤、平滑肌肉瘤的初期表现（继发性贲门失弛缓症）。其它并发症有：吸入性肺炎、念珠菌性食管炎等。年龄在 50 岁以上，病程小于 1 年，伴体重减轻者，提示癌肿可能。

【病　因】

本病的病因目前还不十分明确，有人认为可能与病毒感染有关，但是对迷走神经和壁内神经丛的电镜检查，并未发现病毒颗粒。流行病学调查也不支持与感染有关。个别患者有家族史，提示这些患者的发病可能与遗传有关。另外，精神因素常常会导致症状加重。

【临床表现】

1. 吞咽困难　起病都较缓慢，初起较轻，仅在餐后有饱胀感，此后可逐渐发展，达到一定程度后，常不再加重。如果患者伴有食管扩张时，则常常感到食管内有食物进入胃，而且在进食或采取某种姿势，如挺胸、举手高于头部或站立使食管内压增加时，这一感觉增强。吞咽困难时常时轻时重，与他人共餐或情绪波动时，症状往往加重。如吃枣类食物又未细细咀嚼，食物可堵塞在 LES 之上，发生机械性梗阻，易发生严重而持续的吞咽困难。然而，很少发生呃逆。

2. 反食　随着吞咽困难加重，食管进一步扩张，大量内容物潴留于食管内，体位改变时可反流出来。患者常主诉仰卧位睡眠时，床上有反流物。反流物因未进入胃腔，故无胃内呕吐物酸臭的特点，并发食管炎、食管溃疡时反流物可含血液。

3. 胸痛　约 55% 患者有胸痛，胸痛出现与否与年龄、各种症状的持续时间、食管测压的结果无关。胸痛性质不一，可为闷痛、灼痛、针刺样痛、刀割样痛或锥痛。疼痛常发生于进餐或冷饮后，喝热水常使之减轻。有的胸痛发作，酷似心绞痛，舌下含服硝酸甘油片后可缓解，疼痛机制不很明确，可能与食管平滑肌强烈收缩或食物潴留性食管炎有关。腹腔镜下作改良的 Heller 手术能使 95% 患者的胸痛减轻。

【辅助检查】

1. 胸部平片　本病初期，胸片可无异常；随着食管扩张，可在后前位胸片上见到纵隔右上边缘膨出；食管高度扩张、延伸和弯曲时可见纵隔增宽而超出心脏右缘，有时可被误诊为纵隔肿瘤；当食管内潴留大量食物和气体时，可见食管内液平，大部分患者的胃泡消失。

2. 食管钡餐造影　动态造影可见食管的推进性收缩波消失，其收缩具有紊乱及非蠕动性质；LES 不随吞咽松弛，而呈间断开放，可见少许造影剂从食管漏入胃内。钡剂充盈时，食管体部，尤其是其远端明显扩张，严重者呈乙状样弯曲，远端食管光滑，末端变细成鸟嘴状。

3. 内镜检查

检查时可见食管体部扩张或弯曲变形，可伴憩室样膨出；食管内有时可见潴留的食物和体液；长病程患者的食管黏膜可伴有炎症，容易合并白色念珠菌感染。LES 区持续关闭，进镜时虽有阻力，但容易进入胃内。内镜检查对确定有无恶性肿瘤有意义，如内镜进入胃内困难或不能进入，要警惕 LES 区有狭窄或肿瘤。

4. 食管测压　食管测压时，本病的特征性表现为：食管蠕动消失，LES 压力增高（4kPa 或 30mmHg），LES 不能松弛、松弛不完全或虽松弛但时程短暂（<6 秒），食管内压增高。

5. 放射性核素检查　用 ^{99m}Tc 标记液体后吞下，可显示食管通过时间和节段性食管通过时间。正常食管通过时间平均为 7 秒，最长不超过 15 秒，卧位时比立位时要慢。

6. 乙酰甲胆碱试验　目前已不常用于临床。

7. 细胞学检查　贲门失迟缓患者肿瘤发病率远较一般人高，故细胞学检查对于发现早期肿瘤特别重要。

【诊断】

咽下困难、食物反流和胸骨后疼痛为本病的典型临床表现。若再经食管吞钡 X 线检查，发现具有本病的典型征象，就可作出诊断。①依据上述临床症状；②食管钡餐造影显示吞咽时缺乏进行性蠕动收缩，内镜检查可见食管扩张；③无梗阻性器质性病变；④吞咽时间测定：显著延长（正常 10 秒左右）；⑤食管测压显示正常蠕动消失；食管腔内压力增高；⑥必须与食管远端肿瘤造成的狭窄进行鉴别。

【治疗】

由于本病病因尚不明，并且神经元一旦丧失不可再生，目前尚无一种治疗方法可以恢复食管蠕动和 LES 功能，因此，所有的治疗均是姑息性的，目的在于缓解梗阻、减少 LES 压力、促进食管排空、改善症状、预防食物滞留造成的并发症等。治疗包括保守治疗、药物治疗、扩张术和手术等四个方面。

一、保守治疗

不少病人在消除情绪紧张和应激后，可以保持不发作或少发作而逐渐好转。通过调节饮食，教会病人摸索出易于吞咽的方法，可维持正常饮食而不至于影响健康。

二、药物治疗

常用有抗胆碱类药、α 肾上腺素受体阻滞剂、钙拮抗剂和三硝酸甘油类等四大类药物。目前常用钙拮抗剂，它不同于其它解痉药，能明显降低 LES 的压力，而不降低食管体部蠕动。心痛定（硝苯吡啶，Nifedipine）10 ~ 20mg 餐前 30 分钟口服或舌下用药，对症状较轻和食管没有扩大的病人可获得显著的短期效果。药物治疗还可用于对其他疗法觉得太危险的重症病人。其他钙拮抗剂如硫氮䓬酮（Diltiazern）30 ~ 60mg，每日 3 次，亦可以选用。药物治疗虽然可缓解症状，但作用时间短，不能阻止病情发展，且有药物副作用，还必须长期服药，故对多数病人好处不多。

三、扩张疗法

气囊扩张术对大多数病人来说是首选的初治方法。其原理是用暴力扩张贲门，以撕裂黏膜及部分肌层，达到松弛 LES 的目的。常用 Hust – Tucker 和 Rigiflex 扩张器，在 X 线引导下，由有经验的内镜医师将 3～4cm 直径的气囊置于 LES 上并充气（一般需 120ml 空气，压力 8～10Pa），以达到撕裂括约肌的目的。60%～75% 的病人能得到优良缓解效果。穿孔发生率为 1.4%～6%，需要立即手术治疗。

贲门失弛缓症的治疗之所以首选气囊扩张术，主要是因其有以下优点：①无返流等术后并发症；②效果不佳时，可以重复扩张多次；③住院时间短。但也有不足之处，主要有：①疗效不持久，需多次扩张治疗，以维持疗效；②有可能穿孔等并发症发生；③不易控制撕裂肌层的程度；④反复扩张治疗会增加以后手术的难度，并加重病人精神负担。

四、手术治疗

多采用 Heller 氏下食管括约肌切开手术。手术疗法一般是留给气囊扩张术无效的病人。方法是纵向切开狭窄段食管肌肉，保持黏膜完整，使括约肌收缩力减少。85% 以上的病人能获得显著的症状缓解，死亡率 <1%。Heller 氏手术具有操作简便。疗效肯定、损伤小、很少发生胃肠功能紊乱等优点。尽管是高度有效，手术仍需经腹或经胸切口。最大缺点是术后胃食管返流、发生率约 15%。多数学者主张经腹做肌切开术，在此基础上加各种抗返流手术，可以得到较好的疗效。近年来有些医疗中心开始开展胸腔内镜下的肌切开术，效果良好，可减少损伤，使术后恢复时间从 2～3 周减至 2～3 天。

第二节　胃食管返流病

【概述】

胃食管返流病（Gastroesophagealreflux disease，GERD）系指胃及十二指肠内容物返流入食管引起的症状或组织损害，常合并食管炎。在西方国家，GERD 十分常见，约 1/3 的成人有偶然出现的烧心感，10%～20% 有胃食管返流（GER）症状，如返酸、打呃、返食、烧心等。多数人病情轻微，少数发展为严重食管炎或较严重的并发症，如溃疡、出血、狭窄、Barrett 食管等。临床表现与病理损害程度不一定平行。我国的实际患病率尚不明。北京协和医院 1986 年的内镜检查调查表明，返流性食管炎占 5.8%，以 40~60 岁较多见。近年来的研究表明 GERD 与部分反复发作的哮喘、咳嗽、夜间呼吸暂停、心绞痛样胸痛及咽喉炎有关，成为涉及呼吸、心血管、耳鼻喉科及儿科等多学科与专业有关的疾病。其发病机制与下列因素有关。

1. 抗返流的防御机制失常　最主要是下食管括约肌（LES）功能不全，不能有效关闭和阻止胃内容物返流入食管。在初期，多数病人的返流发生在 LES 自发、短暂性松弛的时候，即使 LES 压力的基线是在正常范围（1.3~4kPa）（10~30rnmHg）。至后期，损害进一步加重，特别是有狭窄或 Barrett 食管的病人，通常都有 LES 功能不全［<1.3kPa（10mmHg）］，造成在躺平、抬举或弯腰时自发返流或紧张返流的后果。引起 LES 功能不全的原因尚不明。

2. 返流物对食管黏膜的刺激影响　食管黏膜损害的范围和严重程度与返流物的性质和接触的量有关。胃酸和胃蛋白酶在食管炎的发生中起重要作用。酸性胃液（pH<3.9）使胃蛋白酶有水解活性。对食管黏膜有更强的腐蚀作用，这是主要损害因素。少数病例，返流的胆汁和胰酶也可能是起作用的因素。

3. 食管清除功能失常　正常情况下，酸性返流物是被食管的继发性蠕动和唾液中的碳酸盐中和及清除。睡眠时，吞咽诱发的蠕动较稀少，延长了酸暴露时间。1/3 严重 GERD 患者同时有清除蠕动减弱。某些疾病如雷诺现象（Raynaud's phenomenon）、Crest 综合征和硬皮病等常与蠕动减少有关。使用抗胆碱能药物和进行口腔放射治疗均能加重 GERD。裂孔疝存在于 90% 以上的重度 GERD 患者中，尤其那些已形成狭窄或 Barrett 食管并发症者。疝囊似会延缓酸的清除。

4. 胃排空延缓　在胃排空延迟发生胃内容潴留时，常有非吞咽性 LES

自发松弛。因此，胃瘫痪、胃出口部分梗阻或延迟排空、迷走神经切除、胃高分泌状态均是 GERD 发生的重要因素。

5. 食管黏膜屏障减弱　正常食管表层有黏液附着，还附有 HCO_3^- 离子，对胃液的消化作用有抵抗力；复层鳞状上皮与返流物接触发生的损害，黏膜本身有更新和修复能力。影响食管组织抵抗力的因素有年龄偏大、营养不良和心排血量减少等。

【病因】

胃食管反流病是由多种因素造成的消化道动力障碍性疾病，存在酸或其他有害物质如胆酸、胰酶等的食管反流。胃食管反流病和反流性食管炎的发病主要是抗反流防御机制下降和反流物对食管黏膜攻击作用的结果。包括，①抗反流屏障减弱：食管下端括约肌（LES）功能障碍，压力下降，一过性 LES 松弛（TLESR）和食管裂孔疝等；②食管体部清除能力下降：食管收缩幅度降低，无蠕动性收缩发生率增加，唾液分泌减少；③食管壁抵抗力下降：上皮前、上皮层和上皮后屏障功能降低；④胃十二指肠功能失调：胃排空延迟、胃酸分泌增多、十二指肠胃反流和胆汁反流等。近来发现酸与胆汁反流共同参与食管黏膜的损伤，且食管损伤程度越重混合反流发生的比例越高。反流性食管炎的基本病理改变是：①食管鳞状上皮增生，包括基底细胞增生超过 3 层和上皮延伸；②黏膜固定层乳头向表面延伸，达上皮层厚度的 2/3，浅层毛细血管扩张、充血或（及）出血；③上皮层内中性白细胞和淋巴细胞浸润；④黏膜糜烂或溃疡形成，炎细胞浸润，肉芽组织形成和（或）纤维化；⑤齿状线上 > 3cm 出现 Barrett 食管改变（Barrett 食管是指食管与胃交界的齿状线 2cm 以上出现柱状上皮取代鳞状上皮，是食管腺癌的主要癌前病变）。

【临床表现】

临床上，GERD 的表现不一。包括反流症状，反流物引起的食管和食管外的刺激症状和有关并发症。

1. 反流症状如反酸、反食、嗳气

嗳气频繁时可伴有反食、反酸。有时反流物味苦，为胆汁，也有的反流物为无味的液体。饱餐后容易出现上述反流症状，在 LESP 低下的患者，体位也是发生反流和反胃的诱因。

2. 食管刺激症状如胃灼痛、胸痛、吞咽疼痛

反流物刺激食管黏膜上皮内的神经末梢，常引起胃灼痛、胸骨后痛。严重时食管黏膜损伤，可引起吞咽疼痛。少数患者吞咽时有发噎感，这也可能由于食管体部蠕动收缩波幅低下或体部无蠕动收缩，不一定存在食管炎性狭窄。

3. 食管外刺激症状如咳嗽、气喘、咽喉炎、口腔溃疡、副鼻窦炎

如咽喉炎、咽部异物感、咽痛，晨起咳嗽、声音沙哑；临床上遇有少数患者仅表现为恶心、咽部异物感，各项检查无异常发现。食管测压显示 LESP 接近 0 水平。抗反流治疗后，症状缓解。支气管炎或哮喘者表现为咳嗽、气喘；有的表现为肺炎；也有在熟睡时反流物吸入气道，引起呛咳、气喘、甚至窒息感。还有唾液分泌过多，这是由于酸反流只食管，反射性地引起唾液分泌过多。此外，还有表现为口腔溃疡、副鼻窦炎等。

4. 并发症

严重反流或反复发作的食管炎可发展为食管狭窄，患者吞咽哽咽、吞咽困难，尤其进干食时。出现食管狭窄后，反酸。反胃、胃灼痛等反流和相关症状减轻或反不明显。严重的反流性食管炎常在反胃时带有咖啡样物或血性物，有的患者则仅表现为慢性贫血。严重者并发食管穿孔。

少数可发展至 Barrett 食管，此系长期慢性胃食管反流的严重并发症，是指食管远端正常的复层鳞状上皮被单层柱状上皮替代的一种病理现象，又称食管下端柱状上皮化。化生的柱状上皮抗酸能力增强。Barrett 食管内镜下表现为直视下齿状线上移或消失，Barrett 黏膜环形或者舌状向食管延伸。当食管黏膜的炎症很严重时，可向可疑的食管黏膜区喷洒 Lugol 液，正常鳞状上皮黑染，但柱状上皮不染色。

食管黏膜组织活检是确诊 Barrett 食管的金标准。Barrett 食管黏膜组织中

可见各种类型细胞浸润和病理形态多样化，包括胃、小肠、胰腺以及结肠等组织类型改变，但肠化的柱状上皮细胞无肠上皮的吸收功能，其超微结构也非真正的肠上皮结构，其特征为不完全的肠化。Barrett 食管诊断成立，应2~3 年随访一次，对于轻度不典型增生推荐6~12 个月随访一次，而对于重度不典型增生，应手术治疗或内镜下射频等治疗。

Barrett 食管与食管腺癌密切相关，不少研究表明 Barrett 食管是食管腺癌的癌前病变。因此，Barrett 食管的治疗已成为热点。

【辅助检查】

1. 24 小时食管 pH 值监测

目前被公认为诊断反流性食管炎的重要方法。应用便携式 pH 记录仪在生理状态对患者进行 24 小时食管 pH 值连续监测，可提供食管是否存在过度酸反流的客观证据，有助于鉴别胸痛与反流的关系。亦有助于持续症状（典型和不典型）的病人确诊 GERD，尽管没有黏膜损伤的证据，尤其是在试验性抑酸治疗失败的时候。也可以用来监测治疗中仍有症状的病人反流的控制情况。

2. X 线钡餐造影

食管钡餐造影一般地说不易显示食管黏膜的异常，或仅能显示较重的炎性改变，如黏膜皱襞增厚、糜烂、食管溃疡等，轻度食管炎症则不敏感食管钡餐造影对合并的食管裂孔疝和食管狭窄有诊断意义。食管狭窄的影像特征：A. 狭窄的食管管腔；B. 狭窄部缺乏扩张能力，用平滑肌松弛药物亦不能使之扩张；狭窄部呈对称的管腔变细，其上管腔中等度扩大。狭窄以下可见滑动型食管裂孔疝。狭窄如不对称和狭窄内黏膜明显不规则，表明有癌的可能。

3. 食管测压术

食管测压可以测定 LES 的长度和部位、LES 压、LES 松弛压、食管体部压力级食管上括约肌压力等，也可以用来确定便携式监测电极的放置位置，为抗反流手术的术前准备提供帮助。正常 LES 压力在 1.3~2.6KPa。凡 LES

压力＜1.3KPa，常提示有胃食管反流（GER）。

pH 电极的准确放置需要关于食道下括约肌（LES）定位的知识。通常需要导管

4. 酸灌注试验

此为诱发试验，首先由 Bernstein 与 1958 年介绍。其方法是在食管内灌注 0.1N 的盐酸（6ml/min）。灌注时间各家报道有异，一般为 10～30 分钟。用生理盐水作为对照。阳性率 7%～64%，假阳性 10%。目前已较少应用。

5. 胃食管反流的核素检查

用核素标记液体，显示在平卧位和腹部加压时有无过多的核素胃食管反流。在成人反流病中其敏感性不高。

6. 食管胆汁反流监测

其方法是将光纤导管的探头置于 LES 上缘 5cm 处，以分光光度法监测食管反流物内的胆红素含量，并将结果输回光电子系统。胆红素是十二指肠液中胆汁的主要色素成分，故该检查可间接表明食管暴露于十二指肠内容物的情况。此方法也称胆红素监测。近年研究发现 GERD 病人的症状和并发症与十二指肠内容物反流有关。十二指肠胃食管反流（duodenogastroesophageal reflux，DGR）的反流物含有胰蛋白酶、溶血卵磷脂和胆酸，这些物质若与胃内容（蛋白酶、盐酸）混合，被认为能加重对食管黏膜的损害。对动物和人类的研究均表明，存在于食管的结合胆酸在酸性环境能引起食管炎，而胆盐或胰蛋白酶在碱性环境能否损害黏膜尚无定论。研究 DGR 的最大困难是缺少能正确识别此种反流的工具。过去，应用内镜检查、核素扫描和食管 pH 监测等方法进行过研究，结果都不准确。曾把 pH＞7 作为"碱性反流"的标志，但有许多因素可致 pH＞7，其中唾液分泌过多是 pH＞7 的一个主要原因，如 pH 电极的刺激、酸反流、牙齿感染等均使唾液分泌增多和其 pH 升高。最敏感的发现 DGR 方法是胆红素监测。由于近年有甲溴苯宁（Bilitec）2000（Medttonic-Synectics）问世，能有效地测量十二指肠反流，定量地发现十二指肠反流物中的胆红素。

7. 实验性诊断

用 PPI 治疗，如奥美拉唑 20mg，1～2 次/日，治疗 1～2 周，观察泛酸、胃灼痛等症状有无减轻，目前已用于帮助诊断。

8. 病理学检查

Ismail－Beigi 等（1970）用吸取活检的方法研究了 4 组人群，他们建立了 GERD 的组织病理学诊断标准：①鳞状上皮的基底细胞层厚度增加，正常占上皮厚度的 10%（从 5%～14%），如超过 15%，表明存在反流性炎症；②固有膜乳头延伸，正常情况下乳头不到上皮厚度的 66%，超过此限为异常。后来 Kobayashi（1974）也订了一条相似的食管炎诊断标准，即基底细胞层厚度应超过上皮的 50%，固有膜乳头延伸长度超过上皮厚度的 50%。此种病理学改变的解释是：食管上皮的表面细胞受到反流物的损伤而脱落，为了修复这些上皮基底细胞增生；固有膜乳头延伸是为了增加局部的血液供给。GERD 的食管固有膜内出现嗜中性和嗜酸性 2 种细胞，对诊断反流性食管炎具有重要意义。但嗜酸性细胞并非是反流性食管炎的固有特征，嗜酸性细胞增多症和嗜酸性细胞胃肠炎病人亦可发现明显的嗜酸性细胞浸润，只有除外此 2 种情况之后，才可视为反流性食管炎的一项组织学诊断标准。在食管上皮或固有膜内发现嗜中性细胞通常表明炎症比较严重。不少作者认为反流性食管炎轻微期嗜中性细胞并不经常出现，故以此作为诊断依据并不可靠。另外，固有膜乳头浅表毛细血管扩张，并向上皮内生长，以及红细胞渗入上皮内亦是早期食管炎的一个诊断标志。在炎症进展和糜烂形成期，内镜下可见沿食管长轴有条状糜烂，也可成片状融合。组织学检查可见病变区域上皮坏死脱落，形成浅表性上皮缺损，其上由炎性纤维素膜覆盖，其下可见中性粒细胞及淋巴细胞、浆细胞浸润。炎症改变主要限于黏膜肌层以上，还可见到浅表部位毛细血管和纤维母细胞增生，形成慢性炎症或愈复性肉芽组织。食管出现溃疡时，或孤立，或融合，扩展至黏膜下层，较少侵及肌层。溃疡表面为渗出性纤维素生物，溃疡底部为坏死组织，其下面为新生毛细血管、增生之纤维母细胞、慢性炎细胞或混有数量不等的嗜中性细胞构成的肉芽组织，久之，溃疡底部则为肉芽组织形成的瘢痕组织所修复。

【治疗】

多采用内科治疗，治疗原则为：①减少胃食管反流；②减低反流液的酸度；③增强食管清除力；④保护食管黏膜。

（一）改变生活方式

这是胃食管反流病的基本治疗方法。包括：①改变体位，餐后保持起立，避免用力提物，勿穿紧身衣服，睡眠时抬高床头 15～20cm；②戒烟和停止过量饮酒；③改变饮食成分和习惯，减少每餐食量或酸性食物，控制脂肪、巧克力、茶、咖啡等食物，睡前勿进食，控制体重；④避免服用促进反流的药物，包括抗胆碱能药物、茶碱、地西泮、钙通道阻滞剂等。

（二）药物治疗

1. H_2 受体拮抗剂（H_2RA）　适用于轻、中症患者。用法：西咪替丁每日 800～1 000 mg，分 4 次服；雷尼替丁每日 300 mg，分 2 次服；法莫替丁每日 40mg，分 2 次服；疗程 6～8 周，症状缓解不理想者应全剂量持续 12 周。据研究，H_2 受体拮抗剂治疗 6～8 周大约能缓解 50% 患者的反流症状，内镜检查可见 31%～88% 的患者有不同程度改善。

2. 质子泵抑制剂（PPI）　为壁细胞膜中质子泵 $H^+ - K^+ - ATP$ 酶抑制剂，能有效、持久地抑制胃酸分泌，适用于症状重、有严重食管炎的患者。常用药物包括：奥美拉唑 20 mg，兰索拉唑 30 mg，泮托拉唑 40 mg，每日 1～2 次，疗程 6～8 周。质子泵抑制剂治疗反流性食管炎症状消失迅速，8 周治愈率达 74%～96%，明显高于 H_2 受体拮抗剂。近年来发现雷贝拉唑和埃索美拉唑对食管溃疡或糜烂的愈合速度优于雷尼替丁或奥美拉唑。

3. 抗酸药　仅为症状轻、间歇发作的患者作临时缓解症状之用。

4. 促胃肠动力药　可改善食管和胃动力，增加 LES 张力，增强食管清除功能，增加胃排空。常用的促胃肠动力药如下。

1）甲氧氯普胺：不仅能特异性抑制 D_2 受体，还能刺激肠神经丛释放乙酰胆碱而促进胃肠动力，提高 LES 压力，但不影响食管收缩。用法为 10mg，每日 3 次。副作用有失眠、焦虑、震颤、迟发运动障碍等。

2）多潘立酮：为周围多巴胺受体拮抗剂，能提高 LES 压力，促进食管蠕动。用法为 10－20mg，每日 3 次。10%～15% 的女性患者可引起乳房增大、闭经及溢乳。

3）西沙必利：为 5－HT，受体拮抗剂及 5－HT$_4$ 受体激动剂，通过刺激肠肌间神经丛释放乙酰胆碱，提高 LES 压力，加强食管蠕动收缩，促进胃排空及改善胃十二指肠协调性。用法为 5～10mg，每日 3 次，餐前服用。与大环内酯类药抗生素、抗真菌药氟康唑等服用会发生严重的快速性心律失常，甚至导致死亡，对不稳定缺血性心脏病患者应慎用。老年人或有心脏疾患者使用 5－HT$_4$ 受体激动剂时应密切观察注意心脏副作用。

4）莫沙必利：作用机制与西沙必利相似，用法为 5mg，每日 3 次。

5）左舒必利：疗效优于西沙必利，用法为 25mg，每日 3 次。

6）红霉素：为胃动素激动剂，能提高餐后 LES 压力，改善胃排空。推荐剂量为每日 250mg。

5. 黏膜保护剂

1）硫糖铝：可与糜烂、溃疡面上带正电荷的蛋白结合，形成一层带电荷的屏障，这层屏障还可吸附胆盐、胃蛋白酶及胃酸，阻止黏膜被消化。用法 1.0g，每日 4 次。

2）铝碳酸镁：能结合反流的胆酸，减少其对黏膜的损伤，并能作为物理屏障黏附于黏膜表面。

3）铋剂：可能有一定疗效。常用有德诺 120mg，每日 4 次；得乐 110mg，每日 4 次；果胶铋（维敏）100mg，每日 4 次。

4）麦滋林：用法为 0.67g，每日 3 次。

5）八面蒙托石：思密达或肯特令 1 包，每日 3 次。

多数胃食管反流性病患者在停止治疗后第 1 年内复发，复发率与初次食管炎的严重程度和愈合情况有关，因而炎症愈合后仍需用药维持治疗。

（三）外科治疗

抗反流手术的方式是不同术式的胃底折叠术，可阻止胃内容物反流入食管，但外科手术需持慎重态度，应权衡利弊。手术指征为：①经内科积极治疗症状和食管炎仍很严重；②经久不愈的 Barrett 溃疡及出血者，特别是合并有不典型增生者；③经扩张治疗后仍反复发作的食管狭窄；④合并有明显的食管裂孔疝；⑤青年人需长期大量用药物治疗者；⑥确诊有反流引起的严重呼吸道疾病；⑦过去抗反流手术失败者。

第三节　慢性胃炎

【概述】

慢性胃炎（Chronic Gastitis）是一种常见病和多发病。传统认为慢性胃炎是因为急性胃炎时胃黏膜病变持续不愈，长期服用刺激性食物或药物对胃黏膜的破坏，胆汁返流破坏胃黏膜屏障；口腔鼻咽部慢性感染病灶及自身免疫因素的综合作用有关。内因子抗体、壁细胞抗体及胃泌素分泌细胞抗体在血中的捡出，证实慢性胃炎有自身免疫因素的参与；Negrini 等研究认为幽门螺杆菌感染在自身免疫抗体的产生方面，有一定的相关性，但其作用机制目前尚不清。而近年对慢性胃炎的研究，多围绕在胃部幽门螺杆菌（Helicobacter Pygrini，HP）感染方面。目前普遍认为除部分自身免疫胃炎外，多数慢性胃炎均并有 HP 感染，HP 与胃炎活动的强度不成正比，但凡有感染存在，几乎均可测出 HP。

【病因】

（一）急性胃炎　急性胃炎的病因未能去除，致反复发作而持续不愈，逐渐演变为慢性胃炎。

（二）刺激性食物和药物　长期服用对胃黏膜有强烈刺激的饮食及药物，如浓茶、烈酒、辛辣或非甾体抗炎药，或食时不充分咀嚼，粗糙食物反复损伤胃黏膜；或过度吸烟等直接作用于胃黏膜所致。

（三）十二指肠液的反流　慢性胃炎患者因幽门括约肌功能失调，常引起胆汁反流，胰液中的磷脂酶 A 与胆汁中的卵磷脂相互作用形成溶血卵磷脂，具有极强的黏膜损伤作用。烟草中的尼古丁能使幽门括约肌松弛，故长期吸烟可助长胆汁反流而造成胃窦炎。

（四）免疫因素　免疫功能的改变在慢性胃炎的发病上已普遍受到重视。萎缩性胃炎，特别是在胃体胃炎患者的血液、胃液或在萎缩黏膜内可找到壁细胞抗体；胃萎缩伴恶性贫血患者血液中发现有内因子抗体，说明自身免疫反应可能是某些慢性胃炎的有关病因。此外，萎缩性胃炎的胃黏膜有弥漫的淋巴细胞浸润，体外淋巴母细胞转化试验和白细胞移动抑制试验异常，提示细胞免疫反应在萎缩性胃炎的发生上可能有重要意义。某些自身免疫性疾病如慢性甲状腺炎、甲状腺功能减退或亢进、胰岛素依赖性糖尿病、慢性肾上腺皮质功能减退等均可伴有慢性胃炎，提示慢性胃炎可能与免疫反应有关。

（五）感染因素　目前认为幽门螺杆菌（Hp）感染是慢性胃炎最主要的病因，患者在胃窦黏液层接近上皮细胞表面有大量 Hp 存在，阳性率高达 50%～80%，Hp 定居之处均见胃黏膜炎细胞浸润，且细菌数量与炎症程度成正相关。用抗生素治疗后，症状和组织学变化可改善甚或消失，说明 Hp 可能参与慢性胃炎之发病。

2000 年 5 月江西井冈山慢性胃炎研讨会上结合临床、内镜和病理组织学结果将胃炎分为，①浅表性胃炎；②萎缩性胃炎：自身免疫性、多灶萎缩性；③特殊型胃炎：化学性、放射性、淋巴细胞性、非感染性、嗜酸细胞性、其他感染性疾病（非 Hp 感染）。

【临床表现】

慢性胃炎进展缓慢，常反复发作，中年以上好发病，并有随年龄增长而发病率增加的倾向。部分患者可无任何症状，多数患者可有不同程度的消化不良症状，体征不明显。各型胃炎其表现不尽相同。

（一）浅表性胃炎　可有慢性不规则的上腹隐痛、腹胀、嗳气等，尤以饮食不当时明显，部分患者可有返酸、上消化道出血，此类患者胃镜证实糜烂性及疣状胃炎居多。

（二）萎缩性胃炎　不同类型、不同部位其症状亦不相同。胃体胃炎一般消化道症状较少，有时可出现明显厌食、体重减轻，舌炎、舌乳头萎缩；可伴有贫血，在我国发生恶性贫血者罕见。萎缩性胃炎影响胃窦时胃肠道症状较明显，特别有胆汁反流时，常表现为持续性上中腹部疼痛，于进食后即出现，可伴有含胆汁的呕吐物和胸骨后疼痛及烧灼感，有时可有反复小量上消化道出血，甚至出现呕血，此系胃黏膜屏障遭受破坏而发生急性胃黏膜糜烂所致。

（三）体征慢性胃炎大多无明显体征，有时可有上腹部轻压痛。

【辅助检查】

（一）胃液分析　有助于萎缩性胃炎的诊断及指导临床治疗。浅表性胃炎胃酸多正常，浅表性如疣状胃炎也可有胃酸增高。广泛而严重的萎缩胃炎胃酸降低，尤以胃体胃炎更为明显，胃窦炎一般正常或有轻度障碍。

（二）血清学检测　慢性萎缩性胃体炎血清促胰液素常中度升高，这是因胃酸缺乏不能抑制 G 细胞分泌之故。若病变严重，不但胃酸和胃蛋白酶原分泌减少，内因子分泌也减少，因而使维生素 B_{12} 也下降；血清抗壁细胞抗体（约 90%）和抗内因子抗体（75% 以上）阳性。慢性胃窦胃炎时血清促胰液素下降，下降程度随 G 细胞破坏程度而定；血清抗壁细胞抗体也可阳性（30% ~ 40%）。

（三）X 线钡餐检查　用气钡双重造影显示胃黏膜细微结构时，萎缩性胃炎可出现胃黏膜皱襞相对平坦、减少。胃窦胃炎 X 线征表现为胃窦黏膜呈钝锯齿状及胃窦部痉挛，或幽门前段持续性向心性狭窄，黏膜粗乱等。疣状胃炎 X 线餐特征改变为胃窦部有结节状粗大皱襞，某些皱襞结节的中央有钡斑。

（四）胃镜和活组织检查　是诊断慢性胃炎的主要方法。浅表性胃炎常以胃窦部最为明显，多为弥漫性胃黏膜表面黏液增多，有灰白色或黄白色渗出物，病变处黏膜红白相间或花斑状，似麻疹样改变，有时有糜烂。萎缩性胃炎的黏膜多呈苍白或灰白色，亦可呈红白相间，白区凹陷；皱襞变细或平坦，由于黏膜变薄可透见呈紫蓝色黏膜下血管；病变可弥漫或主要在胃窦部，如伴有增生性改变者，黏膜表面颗粒状或结节状。

（五）Hp 检测　已有充分证据证明，Hp 是慢性胃炎的主要病因。证实有 Hp 现症感染（组织学、尿素酶、细菌培养[13]C 或[14]C – 尿素呼气试验任 1 项阳性），病理切片检查有慢性胃炎组织学改变者，可诊断为 Hp 相关性慢性胃炎。但从严格意义上讲，诊断 Hp 相关性慢性胃炎时，现症感染应以病理组织学检查发现 Hp 为依据。

（六）维生素 B_{12} 吸收试验　在使体内维生素 B_{12} 库饱和后，给予口服分别装有[58]Co – 维生素 B_{12} 以及[57]Co – 维生素 B_{12} 内因子复合物的胶囊，并同时开始收集 24h 尿液，分别测定尿中[58]Co 和[57]Co 的排出率。正常人两者的排出率都超过 10%，若内因子缺乏，则尿中[58]Co 低于 5%，而[57]Co 仍正常。

【诊断】

（一）病史和体检　①评估胃炎对人体的影响程度：有无消化不良症状和严重程度；②找出可能的病因或诱因：药物、乙醇或胃十二指肠反流。

（二）内镜检查

1. 分类　内镜下慢性胃炎分为浅表性胃炎（又称非萎缩性胃炎）和萎缩性胃炎，如同时存在平坦糜烂、隆起糜烂或胆汁反流，则诊断为浅表性或萎缩性胃炎伴糜烂或伴胆汁反流。

2. 病变的分布和范围　胃窦、胃体和全胃。

3. 诊断依据　浅表性胃炎：红斑（点、片状、条状），黏膜粗糙不平，出血点和（或）斑；萎缩性胃炎：黏膜呈颗粒状，黏膜血管显露，色泽灰暗，皱襞细小。

4. 活检　取材可明确病变性质。

5. 诊断书写格式　除表明胃炎类型和分布范围外，对病因也应尽可能加以描述。例如：浅表性胃炎伴糜烂，胃窦为主，Hp 阳性。

（三）鉴别诊断　慢性胃炎需与胃癌、消化性溃疡、慢性胆道疾病、肝炎、肝癌及胰腺疾病等相鉴别。

【治疗】

一、一般治疗

消除病因，避免精神紧张，生活规律，注意饮食节律，忌食生冷、刺激、辛辣食物，戒烟酒。及早医治口腔及鼻咽部慢性疾病如慢性扁桃体炎、慢性鼻窦炎、龋齿等。

二、助消化

1.1% 稀盐酸 2～5ml，每日 3 次。主要用于低胃酸患者，但实际上对提高胃内 pH 值帮助不大。

2. 胃蛋白酶合剂 6～10ml，每日 3 次。

3. 多酶片 3～5 片，每日 3 次。

此类药物的优点为价廉．服用方便。无副作用，可长期服用。缺点是疗效欠佳。

三、对症处理

有上腹疼痛时予止痛药。常用药为颠茄合剂 10ml，每日 3 次。普鲁本辛 15mg，每日 3 次。此类药物能舒张平滑肌，减少胃酸分泌，改善局部营养。禁用于幽门梗阻、青光眼及前列腺肥大患者。

四、增强胃黏膜屏障

1. 生胃酮　本药是甘草的衍化物，有防止氢离子回渗、促进胃黏膜的更新及愈合，增加胃黏液分泌，抑制胃蛋白酶作用。副作用是引起高血压、水钠潴留、低钾性碱中毒、肌无力和心律失常等。用法第 1 周 100mg，每日 3 次；第 2 周以后 50mg，每日 3 次，4～6 周为一疗程。

2. 胶态次枸橼酸铋（Colloidal bismuth subcitrate，CBS）　商品名 De-nol（得乐），作用机理：①降低胃蛋白酶消化活性，增加黏液糖蛋白分泌，加强黏液胶性结构；与黏膜蛋白质结合形成盐酸弥散屏障，具有表皮生长因子样作用，营养胃上皮细胞，加速损伤黏膜愈合。前列腺素合成，提高黏膜的紧密度，降低黏液表面的通透性；刺激黏液碳酸氢盐的分泌。③杀菌及抑制细菌的致病作用。得乐可抑制 HP 的生长，其 MIC 为 4～50mg/L，口服铋剂后 60～95 分钟，细菌从上皮细胞脱落，外形不规则，雕浆内空泡变性。其杀菌的作用机制目前尚不完全明确；另外得乐能阻止 HP 对上皮细胞的黏附，抑制 HP 对黏液层的降解作用。长期服用铋剂会造成铋剂中毒，引起急性肾功能衰竭，肝功能损害，骨质疏松及神经系统障碍。所以一般不主张长期服用。不过量服用铋剂一般不会引起毒性反应。常用剂量为得乐 120mg，每日 4 次口服，疗程 4 周。

五、抗胆汁反流

消胆胺（Cholestyramine），为一种阴离子交换树脂，口服后与胆酸结合，使后者失活。且消胆胺不易吸收，促使胆酸排出。但长期服用会造成脂肪吸收不良。用法：4～6g，每日 3 次。

六、胃肠动力药物

1. **胃复安（Paspertin）** 胃复安可提高静止状态胃肠括约肌张力；增加食管和胃的蠕动，加速胃排空；促进幽门活动和十二指肠球部扩张；增进十二指肠活动。剂量：口服 10～20mg，每日 3 次，总量每日不超过 60mg。除慢性胃炎外，尚可用于反流性食管炎、各种原因的恶心呕吐、消化不良、胃潴留等。

副作用及禁忌证：因胃复安是多巴胺受体阻滞剂，长期大量使用会产生锥体外系症状如运动及张力障碍，一有发生应停用并予阿托品等对抗。禁用于急性上消化道出血、肠梗阻等疾病。

2. **吗丁啉（Domperidone）** 吗丁啉可使胃排空加快，不影响胃分泌功能，对各种原因引起的恶心、呕吐均有效，且无明显副作用。剂量：口服 10～20mg，每日 3 次或根据症状给药。栓剂 60mg 塞肛，每日 2～4 次。

3. **西沙必利（Cisapride）** 西沙必利通过肌层神经丛释放乙酰胆碱，刺激胃肠道，增强肠道蠕动，增加食管下段括约肌压力。可用于非溃疡性消化不良、胆汁返流性胃炎、返流性食管炎、糖尿病性胃麻痹、便秘等。剂量：5～10mg 口服，每日 3 次，可连用 3～12 周。多无明显副作用，偶可加重哮喘，一般支气管哮喘、甲状腺功能亢进及严重的心脏病患者忌用。

七、肾上腺皮质激素的应用

糖皮质激素具有免疫抑制，减轻炎症和增加胃酸分泌的作用，一般用于壁细胞抗体或内因子抗体阳性或伴有恶性贫血的慢性萎缩性胃炎。常用药为地塞米松 0.75mg 口服，每日 3 次或强的松 5mg 口服，每日 3 次。长期服用会造成柯兴反应及继发感染，应用时并应预防消化道出血。

八、五肽胃泌素的应用

五肽胃泌素为人工合成胃泌素，用于低胃酸分泌患者。常用 50/μg，肌注，隔日 1 次，15 次为 l 疗程，休息 l 周，连用 2～3 个疗程。但疗效不显著。

九、抗贫血药物

慢性萎缩性胃炎的贫血主要由于内因子缺乏而致铁吸收不良，治疗的方法是补充铁剂。硫酸亚铁 0.3～0.6g，每日 3 次；右旋糖酐铁，第一天 25～50mg 渐增至 100mg，肌庄，隔日 1 次，或 15～30mg 稀释后静滴，每日 1 次。静注不可溢出静脉，需冷藏，久置司有沉淀。

不良反应有过敏，肌注局部疼痛，口服有胃肠反应，忌与茶同服以免影响吸收。

十、HP 感染的治疗

（一）HP 根除的标准

1. 特异性抗 HP 抗体滴度持续下降。

2. 尿素酶呼吸试验持续阴性。

3. 至少 2 块胃黏膜组织（其中至少 1 块胃窦标本）HP 培养阴性。

4. 应用敏感的特殊染色或免疫组化技术检查胃黏膜活检标本（至少 1 块取自胃窦）未见 HP。

5. 胃黏膜组织学持续好转或恢复正常，并无多形核细胞浸润。

经抗 HP 感染停药后 1 个月，以上检查未发现 HP 者即为 HP 根除。

Engstrand 等研究发现 HP 复发多数在 1 年以内，这是由于胃黏膜不同于其他器官的免疫机制及 HP 的菌体蛋白。所以建议为 HP 清除后仍需定期检查。

（二）单一药物治疗

虽然体外 HP 药敏试验很多抗生素对其有抗菌作用，但在体内则部分有效，对 HP 的清除率高，而根除率低。据统计，单一药物治疗的 HP 根除率如表 7 - 1。

表 7 - 1　单一药物治疗的 HP 根除率

药　物	例数	日剂量	根除率%
次枸橼酸铋（CBS）	338	120mg×4	20
次水杨酸铋（BSS）	87	120mg×4	16
羟氯苄青霉素	106	375mg×3	17
甲硝唑	16	500mg×4	6
呋喃唑酮	39	100mg×4	10
氟嗪酸	11	200mg×2	27

（三）三种药物联合治疗

由于单用或两药连用对 HP 的根除不理想，第九届世界胃肠病大会推荐三联两周疗法：CBS 120mg，每日 4 次，甲硝唑 400mg，每日 3 次，羟氨苄青霉素或四环素 500mg，每日 4 次。其对 HP 的根除率达 80% 以上。据统计，三联疗法的 HP 清除率如表 7 - 2。

表 7 - 2　三联疗法的 HP 清除率

治疗	例数	根除率%	
羟氨苄青霉素　甲硝唑	124	81	
BSS + 羟氨苄青霉素 + 甲硝唑	196	85	
CBS + 四环素 + 甲硝唑	165	89	
CBS + 强力霉素 + 甲硝唑	37	65	
BSS + 四环素 + 甲硝唑	25	88	
呋喃唑酮 + 羟氨苄青霉素 + 甲硝唑	6	83	
奥美拉唑 + 他咪唑 + 羟氨苄青霉素	14	86	
雷尼替丁 + 他咪唑 + 羟氨苄青霉素	13	77	

三联疗法虽可使 HP 的根除率提高到 80%～90%，但副作用的发生率较高（约为 30%），主要为恶心、腹泻、肠道真菌感染等，加上用量较大，国人身材相对较小，使用时可酌情减量。

（四）一日疗法

针对三联疗法副反应较大的缺点，Tucci 等提出了一日疗法：奥美拉唑（Omeprazole）40mg 1 次；CBS 240mg 每次，共 4 次；羟氨苄青霉素悬液200mg 每次，共 4 次；甲硝唑 500mg 每次，共 4 次。

经上述治疗，72% 的病例清除了 HP，胃炎好转达 95%，而副作用明显下降，且不需处理多可自愈。所以认为是一个有效、安全、价廉的根治 HP方法。

十一、手术治疗

重度不典型增生或重度结肠型肠腺化生，尤其是两者并存时是手术的适应证。对慢性萎缩性胃炎和/或中度肠腺化生及重度小肠型肠腺化生可定期随访，每半年或 1 年作 1 次胃镜活检。

第四节　消化性溃疡

【概述】

消化性溃疡（Peptic uleer，PU）是指能与含胃酸和胃蛋白酶的胃液接触的消化道内表面的，边界清楚并且深度超过黏膜下层％的圆形或椭圆形组织缺损。其部位包括胃、十二指肠、食管下段、胃一空肠吻合术后吻合口的空肠端和含有胃腺功能的麦克憩室。95% 以上的 PU 发生在胃和十二指肠。PU是常见病和多发病，有人认为人口中约 5%～10% 在其一生某一时期患过此病。本病的主要临床表现是慢性周期性发作及节律性上腹痛，多数发作能自行缓解。以往关于 PU 病因和发病机制的研究，主要有自我消化学说、胃炎学说、血管病理学说、自主神经学说、皮层内脏相关学说等等。但是目前比较公认的是平衡学说，即 PU 形成是由于攻击因子和防御因子失去平衡所致。攻击因子主要有胃酸、胃蛋白酶、吸烟和最近提出的幽门螺杆菌；防御因子主要有黏液、重碳酸盐、胃黏膜血流、胃黏膜上皮细胞更新、内源性前列腺素等。一般认为胃溃疡（Gastric Uleer，GU）的发病以防御因子减弱为主，而十二指肠溃疡（Duodenal uleer，DU）的发病则以攻击因子增强为主。PU 的致病因素是以胃酸和胃蛋白酶为最重要，其中特别是胃酸。Schwartz（1910）提出的一句名言："没有酸，就没有溃疡"，直到今天仍然认为是正确的。因此长期以来，对 PU 的药物治疗研究，重点放在对胃酸的抑制，并取得了重大进展。H_2 受体阻滞剂的发明，为 PU 治疗开辟了新途径，使 PU 治愈率明显提高，手术率相应下降。奥美拉唑（Omeprazole）的问世又使 PU 的治愈率进一步提高，且对 H_2 受体拮抗剂治疗不愈合的溃疡，也能见效。在诊断方面，长期以来 PU 诊断停留在依靠病史、体征、X 线钡餐检查。纤维胃镜的应用为 PU 的诊断提供了新的手段，对溃疡良性与恶性的鉴别诊断具有很高的价值。通过肉眼观察，直视镜下活检、刷检、印检、染色等可对溃疡的性质作出明确的诊断。近来电子内镜、超声内镜、激光内镜、放大内镜、功能内镜等为 PU 进一步深入研究提供了更为广阔的前景。

【病因】

功能性消化不良的病因和发病机制仍未完全阐明，可能是多因素综合作用的结果。包括：间歇性胃酸排出量升高、慢性胃炎、十二指肠炎、胃肠动力障碍、幽门螺杆菌（Hp）感染、精神和应激、内脏感觉变化及环境因素和遗传等。

功能性消化不良消化道运动功能改变如下，食管：胃食管反流；胃：胃排空迟缓、胃电节律紊乱、胃容纳舒张功能低下、胃窦运动减弱、胃十二指肠运动不协调；小肠：消化间期运动异常、十二指肠胃反流、肠运行时间改变；胆道：胆囊排空延迟、胆囊再充盈延迟；肛管：静息压力增高。

【临床表现】

（一）腹痛或不适　为常见症状，呈阵发性或持续性，多无规律，与进食无确切的关系。

（二）其他消化道症状　腹胀、早饱常见，也可有嗳气、返酸、烧心、厌食、恶心、呕吐等。

（三）精神症状　可同时伴有失眠、焦虑、抑郁、头疼、注意力不集中等精神症状。

（四）体征　上腹部振水音阳性，可有轻压痛，余无异常。

【辅助检查】

（一）一般检查血、尿、便常规，粪隐血试验，血沉，肝、肾功能，血糖，甲状腺功能，病毒性肝炎血清标志物，必要时测定相应的肿瘤标志物检查。

（二）影像学检查　胸部 X 线摄片、肝胆胰 B 型超声、胃镜作为常规检查除外其他器质性病变。个别患者 B 型超声不能明确者，必要时尚需做 CT 或经十二指肠镜逆行胰胆管 X 线造影（ERCP）检查。

（三）体表胃电图　患者胃动过缓比较多见，也可有胃动过速或节律失常。

（四）胃排空功能测定　常用放射性核素闪烁扫描技术测定液体或固体食物的排空时间，及实时超声测定胃排空的方法。大约有50%的功能性消化不良患者存在固体排空延迟。

（五）胃腔内压力测定　多用气囊测压法和末端开放灌注导管测压法，功能性消化不良常有近端胃容受性舒张障碍和餐后胃窦运动减弱。

（六）其他检查如 24h 食管 pH 检测、胃分泌功能测定、幽门螺杆菌（Hp）检测、心理状态评估、食物耐受试验、感觉阈测定等。

【诊断】

（一）诊断标准

1. 我国常用的临床诊断标准

1）上腹痛、腹胀、早饱、嗳气、返酸、烧心、恶心、呕吐等上腹部症状反复或持续4周以上。

2）内镜检查未发现胃十二指肠溃疡、糜烂、肿瘤等病变，同时也应排除肠道器质性病变。

3）实验室、B超、X线等检查排除肝胆胰疾病。

4）排除糖尿病、结缔组织病、肾脏疾病及精神病等全身性疾病。

5）无腹部手术史。

6）应追踪观察2~3年，2次以上胃镜未发现新的器质性疾病更有助于本病的诊断。

2. 罗马Ⅱ标准（1999年）　下列症状在近12月内至少出现12周，但无须连续。

1）持续性或反复性消化不良（上腹部痛或不适感）。

2）不存在有可能解释这些症状的器质性疾病的依据（包括上消化道内镜检查）。

3）消化不良在排便后没有缓解，或消化不良的发作与大便次数或性状的改变无关（不是肠易激综合征）。

仅仅以症状类型不足以将器质性与功能性消化不良加以鉴别。必须做相应的检查以排除有关的器质性疾病。因此，功能性消化不良诊断属排除诊断。

（二）分型

1. 溃疡样消化不良　腹痛集中在上腹部，是其主要而又最苦恼的症状。

2. 运动障碍样消化不良　不愉快或烦恼的不适感（不是疼痛）集中在上腹部，是其主要症状。这种感觉可能被描述为或伴有上腹饱胀、早饱、气胀或恶心。

3. 非特异性消化不良　患者有消化不良的症状，但不符合溃疡样或运动障碍样消化不良的诊断标准。

（三）报警症状

是指近期无明显原因的消瘦（体重减轻>3kg）、贫血、消化道出血（如黑便）、吞咽困难、反复呕吐、发热、黄疸、腹痛或腹部肿块等。45岁以前发生的消化不良症状，长期存在稳定不变，且无报警症状，多为功能性消化不良，可进行短期试验治疗，如无效应进行检查；而症状进行性加重，年龄大于45岁，或出现报警症状等，必须进行全面检查，以排除器质性病变。

【治疗】

PU治疗目的是控制症状、促进愈合、预防并发症和防止复发。

一、一般疗法

治疗中对饮食不必严格限制，但不宜过饱或过饥。牛奶可使胃酸分泌增加，不利于PU的愈合。避免进食容易诱发或加重症状的食物，如酒类可引起胃黏膜损伤，咖啡增加胃酸分泌，吸烟与PU发生及延迟愈合有密切关系；此外浓茶，含咖啡因的饮料，辛辣等亦要避免。高纤维素饮食含有较多的营养因素，可以防止PU的复发。精神紧张和情绪波动常是PU症状复发原因。对这些患者可短期使用镇静剂，必要时晚上或临睡前加服一次。

二、药物治疗

（一）中和胃酸药物

是具有最长历史的抗PU药物。相当于1000mmol/d的液体抗酸剂治疗PU有良好效果，疗程6~8周其疗效不亚于H_2受体拮抗剂。120mmol/d的小剂量抗酸剂，相当于含氢氧化铝和硫酸镁的咀嚼片剂，每天4次，每次1片，治疗GU和DU的疗效与每天晚上服用甲氰咪呱800mg相仿。长期服用抗酸剂，要注意其副作用。主要是可吸收性抗酸药引起的碱中毒，严重者可引起乳碱综合征。铝抗酸剂可引起便秘、纳差、骨痛；镁制剂可引起腹泻。因此，有必要更换抗酸剂。

（二）抑制胃酸分泌药物

1. H_2受体拮抗剂　组胺与壁细胞膜H_2受体结合而使壁细胞分泌胃酸。H_2受体拮抗剂与组胺竞争与产酸壁细胞H_2受体结合而清除组胺导致胃酸分泌的作用。应用常规治疗剂量，甲氰咪呱（Cimetidine）1.2g/d，分4次口服；雷尼替丁（Ranitidine）300mg/d，分2次口服；法莫替丁（Famotidine）40mg/d，分2次口服；尼扎替丁（Nizatidine）300mg/d，分2次口服。罗沙替丁（Roxatidine）150mg/d，分2次口服，以上剂量亦可晚餐后临睡前一次口服，加强抑制夜间胃酸分泌。治疗活动性 DU，4 周愈合率为 70% ~ 80% 左右，8 周愈合率为 90% 左右，GU 愈合率 4 周为 60% 左右，8 周为 80% 左右，其疗效大致相似（见表 7-3 和表 7-4）。

表 7-3　H_2 受体拮抗剂治疗十二指肠溃疡的愈合率

药物	口服剂量（mg）及次数/日	愈合率%		
		4 周	6 周	8 周
甲氰咪胍	200 3 次 + 400 睡前	73.7	74.8	91.5
	300 4 次	74.2	81.3	90.4
	400 2 次	72.1	79.3	92.9
	800 睡前	80.2	96.0	
雷尼替丁	150 2 次	79.0	85.9	93.0
	300 睡前	84.1		95.0
法莫替丁	40 睡前	82.4		
尼沙替丁	150 2 次	72.7		82
	300 睡前	76.6		92
罗沙替丁	75 2 次	86.2		85.8
150 睡前	82.3			

表 7-4　H_2 受体拮抗剂治疗胃溃疡的愈合率

药物	口服剂量（mg）及次数/日	愈合率（%）				
		4 周	6 周	8 周	10 周	12 周
甲氰咪胍	200 3 次 + 400 睡前	54.4	72.2	85.8	91.3	
	300 4 次	60.2	63.3	83.7	88.9	
	400 2 次	69.7	73.4	88.5	93.9	
	800 睡前	40.0	76.0	91.0		
	150 2 次	62.9	85.9	90.8		
雷尼替丁	300 睡前	60.9		90.0		
法莫替丁	40 睡前	52.2	62.7	81.7		
尼扎替丁	150 2 次	66.0		90.0		
	300 睡前	65.0		87.0		
罗沙替丁	75	2 次	83.8			

H_2 受体拮抗剂的应用是比较安全的，副作用发生率不高，最常见的有腹泻、嗜睡、乏力、头痛、肌痛、便秘，血清转氨酶升高、药物热、血清肌酐升高、关节痛、间质性肾炎、心动过缓或过速、心律失常、中性粒细胞减少、过敏反应、男性乳房发育、溢乳、性欲减退等。某些药物会影响 H_2 受体拮抗剂的体内过程。如氢氧化铝可使甲氰咪胍、雷尼替 J. 法莫替丁的生物利用度降低 30% ~ 40%。因此，当抗酸剂和 H_2 受体拮抗剂合用时，则给药时间至少应相隔 2 小时。

2. 丙谷胺（Proglumide） 丙谷胺是异谷氨酸的一种衍生物，能抑制基础酸及最大酸排出量，因其分子结构与胃泌素的分子末端相似，故其抑酸作用被假设为与胃泌素竞争其在壁细胞上的受体，但确切药理作用尚未明了。此药口服吸收快，可是需要服药几天后才引起胃酸抑制作用。常用剂量 1200mg/日，分 3 次服，疗程 4 ~ 6 周。对 PU 疗效总的评价是优于一般剂量的抗酸剂，而与哌吡氮平相似，而低于甲氰咪胍。副作用少而轻，患者偶觉头晕，一般不须停药。本药对肝、肾功能及血糖无明显影响。

3. 抗胆碱能药物 抗胆碱能药具有拮抗乙酰胆碱的毒蕈碱作用，一般抗胆碱能药如阿托品、普鲁苯辛等不单独用于治疗 PU。派吡氮平（Pirenzepine）是一种新型抗胆碱能药物，能抑制毒蕈碱 M_1 受体，用量 100 ~ 150mg/d，分 2 次口服，疗程 4 周，溃疡愈合率为 60% ~ 65%。副作用主要有口干、视力模糊、便秘等，发生率约为 5% ~ 10%。禁忌证是幽门梗阻、青光眼、前列腺肥大、返流性食管炎和近期溃疡出血。

4. 前列腺素 前列腺素是一组 20 个碳的氧饱和脂肪酶，它存在于大多数哺乳动物的细胞和组织中。从理论上，前列腺素 E_2 具有抑制胃酸分泌和细胞保护作用。但实际上并非如此。人工合成的前列腺素 E_2（PGE_2），常用的有 Misoprostol（喜克溃，Cytotec）和 Enprostil 两种。以喜克溃治疗 DU，200μg，每日 4 次，4 周治愈率为 62%。用 Enprostil 35μg，每日 2 次，4 周治愈率为 74%。逊于雷尼替丁 4 周治愈率（89%）。

前列腺素 E_2 有较多的副作用，如腹泻和子宫收缩（堕胎作用），因而临床应用受到一定限制。目前主要用于服用非甾体类抗炎药（NSAIDs）的患者，预防或减少 GU 的发生。

5. 奥美拉唑（Omeprazole，Ome，Losec，洛赛克）　壁细胞分泌胃酸的最终步骤是通过一种独特的 H^+，K^+ – ATP 酶，（质子泵，Proton Pump），此酶存在于壁细胞的管泡及分泌小管膜上，能将细胞外 K^+ 泵入壁细胞内而将 H^+ 泵出细胞外，H^+ 在小管处与 Cl^- 结合形成胃酸分泌至胃腔内，Ome 能非竞争性和不可逆地抑制 H^+、K^+ – ATP 酶，从而阻断胃酸分泌的最后阶段，故能抑制基础胃酸分泌及组织胺、乙酰胆碱、胃泌素和食物刺激引起的胃酸分泌。实质上，Ome 是质子泵抑制剂（Proton Pump Inhibitor），抗酸作用比 H_2 受体拮抗剂强，在大多数患者能减少 24 小时胃酸分泌量 90% 以上。据国内资料每日 1 次口服 20mg，DU2 周愈合率为 50%，4 周愈合率 80% ~ 97%，6 周愈合翠 97.7%。被认为是目前治疗 PU 疗效最佳的药物。副作用占 5.5% 包括口干（1.4%），饱胀（1.1%）、头晕（0.8%）、皮疹（0.3%）、头痛、乏力、胀气（0.2%），个别患者有腹泻、失眠、口臭、月经延长、出汗或恶心等。这些副作用多数与原发病有关。

关于 Ome 长期应用的安全性问题，过去认为，在动物实验，Ome 长期应用可引起血清胃泌素升高，继而引起肠嗜铬样细胞（Enteroehtomaffin – like cell，ECL）增生和类癌，但是在人类尚未得到证实。最近认为，ECL 细胞增生与萎缩性胃炎的进展有关，而与胃泌素升高无关。

H^+，K^+ – ATP 酶抑制剂除 Ome 外，还有一种同类药物 Lansoprazole，剂量为 30mg/日。

在壁细胞泌酸的终末部位抑制胃酸分泌的除了酶抑制外，还可用"可逆性 K^+ 竞争拮抗剂"。目前研究中的化学品有吡啶咪唑类（Pyridyl – 1，2 im-idazole）、喹啉类：Ouinalines）、喹唑啉（Quinaolines）、苯并咪唑类（Benz-imidazoles）。此类药物的作用持续时间与洛赛克不同，而取决于血浆浓度。

（三）胃黏膜保护药物

1. 三钾二枸橼酸铋（Tripotassium Dicitrato – bismuthate，TDB，De –

No1) 本药具有较高的水溶性，在酸性条件下（pH < 5）发生沉淀。由于沉淀中含有浮离羧基和铋离子，对蛋白质具有高度亲和力。故可和溃疡基底坏死组织中的蛋白结合，形成复盖膜而发挥治疗作用。TDB 可促进胃上皮细胞分泌黏液，能抑制胃蛋白酶和幽门螺杆菌产生的蛋白酶、磷脂酶和黏液层的降解，促进前列腺素的合成与释放等，因而对胃黏膜有保护作用。用量为 120mg，每日 4 次，其疗效大致与 H_2 受体拮抗剂相似。De – Nol 4 周疗程 PU 愈合率为 80%。幽门螺杆菌对 H_2 受体拮抗剂不敏感，而对 De – No1 则敏感。因而 De – Nol 治愈的溃疡复发率比用 H_2 受体拮抗剂治愈的 PU 复发率低，停药后 1 年内复发率为 39% ~ 76%，而用 H_2 受体拮抗剂治疗的病例为 60% ~ 100%。可能与 De – Nol 对幽门螺杆菌有杀灭作用有关。

副作用方面：应用常规剂量是安全的，口服仅 0.2% 以下被吸收入血，少数病例可出现血清转氨酶升高，故对慢性肝功能不全的溃疡病患者要慎用。铋主要经肾排泄，用药过量可引起肾功能衰竭，故有严重肾功能不全患者忌用。少数患者会出现便秘、恶心等。

2. 硫糖铝（sucralfate）　硫糖铝是一种八肽硫化蔗糖和氢氧化铝复合物。硫化蔗糖能结合胃蛋白酶，抑制其活性，还与胃黏液蛋白结合，在胃黏膜表面形成保护膜。氢氧化铝有中和胃酸作用。本药还能刺激胃黏膜合成前列腺素、重碳酸盐和黏液，因而对胃黏膜有保护作用。常用量为 lg，每日 4 次。4 周与 8 周疗程的 PU 愈合率分别为 80% 和 90%。本药的优点是安全性大，为孕妇治疗消化性溃疡的首选药物。

副作用：偶可引起便秘、恶心和有金属味。

3. 生胃酮（Carbenoxolone，Biogastrone）　生胃酮为甘草制剂，有促进胃黏液分泌、改变黏液分子结构、增加其黏液度等作用。对蛋白质有高度亲和力，在胃内易被吸收，当通过胃黏膜时，能与胃黏膜细胞中的多种蛋白质结合，发挥其保护胃黏膜作用。可延长胃黏膜细胞的生命期，使胃黏膜能耐受胆汁返流的损害，此外还有抑制胃蛋白酶活性的作用。本药主要用于治疗 GU。用量开始为 100mg，每日 3 次，1 周后改为 50mg，每日 3 次。总疗程为

20 天，GU 愈合率为 68% 左右。

副作用：主要是引起水钠潴留、低钾性碱中毒、高血压等，从而限制了其应用范围。

（四）呋喃唑酮（Furazolidone，FZ）

呋喃唑酮的抗溃疡治疗机理仍未明了。初步认为，在溃疡形成过程中，单胺类介质含量下降，使交感神经系统活动度降低，而 FZ 能间接增加神经末梢的单胺类介质含量，使交感神经和迷走神经的功能重新恢复平衡，从而促进溃疡愈合。另一种解释认为该药能抑制中枢神经系统单胺氧化酶活性，提高多巴胺活性，而多巴胺则具有抑制胃酸分泌和保护胃黏膜作用。此外，FZ 还有抑制幽门螺杆菌的作用。FZ 2 周疗法和 4 周疗法治疗 PU 近期愈合率分别达 70% 和 80% 以上。溃疡愈合后 2~4 年的复发率低于 10%，比用 H_2 受体拮抗剂治疗还低。第 1 周 FZ 0.2g，每日 3 次，第 2 周为 0.1g，每日 4 次，总剂量为 7.0g。

副作用：主要有头晕、头痛、乏力、心悸、恶心、呕吐、皮疹等，一般不影响治疗。末梢神经炎的发生与剂量有关，多数发生在总剂量超过 10g 情况下，老年人对 FZ 耐受性较差，要慎重使用。G6PD 缺乏的患者禁用，以免引起溶血。服药期间宜戒酒，不宜与维生素 B_2 同时服用，因维生素 B_2 会降低 FZ 的疗效。

（五）生长因子

表皮生长因子能促进前列腺素和生长抑素的释放，从而起到抑制胃酸和保护黏膜作用，预计人工合成表皮生长因子衍生物将会是治疗溃疡病的新药。成纤维细胞因子，有刺激成纤维细胞和内皮细胞生长作用，故能促进溃疡愈合，最近亦受到重视。

（六）胃肠激素

一些胃肠激素如 β-内啡肽、神经降压素、蛙皮素、生长抑素等亦有黏膜保护作用。内源性巯基（-SH）化合物，能直接影响膜的通透性或通过阻断肥大细胞和巨噬细胞释放血管活性物质而起到抗溃疡作用。

（七）幽门螺杆菌感染的治疗

幽门螺杆菌（Helicobacter pylori，HP）存在于胃中，几乎所有的 DU 患者（95%～100%）和 60%～80%的 GU 患者胃黏膜可检出 HP。近年来，有学者对 HP 和 PU 的相关性进行研究，并取得了进展，但 HP 和 PU 的病因还是影响溃疡愈合因素尚不清楚。初步认为，HP 感染导致胃、十二指肠球部黏膜慢性炎症和上皮化生，削弱了黏膜抵抗攻击因子的能力，为溃疡病的发生提供病理基础。当 HP 被根除后，黏膜炎症得到改善，为溃疡愈合创造有利条件。HP 的存在是溃疡复发的原因之一。美国国家卫生研究院 HP 专家认为有 HP 感染的溃疡患者不管是初发或复发，除用抗分泌药物治疗外，需用抗菌治疗。

以单一药物如次枸橼酸铋，（De－No1）、次水杨酸铋、羟氨苄青霉素、甲硝唑、呋喃唑酮、氟嗪酸等根除 HP 作用很有限，平均根除率氟嗪酸最高，但只有 27%。联合药物应用可提高 HP 根除率（如表 7－5）。

表 7－5 三联疗法的 HP 根除率

治疗	例数	除率（%）	范围（%）
CBS＋羟氨苄青霉素＋甲硝唑	124	81	74～90
BSS＋羟氨苄青霉素＋甲硝唑	196	85	80～90
CBS＋四环素＋甲硝唑	165	89	65～94
cBS＋强力霉素＋甲硝唑 37	65	65～76	
BSS＋四环素＋甲硝唑	25	88	
呋喃唑酮＋羟氨苄青霉素＋甲硝唑	6	83	
奥美拉唑＋他咪唑＋羟氨苄青霉素	14	86	
雷尼替丁＋他咪唑＋羟氨苄青霉素	14	77	

目前常用的联合药物治疗方案为：CBS（De－No1）120mg，每日 4 次；甲硝唑 400mg 每日 3 次；羟氨苄青霉素 500mg，或四环素 500mg，每日 4 次；2 周为一疗程。

三联疗法虽可提高 HP 根除率，但副作用发生率高达 30%，主要有恶心、腹泻、真菌感染、严重者可发生伪膜性肠炎，难辨梭状芽孢杆菌肠炎。因此，三联疗法只用于 HP 阳性而又反复发作的 PU 患者。另外尚有一有效方案，但价格昂贵，其组方为：奥美拉唑 20mg，每日 2 次加羟氨苄青霉素 500mg，每日 4 次，10～14 天为一疗程，副作用较少。综合各家报道，平均 HP 根除率为 83％。另一方案是奥美拉唑 20mg，每日 2 次加克拉霉素（Clarithromycin，CLR）1～1.5g/d，分四次口服，疗程 2 周，根除率可达 75%～87%。

三、消化性溃疡的维持治疗

PU 是慢性病，容易复发。DU 经西咪替丁 4～6 周的短程治疗。溃疡愈合后停药，3 个月的复发率为 35%～40%，12 个月为 75%～90%，其中 1/3 复发病例无自觉症状：经纤维内镜或 X 线检出溃疡的再度存在。因此，有必要在溃疡愈合后继续采用抗溃疡药物作维持治疗，以减少溃疡复发。

（一）长期维持治疗

在溃疡愈合后，继续服用小剂量抗溃疡药至少 1 年。可在睡前服任何一种 H_2 受体拮抗剂。如西咪替丁 400mg，雷尼替丁 150mg，法莫替丁 20mg 或尼刹替丁 150mg。亦可用硫糖铝 1g，每日 2 次。以选用雷尼替丁较佳，因其治疗后的复发率较西咪替丁为低，且较安全。

长期维持治疗的适应证：

（1）溃疡症状经常复发，且因工作关系经常外出者。

（2）以穿孔为发作症状，或经常反复出血者。

（3）因溃疡并发症须作手术治疗，患者拒作手术或因其他疾病不能手术者。

（4）术后复发性溃疡。

（5）伴有肾脏疾患或慢性阻塞性肺疾病并酸中毒者。

（6）伴有以下一种溃疡复发危险因素者：吸烟（每日 10 支以上）、胃酸分泌增多（≥60mEq/h）、有溃疡复发或并发症历史、有幽门螺杆菌感染、持续使用致溃疡药物例如非甾体类抗炎药（NSAIDs）、年龄≥60 以及饮用浓茶或咖啡、嗜酒、精神紧张、情绪波动等。

（二）间歇维持治疗

当溃疡复发时给予全量的 H_2 拮抗剂作短期治疗，使症状消失时间尽可能长一些，一般用药 4～12 周。这种方法简单，副作用少，亦可以减轻费用和易于发现一些需要长期维持治疗的病例。其适应证为：

（1）出现典型溃疡复发症状，或经检查证实溃疡再度存在而又无并发症者。

（2）有季节性发作规律者，在好发季节服药。

（三）症状性自我监护治疗（Symptomatic Self – care）

指导患者在症状复发出现疼痛时，服用全量抗溃疡药物至疼痛消失后即停药。此疗法的目的在于控制症状，待溃疡自然愈合。优点是所耗药物少和费用较低，溃疡合并症无明显增多，但溃疡愈合较慢。故本疗法只适合没有合并症的 DU 患者。

值得注意的是不论采用那一种维持治疗都应避免和治疗影响溃疡复发的危险因素。根除 HP 有助于防止溃疡复发，采用 H_2 受体拮抗剂或质子泵抑制剂的同时并用抗 HP 药物，以达到愈合溃疡，根除 HP，降低复发率的目的。有学者建议，若用足量 H_2 受体拮抗剂治疗后，溃疡仍不愈合，或在维持治疗过程中，1 年内仍有 2 次以上复发者，则可考虑采用手术治疗。

第五节　上消化道出血

【概述】

上消化道出血（LJpper Gastrointestinal Bleeding）一般指屈氏韧带以上的消化道包括食管、胃、十二指肠、上段空肠以及胰管和胆管的出血。近年来，由于诊治技术的进步，正确诊断率及疗效均有较大的提高。

【诊断】

（一）确定有无消化道出血

通常应注意与咯血鉴别；与假性消化道出血（如进食动物血和黑色药物

等）鉴别。当一开始就陷入休克状态，还未发生呕血及黑粪时，须与其他原因的休克鉴别，此时插管取胃液及直肠指检可能发现尚未排空或排出的血液。

（二）确定出血部位

首先必须判断是上抑或下消化道出血，一般根据呕血、黑粪及便血的临床征象基本可以确定。

（三）确定出血原因

首先考虑最常见的病因，消化性溃疡为最常见（＞50％），其次是肝硬化合并食管胃底静脉曲张破裂，再次是急性胃黏膜病变和胃癌。以上四者占上消化道出血病因的％以上。当常见病与临床表现不符时，也必须考虑其他少见或罕见的病因如食管裂孔疝、食管炎、食管贲门黏膜撕裂症（Mallory－Weiss 综合征）、十二指肠球炎、胃平滑肌肉瘤或淋巴肉瘤、胆道出血、憩室出血、动静脉畸形，尤其是胃肠黏膜动静脉畸形与遗传性出血性毛细血管扩张症（Rendu－Osler－weber 综合征）等。此外，还应注意排除鼻咽部疾病和全身疾病的局部表现。

（四）估计出血量

由于出血大部分积存在胃肠道，单凭呕出或排出量估计实际出血量是不准确的。临床经验证实以下指标对临床估计出血量是切实可靠的：出血量在5ml 以上可产生隐血试验阳性；60ml 以上可出现黑粪；300ml 以上可致呕血。400ml 以下常无临床症状；500～1000ml 可产生循环代偿现象；出血量在1000ml 以上或丧失循环血量20％以上，则属大出血，常有循环失代偿现象。

（五）判断出血是否停止

一般出血停止3 天后，大便颜色应转黄；一次出血后48 小时以上未再出血，再出血的可能性较小。临床可根据血压、脉搏、神情、腹部情况、大便性状、周围血象、血尿素氮以及对补液、输血的治疗反应等加以判断。

（六）特殊检查方法

1. 纤维胃镜检查 在急性上消化道出血时，纤维胃镜检查安全可靠，是首选的诊断措施，其诊断价值比 X 线钡餐为高，阳性率可达800～90% 以上，并可根据情况在胃镜下作相应的止血治疗。

2. 选择性动脉造影 当胃镜检查未能发现病灶或患者不适宜作胃镜检查时，可考虑选择性动脉造影，这对小肠平滑肌瘤、血管畸形有很高的诊断价值，但必须在有活动出血的情况下，即出血速度 >0.5ml/min 时，才可能由此法发现出血病灶，并可经导管插至邻近病灶部位小动脉滴注血管收缩剂或注入血管栓塞物止血。

3. X 线钡餐造影 其优点是对食管裂孔疝、十二指肠降段以下的病变诊断优于纤维胃镜。

4. 放射性核素扫描 应用静脉注射[99m]锝胶体后作扫描，以探测标记物从血管外溢的证据。缺点是对出血部位不能确切定位和出血病变性质。

5. 手术探查 经各种办法均不能作出诊断而仍继续出血时，应考虑手术探查。

【治疗】

各种病因的上消化道出血的治疗既有共同点也有不同点，应按实际病情加以选用。治疗措施除一般急救、观察病情和加强护理外，最主要的治疗是积极补充血容量和迅速止血。这里将介绍近几年国内、外兴起和应用的非手术治疗方法。

一、药物止血

1. 组胺 H_2 受体拮抗剂 外源性或内源性组织胺作用于壁细胞的 H_2 受体，刺激胃酸分泌。H_2 受体拮抗剂选择性阻断此作用，并能拮抗胃泌素和乙酰胆碱所引起的胃酸分泌，临床主要用于消化性溃疡病和急性胃黏膜病变出血的治疗。最早应用的西米替丁（Cimetidin。）已使数以百万计的患者获得满意的疗效；此后应用的雷尼替丁（Ranitidine）效果更佳，副作用更小；近年应用的还有法莫替丁（Famotidine）、尼扎替 T（Nizatidine）、罗沙替丁（Roxatidine）。近几年国内、外应用较多的法莫替丁，其拮抗 H_2 受体和抑制胃酸分泌的作用较雷尼替丁更强，同时具有保护胃黏膜损伤，增加胃黏膜血流量和减少胃蛋白酶分泌的作用。剂量为 20mg，每日 2 次静滴或缓慢静注，有效后改口服 20mg，每日 2 次，消化性溃疡用药疗程 4～8 周，肾功能衰竭者慎用，剂量应减少。副作用少见，约 2.8 %，常为便秘、腹泻、皮疹等，偶有白细胞减少及转氨酶增高。

2. 前列腺素（Prostaglandin PG）PGE_1 和 PGE_2 的合成衍生物具有抑制胃酸分泌和细胞保护作用，是一种应用于治疗非甾体类抗炎药引起的溃疡和急性胃黏膜病变的新药。目前常用的米索前列醇（Misoprosto1），剂量为 200μg，每日 4 次，该药孕妇禁用，副作用为腹痛、腹泻等。

3. 生长抑素及其衍生物（Somatostatin） 生长抑素能抑制胃酸、胃蛋白酶和胃泌素的分泌，刺激胃黏液分泌，减少脾血流量和肝静脉楔压，兼有细胞保护作用。可应用于肝硬化食管静脉曲张出血、消化性溃疡出血和急性胃黏膜病变引起的出血。最近研制的生长抑素衍生物善得定（Sandostatin）半衰期较生长抑素 14 肽长（1～2h：1～2 分钟），能减少正常人内脏血流和肝硬化患者奇静脉血流量。且较血管加压素更有效地降低门静脉压力。善得定用法为：首次 0.1mg 静注，随后 0.6mg 加入葡萄糖或生理盐水 500ml 静脉滴注 24h。生长抑素 14 肽（Stilamin，施他宁）用法为：首次 250μg 加生理盐水 20ml 静注，随后 3mg 加入生理盐水 500ml 静滴，速度为 250μg/h，连续 3～4 天。生长抑素类

药物副作用少而轻，主要有室性期前收缩、腹泻和腹痛。

4. 质子泵抑制剂 近几年应用的新药奥美拉唑（Omeprazole，Ome）是一种质子泵抑制剂，可作用于胃酸分泌的最后环节即通过抑制壁细胞膜上的 H^+，K^+ – ATP 酶进行 H^+ – K^+ 交换，从而阻止胃酸分泌。这种具有独特作用的新型胃酸抑制剂，对基础、夜间和五肽胃泌素试餐等刺激的胃酸分泌有极其明显的抑制作用。该药对消化性溃疡的愈合作用较雷尼替丁更快，其中对十二指肠球部溃疡的 4 周治愈率可达 96%～100%。此外对急性胃黏膜病变、胃泌素瘤及返流性食管炎所致的胃肠出血均有明显的疗效。奥美拉唑的

用法：首次静脉注射 80mg，随后每 12h 给予 40mg，疗程一般 5 天，病情好转者可改为口服，每日 20～40mg。一般认为该药不良反应少，个别有腹泻、疲乏、恶心、呕吐、血清转氨酶和胆红素增高等。此外，与奥美拉唑同类的药物还有兰索拉唑（Lansoprazole）和 Pantoprazole。

5. 血管加压素和硝酸甘油　主要用于食管静脉曲张出血和胃动脉性出血。近年研制的三甘氨酰赖氨酸加压素（Triglycyl – lysine – Vasopresine）是一种长效加压素，在体内可裂解释放出活性腓肽性激素，使血管平滑肌收缩而止血，每次静推 2mg 可维持疗效 10 小时，止血有效率达 70%～80%，较垂体后叶素副作用小而止血率高。由于血管加压素类药物有引起心律失常、心肌缺血、脑出血及肠缺血坏死等副作用，有学者用血管扩张剂硝酸甘油与加压素合用，目的是抵销加压素对大循环血管的收缩作用，增加加压素降低门脉压的作用。

二、气囊填塞

肝硬化患者中约%死于食管胃底静脉曲张出血，应用气囊填塞以短期控制出血，是一种较为可靠而有效的方法，以利于从急诊入院到进行决定性的内镜止血治疗及手术之间可以赢得一段时间进行适当处理。

以往使用的三腔二囊管严重的并发症有食管穿破和呼吸道异物吸入等，发生率可高这 15%。主要是由于经验不足，操作不当所致。1988 年，国外学者研制成一种双囊四腔管，即增加一食管近端至食管囊段的吸引管腔，经双囊四腔管能吸出食管气囊上方食管内的唾液和黏液，可减少肺部并发症，优于三腔管，止血效果可靠，操作者技术熟练可减少并发症，可作为胃底食管静脉曲张出血的暂时止血措施。

三、内镜止血

近年来由于临床上纤维胃镜的广泛应用，经内镜治疗上消化道出血的方法发展较快，主要有以下几种方法。

（一）药物喷洒法

主要应用于上消化道炎症、糜烂、溃疡、化学损伤、肿瘤引起的渗血。

其操作方法为内镜检查发现出血灶后，在距离病灶 1～2cm 处，直接喷洒止血药物。常用的药物有：①冰冻去甲肾上腺素溶液，浓度为 8mg/100ml，每次喷洒量 20～40ml。②凝血酶—纤维蛋白原复合物，凝血酶浓度为 5000u/40ml 为宜，内镜下喷洒后，再继续口服凝血酶 2 万 u，每 8 小时 1 次，共 3 天。⑧其他药物有 5% 孟氏溶液（碱式硫酸铁溶液）、组织黏合剂、微晶胶原等。

（二）注射疗法

1. 非静脉曲张出血　向出血病灶内和/或其周围组织注射硬化剂或血管收缩剂，可治疗溃疡、血管瘤、肿瘤及息肉等出血。常见的药物有无水乙醇、高渗钠—肾上腺素溶液、凝血酶、5% 鱼肝油酸钠及 1% 乙氧硬化醇。

2. 食管胃底静脉曲张出血　活动性静脉曲张出血不止或内科常规治疗无效者，可用硬化疗法。将硬化剂注入曲张静脉内和/或曲张静脉旁，可使曲张静脉栓塞止血，血管壁及其周围组织增厚，以减少和避免静脉曲张进一步发展和出血，据报道本法对急性静脉曲张出血的止血率为 71%～96%。

硬化剂种类较多，常用的有 5% 鱼肝油酸钠、1% 乙氧硬化醇、5% 乙醇胺油酸酯、1%～3% 十四烃基硫酸钠、无水乙醇等。

硬化疗法的并发症发生率为 10%～15%，死亡率 <1%。硬化剂注入曲张静脉可并发肾功能衰竭、肺栓塞和肝细胞损害，预防的关键是控制注药量。硬化剂注入食管曲张静脉周围组织可并发食管穿孔、溃疡、出血、狭窄和胸腔积液。酸保护剂（抗酸剂、Hz 受体拮抗剂）有预防作用。

（三）内镜下食管曲张静脉套扎术（Endoscopic variecal banding therapy）

内镜下血管硬化疗法治疗食管静脉曲张出血，有许多局部及全身并发症。1986 年报道的经内镜套扎法对食管静脉曲张的治疗比血管硬化疗法所需的治疗次数少、并发症少，且存活率高。

该疗法的原理类似内痔套扎，必须通过改装胃镜的顶端，将"O"型橡皮圈套入待结扎的静脉瘤或有显性出血的部位。套扎后的病理过程为缺血、坏死和急性炎症，然后出现表浅溃疡、致密疤痕和静脉栓塞。套扎疗法的特点为一次套扎治疗即可将套扎的血管完全栓塞，局部无深溃疡形成、食管穿孔等并发症，亦无全身不良反应。

（四）热探头凝固法

热探头凝固止血是将特制的热探头，经内镜活检孔道插入胃内，在直视下接触出血灶，直接压迫出血的血管阻断血流，然后供热使其蛋白质凝固止血，起到双重止血作用。该法简单、安全、疗效确实，仪器价格远较激光低廉，主要用于非静脉曲张出血的治疗。

（五）高频电凝止血法

高频电凝止血主要应用于血管显露性出血及有直接出血征象的出血性病变。具体可分为单极电凝、双极电凝或多极电凝。单极电凝止血通电时，难以预测管壁的损伤程度，存在着穿孔的危险，且探头可与凝固组织粘连，以至撤离时引起继发性出血。近年来多选用双极或多极电凝探头，不需要放置肢体电极板，通电时电流在与组织接触的两个电极间流动，故热量仅局限于黏膜表面而未及深层组织，凝固坏死范围较小，可减少穿孔危险。

（六）激光照射法

此法可用于治疗静脉曲张和非静脉曲张所致的上消化道出血。有氩激光（ALP）和钕—氩—铝—石榴石（Nd：YAG）激光两种。内镜下激光照射止血是近年开展的新技术，凡是内镜能到达的胃肠道部位均可使用，据报道其止血成功率可达90%，疗效确实。缺点是设备昂贵，携带不便。该疗法的并发症有：胃肠道穿孔、出血和胃肠胀气等。造成胃肠穿孔的主要原因是选择功率过大或一次照射时间过长，穿孔的发生率为1%。

（七）微波凝固法

内镜微波凝固治疗是集中微波能量于一小区域，使组织蛋白凝固而达到止血目的的一种治疗方法，对上消化道出血的止血率达90%以上。近年来，国内上海、南京和武汉等地均研制成功内窥镜微波治疗机，并已在临床上广泛应用，对上消化道出血治疗效果满意。

内镜下微波凝固止血与激光凝固止血治疗比较，目前认为有以下优点：

操作简便，能将微波针状电极直接插入组织内治疗，瞄准目标更确切，插入组织的深度易控制，安全性大，同轴电缆不易折断，故不损伤内镜，且设备造价低廉。

四、经颈静脉肝内门－体分流术（Transju gular intrahepatic portalsystem-icshunts，Tips）

食管静脉曲张出血的治疗近年有较大进展，内镜下硬化剂疗法及血管套扎术等已成为主要止血方法，仅10%～15%的患者因疗效不佳而需急诊门－腔静脉分流术，但门－腔静脉分流术患者所受的手术创伤大，并不增加患者存活率。1983年由Colapinto完成首例经颈静脉肝内门－体分流术，开拓了治疗的又一新途径。

该疗法只需在右侧颈内静脉穿刺，插入专用的导管至肝内静脉，再用特制的穿刺针由肝静脉穿刺入门静脉分支。位置确定可靠后，用一球囊导管将穿刺通道扩大，然后沿导管置入一适当大小的金属支撑架，使门静脉血液顺利流入肝静脉，达到减低门静脉压力的效果，较能有效地防治食管静脉曲张出血。该项技术并发症少（并发症可有胆道出血、腹腔出血、肝性脑病和通道阻塞等）。Tips的禁忌证为严重凝血障碍、门静脉及肝静脉以上的下腔静脉阻塞。

第六节　下消化道出血

【概述】

Treitz韧带以下肠道出血称为下消化道出血（Lower Gastrointestinal Bleeding），通常是指结肠或直肠出血。其患病率虽不及上消化道出血高，但临床上也颇为常见。其诊断和鉴别诊断往往比较困难，容易发生漏诊和误诊，以致延误治疗。近年来，由于选择性血管造影、纤维结肠镜检查和同位素扫描等新技术的应用，对出血部位和病因已能做出比较准确的诊断，并为治疗开辟了更为有效的途径。

【病因】

成年人和青少年：青少年以 Meckel 憩室为最常见的病因，其次为炎症性肠病（溃疡性结肠炎、克隆病）和息肉。随着年龄的增长，肠道憩室病和结肠癌的出血成为最突出的病因。

老年人：老年人则以结肠动脉扩张、多发性憩室、癌肿和息肉为最多见的病因。血管发育异常发生在盲肠和升结肠者，特别是老年患者，常常是引起大出血的一个原因，而 50 岁以下则少见。

各个年龄组的阿米巴痢疾、尿毒症、凝血障碍也可引起下消化道出血。

【特殊检查】

1. 肛门指检及乙状结肠镜检查　可检出或除外肛门、直肠或乙状结肠病变，如肛瘘、痔核和直肠肿物等。

2. 紧急结肠镜检查　宜尽量在出血停止后近期或出血间歇期进行，因为急性大出血期间，肠腔积血多，遮掩镜面，影响镜的插入和观察，若病人有低血容量性休克，则难以承受检查。一组 259 例检查结果中，221 例（85.3%）病变位于左半结肠，11 例（4.3%）在横结肠，27 例（10.4%）在右半结肠，诊断阳性率高达 100%。但一般报告约 70% 病例可发现出血灶。

3. ^{99m}锝扫描　若肠镜未发现出血灶，可静脉注入^{99m}锝标记的红细胞作腹部扫描，根据扫描图像，可测出大于 0.5ml/min 的出血，初步确定出血部位，为进一步血管造影提供线索。该方案对于 Meckel 憩室合并出血尤为适用，且可用于判定出血是否完全停止，缺点是对出血不能准确定位。

4. 选择性血管造影、药物性血管造影和数字减影血管造影　经上述检查不能明确出血灶，或有持续活动性出血时，急诊血管造影是唯一的最有价值的检查方法。首先作选择性肠系膜上动脉造影，因该动脉支配全部小肠和右侧结肠，若为阴性，应再作肠系膜下动脉和腹腔动脉造影。出血大于 0.5ml/min 时，血管造影即可发现，但在间歇性出血、出血的静止期或出血速度甚慢时，其价值受到限制。Reinns 等报告在各型肠出血，肠系膜上动脉造影的特异性为 100%，而其敏感性则与出血类型有关：急性出血敏感性最高（47%），其次为慢性隐匿性出血（40%），最差为复发性急性出血（30%）。

药物性血管造影是在造影前，经导管注入血管活性物质，改变拟选动脉的血流动力学状态，再行血管造影。它不仅可进行传统形态学观察，也逐渐用于病理生理学的研究。

数字减影血管造影是计算机技术与常规血管造影相结合的一种新的影像检查方法。其优点有：操作简单易行，一般只经外周静脉注入造影剂即可进行检查；造影剂用量仅为普通血管造影的 40%～60%，且浓度低，提高了血管造影的安全性；减影迅速，图像清晰，可获得纯血管影像，并可观察实时血管的动态变化。缺点是在减影过程中，易受呼吸、吞咽动作和肠蠕动影响出现伪影，空间分辨率低，对细小血管显示不清。

5. X 线钡剂检查　紧急钡灌肠和小肠钡餐有时对阐明出血原因有一定帮助，但阳性率极低，一般仅用于无条件作上述检查时。

6. 手术探查　对上述检查仍不能明确出血部位，出血又持续，应手术探查。可行术中结肠镜检查，避免术中作不必要的结肠切开。

【治疗】

一、紧急救治

处理下消化道出血的首要措施不是采取各种方法寻找出血的病因，而是立即采取复苏措施，包括输血、输液以补充血容量，纠正低血容量性休克，纠正水、电解质紊乱和对症治疗。在此基础上，有计划地进行下一步的治疗。

二、止血治疗

（一）加压素输注

可通过血管造影的插管注入静脉或动脉中，用 0.1～0.4u/min 的速度输入对活动性出血患者约 80% 以上的病例可终止出血。当出血位于左半结肠时，静脉途径和动脉途径输注效果同样良好，但出血位于右半结肠和小肠时，应动脉内给药才能取得较好的疗效。加压素输注的并发症主要为内脏动脉痉挛引起肠缺血、肠梗塞。

（二）动脉栓塞治疗

经导管对出血动脉进行栓塞治疗适用于结肠出血不能自发停止或加压素输注无效的病例。在透视下作选择性插管，将管端插入出血灶近端数 cm 处，注入明胶海绵碎片、血管凝缩剂、自体血凝块、氧化纤维素或丙烯腈等物质，可将出血动脉栓塞，制止出血。该法的主要缺点是可引起结肠梗塞、延迟性狭窄和缺血性肠坏死及穿孔。

（三）内镜下治疗

可作为下消化道出血的首选止血方法，特别在接受紧急肠镜检查的病人，在诊断出病变后立即予以治疗。下消化道出血的内镜下局部止血与治疗上消化道出血相同，可选用以下方法：

1. 局部喷洒止血药物　5% 孟氏液 40ml、8mg 去甲肾上腺素加入生理盐水 100ml，这两种药物均可致肠痉挛，稍候片刻后即可缓解。亦可用凝血酶 200~400u 加入生理盐水 20ml 局部喷洒（此药不能静脉应用）、立止血 1~2ku 加入生理盐水 40ml、新福林 10mg/dl 和医用黏合剂等。

2. 局部注射止血药物　适用于溃疡出血或小灶性糜烂出血，可用 1/1000 肾上腺素、立止血等。

3. 高频电凝止血　有费用低，易于见效的优点，对毛细血管及静脉出血有效，但对动脉喷射性出血则疗效不理想。

4. 氩激光（ALP）光凝　依靠细小的柔软玻璃软纤维通过内镜活检孔，能把激光能量高度集中直接送入消化道，这种蓝绿色的氩激光易被血液吸收，导致血液凝固和血管封闭，对周围组织几乎无损伤。只要为清除积血喷射的二氧化碳不引起肠过度膨胀，内镜下使用这种激光是安全有效的。

5. 钕氩铝石榴石（Neo-YAG）激光光凝　与氩激光相比较少吸收，穿透组织的深度比氩激光大 3~4 倍，这种高穿透性能具有止血的效能，能明显降低活动性出血的再出血率和急诊手术率，但费用较高。

6. 缝合器止血疗法　采用特殊的内镜缝合器对出血部位进行缝合止血。

7. 微波疗法　微波止血是通过微波能在组织内转变成热能，使组织温度上升（70～120℃），血液凝固，从而起止血作用。该方法设备简单、操作容易、价格低廉、止血率较高、安全性较好。

三、手术治疗

急诊手术仅适用于持续出血而经内镜或血管造影时结合血管内药物治疗均未能达到满意止血效果的患者，若术前不能确定出血部位，可以考虑术中行结肠镜检查。Boley 等提出以下的手术治疗原则：

（1）如果血管造影证实为持续性憩室出血，或经静、动脉内输注加压素后再次出血，则应行部分结肠切除术。

（2）如果血管造影证实为血管扩张症，无论伴或不伴造影剂外溢，均应行右侧结肠部分切除术。

（3）如果患者为活动性出血，而血管造影无异常发现时，均应行结肠次全切除术；如果出血停止而血管造影又无异常发现时，则患者应继续观察。

四、病因治疗

在经内科保守治疗止血的病例，应采用内镜或手术的方法去除原发性病变，如憩室，肿瘤，血管畸形和炎症性肠病等。

第八章　泌尿系统疾病

第一节　急性肾小球肾炎

【概述】

急性肾小球肾炎（Acute Glomerulonephritis）是内、儿科的常见病、多发病。绝大多数发生在感染后，尤其是溶血性链球菌感染后，故临床多称感染后或链球菌后肾小球肾炎。并非所有链球菌都能引起肾炎，只有 A 族 β - 溶血性链球菌有此作用。所谓"致肾炎型链球菌"，主要指咽喉部感染的 M 型溶血性链球菌 4、12、18、25、49 型；皮肤感染的 2、49、55、57、60 型。另外，肺炎球菌、葡萄球菌、伤寒杆菌及病毒都可引起肾小球肾炎。本病在学龄儿童多见、青年次之，中老年少见。目前认为链球菌感染后通过免疫复合物引起急性肾小球炎症变化。至于链球菌哪个部分作为抗原，至今仍未定论。另外，有研究提示细胞免疫也参与其发病机制。

链球菌感染与急性肾炎之间有一定的潜伏期。通常 1~3 周，平均 10 天。一般认为咽部链球菌感染后急性肾炎的潜伏期较皮肤感染后短。上呼吸道感染所致者潜伏期为 6~12 天；皮肤感染所致者为 14~28 天。

本病典型的病例常出现"急性肾炎综合征"。表现为血尿、蛋白尿、水肿、高血压。血尿几乎见于所有的患者，肉眼血尿常见，约在 40%~70% 的患者可见到。尿检查红细胞以畸形红细胞为主，占 80% 以上；蛋白尿多为

"+"至"++"，少数出现大量蛋白尿，呈肾病综合征表现，并可见白细胞及管型。大多数患者有一过性肾功能障碍，表现为肾小球滤过率下降，随着急性肾炎的恢复，肾功能也逐渐恢复，故多为良性过程。仅少数病例迅速发展成急进性肾炎。最近的研究发现，有些病例于急性期后 5～20 年，蛋白尿复发并有高血压，肾功能逐渐减退。

急性链球菌感染后肾小球肾炎急性期血清抗链球菌溶血素"O"及抗脱氧核糖核酸酶滴度往往增高。发病 4～8 周内血清总补体及 C_3 下降。肾活检急性期主要表现为肾小球显著肿大，毛细血管襻的内皮细胞增殖、肿胀，系膜细胞增殖，使毛细血管腔狭窄，甚至闭塞。肾小球系膜、毛细血管及肾小囊腔均有明显的中性粒细胞及单核细胞浸润。严重时发生血管内凝血现象。免疫荧光镜见到免疫球蛋白 IgG 及补体 C_3 呈颗粒状沿毛细血管壁沉积。电镜下见到肾小球基底膜上皮侧有"驼峰状"电子致密物。

【病因】

本病常由 β-溶血性链球菌"致肾炎菌株"感染所致。常见于急性咽炎、扁桃体炎、中耳炎、猩红热、脓皮病等链球菌感染后，通过免疫复合物而引起急性肾炎。

【临床表现】

急性肾炎以学龄儿童多见，青年次之，中年及老年少见，男女之比约 2:1。发病于前驱感染 1～3 周（平均 10d）后。呼吸道感染者的潜伏期较皮肤感染者短。本病起病急，病情轻重不一，轻者为亚临床型（仅尿常规及血清 C_3 异常），典型者呈急性肾炎综合征表现，重症者可发生急性肾衰竭。本病大多预后良好，常可在数月内临床自愈。典型表现如下。

（一）全身症状　儿童常有头痛、头晕、食欲减退、恶心、呕吐、疲乏无力、精神不振、心悸、气促，重者有视力障碍、烦躁不安、昏迷、抽搐。成人全身症状可不明显。

（二）尿液异常　几乎全部患者均有肾小球源性血尿，约 40% 患者为肉眼血尿，尿呈红茶样、酱油样或洗肉水样，持续数天至 2 周转为镜下血尿，后者多在 6 个月内消失，也可持续 1～3 年。可伴有轻、中度蛋白尿，少数（＜20％）患者出现大量蛋白尿。并可有颗粒管型和红细胞管型。多数患者发病期即有尿量减少或少尿，个别患者可有短时间的无尿或尿闭，少数严重患者无尿 3 d 以上。

（三）水肿 80％～90％的患者有水肿，常为晨起眼睑轻度水肿或伴下肢轻度可凹性水肿，少数严重患者可波及全身，并可出现胸水、腹水及心包积液。水肿一般在 2～3 周内开始消退。

（四）高血压 80％的患者在病初出现一过性轻、中度高血压，成人一般在 18.6～22.7/12.0～14.7 kPa（140～l70/90～110 mmHg），少数患者超过 24.0/13.3 kPa（180/100 mmHg），严重者发生高血压脑病。高血压一般持续 3—4 周，多在水肿消退后 2 周左右降至正常。

（五）肾功能异常 早期因少尿，可出现肾小球功能一过性受损，表现为轻度氮质血症，极少数患者可出现急性肾衰竭。

（六）其他 表现成人可有腰酸、腰痛，儿童可有腹痛、便秘或腹泻，少数可有皮肤紫癜或皮疹。

【辅助检查】

（一）尿常规 沉渣中有大量多形性红细胞，甚至满视野。此外，可有白细胞、上皮细胞、透明管型、红细胞管型。尿蛋白常为＋～＋＋，定量常为每日 1～3 g，少数患者可为微量（±）或＞4g。尿量少而相对密度（比重）常在 1.15～1.020 之间，急性期多＞1.020。

（二）血常规 半数患者血红蛋白及红细胞数降低，白细胞大多正常，细菌感染灶未愈时，白细胞及中性粒细胞常增高。

（三）肾功能检查 少尿＞1 周或无尿＞3d，可有氮质血症、代谢性酸中毒、肌酐清除率下降，尿量增多后可逐渐恢复。

（四）免疫学检查 病程初期血清 C_3 及总补体下降，8 周后渐恢复正常。部分患者早期循环免疫复合物（CIC）阳性及血清冷球蛋白可阳性。

（五）其他检查 血沉几乎均增快，一般在 30～60 mm/h，少数＞

100mm/h。抗链球菌溶血素 O 滴度升高。B 超检查双侧肾脏正常或稍大。肾活检呈毛细血管内增生性肾炎。

【诊断】

急性肾小球肾炎多数有血尿、蛋白尿、水肿、高血压等表现。症状出现前往往有先驱感染，诊断多不困难。急性期血清抗链球菌溶血素 "O"、抗脱氧核糖核酸酶滴度显著增高，补体 C_3 浓度降低，结合临床及实验室检查可确诊为急性链球菌后肾炎。对可疑患者可行肾穿刺活检。

【鉴别诊断】

急性肾炎应与发热性蛋白尿、慢性肾炎急性发作、过敏性紫癜肾炎、狼疮性肾炎相鉴别。在急性感染发热期，部分患者会出现蛋白尿及管型尿，有时出现镜下血尿。但急性感染期出现蛋白尿时无水肿及高血压，热退后尿异常迅速消失。慢性肾炎急性发作症状常在上呼吸道感染同时出现或在感染后 3～5 天内出现，潜伏期短，贫血、低蛋白血症往往较明显，尿少而比重低，肾功能持久性损害。过敏性紫癜及系统性红斑狼疮肾炎可出现急性肾炎综合征，但这两种病多数有明显的皮肤损害，多有关节酸痛或关节炎症状，前者束臂试验阳性；后者血中狼疮细胞及抗 DNA 抗体阳性，有多系统或器官损害。因此只要详细询问病史及全面检查可以区别。

【治疗】

急性肾小球肾炎治疗原则是解除急性症状，预防和控制并发症，特别要注意急性心力衰竭和高血压脑病的发生，纠正异常的生理变化。

一、卧床休息

急性肾小球肾炎具有典型症状者应卧床休息，经 2～3 周的诊治，肉眼血尿消失、水肿明显消退、血压有所下降后可下床作短时间活动，症状体征完全消失后逐渐增加活动量。

二、饮食和水的管理

饮食和水的控制主要根据水肿、血压、肾功能而定。一般认为血尿素氮 <14mmol/L（40mg/d1）者饮食蛋白质可不限制；尿素氮如超过 21.4mmol/

L（60mg/dl），每日饮食中蛋白质应限制为 0.5g/kg。蛋白质以动物蛋白为主。热量和维生素要充分。钠盐应限制，有明显水肿和高血压时，每日食盐以 1～2g 为宜。严重水肿时液体也应加以限制，量出为入。

三、水肿的处理

轻、中度水肿无需特殊治疗，限制钠盐和水分摄入、卧床休息便可。高度水肿应使用利尿剂，如速尿（Lasix）60～120mg/d，分次口服或静注。使用利尿剂要定期测血清钾。也可用保钾利尿剂如安体舒通（Antisterone）60～120mg/d 分 2～3 次服用；氨苯喋啶 75～150mg/d 分 2～3 次口服。噻嗪类利尿剂如双氢氯噻嗪（Hydrochlorothiazide）可短时服用，剂量为 75～150mg/d 分 2～3 次服用，但要注意防治噻嗪类利尿剂可能对肾小管间质损伤等副作用。避免长期使用。

四、高血压及高血压脑病的处理

轻度高血压〔舒张压 ＜13.3kPa（100mmHg）〕经卧床休息及水、钠控制后往往能恢复正常，舒张压 ＞14.7kPa（110mmHg），或儿童舒张压 ＞13.3kPa（100mmHg）时，应及时使用降压药。一般采用利尿剂、β－受体阻滞剂或血管扩张剂，如速尿（Lasix）60～120mg/d，分 2～3 次服；心得安（Inderal）30～120mg/d，分 3 次服；肼苯哒嗪（Apresoline）75～150mg/d，分 3 次服。另外还可选用钙通道阻滞剂如心痛定（Nifedipine）30～60mg/d，分 3 次服；血管紧张素转换酶阻滞剂如甲硫丙脯酸（Captopril）37.5～75mg/d，分 3 次服；Enalapz1 5～20mg/d，分 1～2 次服。α_1 受体体拮抗剂哌唑嗪（Prazosin）1.5～6mg/d，分 3 次服；特拉唑嗪（Terazosin，Hytrin）2mg，晚上 1 次服。视病情需要可联合应用上述药物。

高血压脑病时，可选用硝普钠（Sodium Nitroprusside）50mg，溶于葡萄糖溶液 250ml 中静脉点滴，速度为 $0.5/\mu g \cdot kg^{-1} \cdot min^{-1}$，随血压调整剂量。另外，还可选用二氮嗪（Diazoxide）300mg，静脉快速注射；或肼苯哒嗪 5mg，静脉注射。当出现惊厥、抽搐或烦躁不安时可使用安定、水合氯醛、苯巴比妥等。

五、急性心力衰竭的治疗

当急性肾炎患者出现急性心力衰竭时，其原因主要是水钠滞留、血容量增加。因此，治疗主要是严格限制水、钠摄入，静脉注射速尿或使用硝普钠，症状多能缓解。洋地黄类药物不作首选，因此类药物效果往往不佳，且易引起洋地黄中毒。

六、抗生素的应用

急性链球菌后肾炎的患者使用 10 天一疗程的青霉素 G，以 80 万 u 肌肉注射，每日 2 次。对青霉素过敏者用红霉素 0.25g，每 6 小时 1 次；儿童 40mg·kg^{-1}·d^{-1}，分 4 次口服。长期预防性使用抗生素并无必要。对反复发炎的扁桃体，在病情稳定后 4~6 周考虑摘除。术前先用青霉素 G2 周。摘除扁桃体是否预后较好则意见尚未一致。

七、肾上腺皮质激素和免疫抑制剂的应用

不需使用激素和免疫抑制剂治疗本病。对急性链球菌后肾炎出现肾病综合征者，多数认为这些药物无效。对急性链球菌后肾炎出现持续少尿、肾功能进行性减退、血肌酐和尿素氮上升，表示可能出现急进性新月体性肾炎，如经肾穿刺活检证实有较多新月体形成，可以试用激素冲击治疗。

八、透析疗法

有高钾血症，严重水肿并发高血压脑病、心力衰竭，尿毒症，经一般内科治疗无效时，应行透析治疗。

九、抗氧化剂的使用

急性肾炎氧自由基和脂质过氧化反应是肾组织损伤的主要介质，别嘌呤醇（Allopurino1）、维生素 E，辅酶 Q$_{10}$ 等抗氧化剂治疗，可明显缩短急性肾炎的病程，提高近期恢复率。

第二节 慢性肾小球肾炎

【概述】

慢性肾小球肾炎（Chronic Glomerulonephrifis）简称慢性肾炎，是多种原发性肾小球疾病所导致的一组长病程的，以蛋白尿、血尿、水肿及高血压为临床表现，最终发生渐进性慢性肾功能衰竭的一种临床综合征。在我国慢性肾炎是导致慢性肾功能衰竭最常见的疾病。

【病因】

由多种原因引起，包括：①原发性急进性肾小球肾炎；②继发于全身性疾病（如系统性红斑狼疮性肾炎、肺出血—肾炎综合征、过敏性紫癜肾炎等）的急进性肾小球肾炎；③由原发性肾小球病（如系膜毛细血管性肾小球肾炎）的基础形成广泛新月体，即病理类型转化而来的新月体肾小球肾炎。

根据病因不同，将急进性肾炎分为原发性和继发性两大类，前者仅占少数，病因尚不清；后者占大多数，为病因明确或为全身性疾病的肾脏表现。本节重点阐述原发性急进性肾炎。根据免疫病理将原发性急进性肾炎分为三种类型：①Ⅰ型又称抗肾小球基膜肾小球肾炎，由抗肾小球基底膜（GMB）抗体与肾小球基底膜抗原相结合，激活补体系统，在局部引起一系列炎症、凝血、纤溶反应，特别是凝血机制的异常改变在新月体形成中起重要作用；②Ⅱ型又称免疫复合物型，因肾小球内循环免疫复合物（CIC）在肾小球基底膜上沉积或原位免疫复合物形成，激活补体系统而致病；③Ⅲ型为非免疫复合物型，该型多数患者为肾微血管炎（原发性小血管炎肾损害），肾脏可为首发，甚至是唯一受累器官或与其他系统损害并存。

【临床表现】

原发性急进性肾炎中Ⅰ型好发于青、中年，Ⅱ及Ⅲ型常见于中、老年，男性多见。患者可有1~3周的呼吸道前驱感染，起病急，常见蛋白尿、血尿、水肿、高血压等急性肾炎综合征表现，且病情急骤进展，进行性少尿或无尿，于数周内肾功能进行性恶化并发展为尿毒症。患者常伴有中度贫血，Ⅱ型患者常伴肾病综合征，Ⅲ型则表现出系统性血管炎症状（如不明原因的发热、乏力、关节疼痛或咯血等）。

【辅助检查】

（一）尿常规可见蛋白尿、血尿及各种蛋白管型，常有大量红细胞管型。

（二）血常规血沉明显增快，少数患者血红蛋白明显下降。

（三）肾功能测定发病数日或数周后肾小球滤过率（GF_1R）或内生肌酐清除率（Ccr）呈进行性下降，血肌酐（Scr）、BUN 相应升高，CO_2CP 降低。

（四）免疫学检查　Ⅰ型患者抗肾小球基底膜抗体阳性。Ⅱ型循环免疫复合物阳性，冷球蛋白阳性，血清补体 C_3 降低。Ⅲ型抗中性粒细胞胞质抗体（ANCA）阳性。

（五）B 超检查　显示肾脏大小正常或增大，若肾影缩小可排除本病。

（六）X 线检查 肺部可见炎症浸润灶，通常由肺门向两下肺野延伸。

（七）肾脏活组织检查　能明确诊断并分型。

【诊断】

凡患者临床表现为急性肾炎综合征伴肾功能急剧恶化，应疑及本病并及时进行肾活检，若病理证实为新月体肾小球肾炎，根据临床表现和辅助检查能除外系统性疾病，即可诊断为原发性急进性肾炎。

【西医治疗】

治疗慢性肾炎的目的主要是改善患者的症状，延缓或停止肾功能的损害进程。

一、一般治疗

1. 注意休息，症状明显者宜卧床休息。避免过度劳累和剧烈运动。保证充足的睡眠。戒烟并保持开朗的心情，这有助于病情的恢复。

2. 饮食宜清淡、易消化及富含维生素。能充分满足机体对热量的需求，并注意钙及微量元素的补充。如无水肿，不应过分强调限制水、盐的摄入。

3. 有明显水肿者应限制水、盐的摄入，每日摄入食盐不应超过 3g。一般水肿通过限制水盐摄入及充分休息即可缓解。如有严重水肿，可适当应用利尿剂，首选速尿（Lasix），每日用 60~120mg，分 3 次口服或注射。注意血清钾的监测，如有低钾血症，可适当补充钾盐，如氯化钾，也可加服排钠潴钾利尿剂，如安体舒通（Antisterone）每日 60mg，分 3 次服用；或氨苯喋啶（Triamteren）75~150mg，分 3 次服用。噻嗪类利尿剂如双氢氯噻嗪可引起肾小管间质的损伤，应避免长期使用。

4. 预防感染，尤其是上呼吸道感染及泌尿系感染，如一旦出现感染，应及时彻底地治疗。因为泌尿系感染可使病情加重，使肾功能加速恶化，但预防性使用抗生素并无必要。有人认为切除扁桃体可延缓肾功能减退，但有待进一步论证。

5. 禁用对肾有毒性的药物，预防水、电解质紊乱。

二、特殊治疗

慢性肾炎发展至慢性肾功能不全的速度受多种因素的影响，这些危险因素可以一个或多个同时出现，主要有：持续大量的蛋白尿；高蛋白或高磷饮食；高脂血症；高血压；凝血机制紊乱以及炎症细胞浸润等。

（一）蛋白尿的治疗

蛋白尿是肾小球损害的一个重要临床表现。动物实验及临床资料均显示持续存在的蛋白尿可引起肾功能损害，依据是：①通过异常滤过膜的蛋白对肾小球上皮细胞及近曲小管细胞都有损害作用。②大量蛋白尿超过肾小管重吸收能力，在肾小管内形成管型，从而加重肾小管上皮细胞损害及间质炎症。③蛋白尿可伴有高脂血症．而后者也是危险因素之一。总之，没有蛋白尿的肾脏病极少发生肾功能衰竭，减少蛋白尿可以减慢肾功能损害的过程。

1. 合理的饮食　慢性肾炎饮食治疗的原则是：给予足够热量，适当降低氮的摄入，维持必要氨基酸的摄入和氮平衡；可口美味以使患者能长期接受。基于上述原则，饮食蛋白摄入以优质蛋白为主，如动物蛋白，少进食植物蛋白。当血肌酐水平超过 160~177μmol/L 时，应予以严格的低蛋白饮食。

适当限制蛋白摄入可使高滤过状态减轻，以保护肾功能。临床上蛋白质的控制方法有 2 种可供选择：①每日优质蛋白 0.6g/kg。②每日蛋白 0.3g/kg，再补充酮酸或必需氨基酸至总氮摄入量达 0.6g/kg。

近年有些学者认为限制蛋白饮食对肾功能衰竭的进展无明显作用，但多数学者仍认为慢性肾炎患者适当限制蛋白饮食可使高滤过状态减轻，有助于保护患者的肾功能。

酮酸的摄入可改善患者的营养状况，同时也可使慢性肾炎的高滤过状态减轻，有助于延缓慢性肾功能衰竭的进展。临床上使用 α-酮酸（Ketosteril 肾灵）制剂 2~4 粒，每日 3 次。

2. 肾上腺皮质激素及免疫抑制剂的应用 目前疗效仍未肯定。非甾体类抗炎药如消炎痛等，虽然临床证实可减轻蛋白尿，但因为可引起肾小管间质损害而使肾功能损害加重，应慎重。

3. 血管紧张素转换酶抑制剂（ACEI）的应用 临床上证实可减少蛋白尿。可试用于顽固性蛋白尿，尤其是伴有高血压者。可用巯甲丙脯酸（Captopril），6.25~12.5mg，每日 3 次。

（二）高磷血症的治疗

动物实验及临床均已证实高磷血症对正常或已减退的肾功能有损害。由于单个肾单位的无机磷负荷增加，甲状旁腺素水平增高，钙磷乘积增大，肾间质可出现钙化现象。钙磷在肾中的作用是多方面的，对肾脏的形态学改变主要发生在肾间质，包括肾小管腔、间质细胞质和肾间质细胞内钙过多可引起细胞功能紊乱，最终致细胞死亡。所以低磷饮食可保护肾功能。每日磷的摄入应限制在 600~700mg/d 以下，饮食应为低蛋白饮食蛋白摄入以动物蛋白为主，少吃动物内脏及植物蛋白. 必要时使用磷结合剂，如碳酸钙及醋酸钙。

（三）高脂血症的治疗

高脂血症加速肾功能衰竭的作用主要有：①增加单核细胞对内皮细胞的黏附，使其向内皮下迁延。②巨噬细胞能被低密度脂蛋白所激活，释放生物活性物质。③被氧化的低密度脂蛋白对系膜细胞有毒性作用。④血胆固醇升高可引起动脉粥样硬化，并发高血压时其危害性增强。

治疗高脂血症首先应调整饮食构成，减少脂肪的摄入至总热量的 20% ~ 25%，胆固醇低于 200mg/d。避免进食过多甜食，多食瘦肉、鱼肉、豆制品及新鲜水果，多食用含不饱和脂肪酸的植物油及鱼油。如经调整饮食未能奏效者，可试用血脂调节药物，如美降脂（Lovastatin），每日 20mg，口服 2 ~ 4 个月。此药能竞争性地抑制 HMG－CoA（3－羟基－3－甲基戊二酰辅酶 A）还原酶，而减少胆固醇合成。此药主要经肝脏代谢后由胆道排出，对肾脏影响较小，但在治疗过程中仍须定期复查肾功能及肝酶谱检查。

（四）高血压的治疗

全身性高血压可能是加重肾功能损害的最危险因素之一。高血压时，肾小球毛细血管壁张力增加，肾小球高血压（Intraglomerular Hypertention）、高灌注及高滤过使肾小球内皮细胞、上皮细胞及系膜细胞发生变化，引起肾小球内皮细胞损伤，大量的蛋白漏出，并释放一些组织因子，引起毛细血管内凝血、血管壁损害及血小板聚集，释放血栓烷素，促发细胞外基质形成，引起局灶性及节段性肾小球硬化。

慢性肾炎并发高血压要严格控制血压。

1. 适当的休息，保持充足的睡眠，适当限制水盐的摄入。必要时可加用小量利尿剂，如涑尿 60 ~ 120mg/d。分 3 次口服。

2. 当上述方法无效时，可使用药物治疗。使用降压药物的原则是：除少数严重或紧急病例外，降压不宜过快，应采用梯形治疗方案，先用一种作用缓和及副作用小的药物，如疗效不理想，再加上另一种药物，必要时可联合使用 3 种或 3 种以上药物，以使血压控制在 20/12kPa（150/90mmHg）左右为宜；注意患者对药物的个体差异性。

临床上常用的药物有如下几种：

（1）钙离子通道阻滞剂：钙离子通道拮抗剂能降低体循环高血压，使残存肾已升高的肾小球血压恢复正常．也有抗肾小球肥大、抗肾小球系膜增殖和减少细胞外基质作用。同时还有抗血小板聚集、抗纤维蛋白溶解和抗动脉粥样硬化作用。近年来还发现钙离子拮抗剂有减少离体残存肾氧耗和抑制肾间质钙化作用。所以此类药物对肾功能有保护作用。

临床上常见的钙离子通道拮抗剂有硝苯吡啶（Nifedipine）及其缓释放制剂。硝苯吡啶 30~60mg/d，分 3 次服，缓释硝苯吡啶（Nifedipine Retard）20mg，每日 2 次。亦可选用控释片络活喜（氨氯地平，Norvasc，Amlodipm'e）5mg，每日 1 次。常见的副作用包括头痛、面部潮红、下肢浮肿及心动过速等。

（2）血管紧张素转换酶抑制剂（ACEI）：ACEI 降压作用是通过抑制 ACE，使血管紧张素 II 生成减少来达到的。另外在降低血压的同时，可降低出球小动脉阻力，因此可降低肾小球压力，增加肾血流量和减轻肾脏损害。

临床上常用的 ACEI 为硫甲丙脯酸（Captopril）首剂量为 6.25~25mg，每日 2~3 次，最大剂量每日勿超过 300mg。乙丙脯氨酸（。Enalapril）7.5~30mg/d，分 1~2 次服用；Lisinopril 10~40mg，每日 1 次。A（2EI 在肌酐清除率为 10~50ml/min 时，应减 50% 剂量服用。

ACEI 主要副作用有：高钾血症、急性肾功能不全、低血压、血管神经性水肿、干咳、味觉减退、皮疹及白细胞减少等。

（3）其他：肼苯哒嗪、甲基多巴（Methyldopa）及哌唑嗪（Prazosin）等抗高血压药物均可选用。

（五）抗凝药物及抗血小板凝集药物的应用

慢性肾炎时肾内纤维素样物质沉积提示凝血在肾小球损害中起很重要的作用。理论上及动物实验显示抗凝剂或抗血小板凝集药物如肝素、华法令等可抑制系膜增生，减少系膜基质合成，但目前临床仍未广泛应用。潘生丁及小剂量阿司匹林可试用，剂量为：潘生丁每日 50~100mg，分 3 次服用；阿司匹林 300~600mg，每日 1~2 次。

（六）抗炎症介质药物的应用

炎症介质可能直接参与肾病的进展。近年来，血栓素、前列腺环素、内皮素及白细胞介素等炎症介质在肾小球疾病的致病方面和在肾小球损害的过程中所起的作用，已受到注意。应用血栓素抑制剂如小剂量阿司匹林，U63557A 和 BMI3177 等药物治疗各种肾小球疾病，取得了一些进展，但普遍应用于临床为时尚早。

第三节　肾病综合征

【概述】

肾病综合征（Nephrotic Syndrome）是临床常见的一组由多种病因所致的临床综合征。其诊断标准是：①严重蛋白尿　24 小时尿蛋白≥3.5g。②低蛋白血症血清白蛋白 <30g/L。③程度不等的高脂血症　如血清胆固醇往往大于 6.5mmol/L。④轻重不等的浮肿　严重者可出现胸、腹水、肺水肿等。4 项诊断标准中以前 2 项为基本诊断条件。

NS 分原发性及继发性两大类。PNS 即原始病变发生在肾小球，如急性。肾炎、急进性肾炎、慢性肾炎、肾小球肾病等。继发性 NS 病因广泛而复杂，包括：①感染（细菌、病毒、昆虫、蠕虫等）；②药物（汞、有机金、青霉胺、海洛因、丙磺舒、干扰素、造影剂、非甾体抗炎药等）；③毒素及过敏（蜂刺、蚊毒、花粉等）；④肿瘤（实体瘤如肺、胃、结肠、乳腺癌，多发性骨髓瘤，霍奇金病等）；⑤多系统疾病（如系统性红斑狼疮、过敏性紫癜等）；⑥家族遗传及代谢性疾病（如糖尿病、肾淀粉样变性、遗传性肾炎、家族性肾病综合征等）；⑧其他（如子痫、移植肾慢性排异、反流性肾病、肾乳头坏死等）。

【临床表现】

（一）主要表现

1. 尿液异常可有大量蛋白尿及不同程度的血尿。

2. 水肿　水肿程度轻重不一，以组织疏松及体位低处为明显。严重者全身水肿、阴囊水肿、胸腔和腹腔积液，甚至心包积液，积液为漏出液。

3. 高血压　20%～40%有高血压，多为中度升高，晚期可明显升高，可为肾素依赖性、容量依赖性或两者兼有。很少发生高血压危象或高血压脑病。

4. 低蛋白血症　可表现为毛发稀疏、干脆及枯黄，面色苍白、消瘦、指甲上有白色横行的宽带等。

（二）并发症

1. 继发感染　常见呼吸道、泌尿道、皮肤感染。感染是导致 NS 复发和疗效不佳的主要原因之一，甚至导致患者死亡。

2. 血栓、栓塞并发症　肾静脉血栓最常见，发生率10%～40%，患者常无症状。此外，肺血管血栓、栓塞，下肢静脉、下腔静脉、冠状血管血栓和脑血管血栓等也可见到。

3. 急性肾衰竭　多无明显的诱因，表现为少尿甚至无尿，扩容、利尿治疗无效。

4. 蛋白质及脂肪代谢紊乱长期低白蛋白血症可导致营养不良、小儿生长发育迟缓。在低白蛋白血症明显时，甲状腺素结合球蛋白、维生素 D 结合蛋白、抗凝血酶Ⅲ、转铁蛋白等从尿中排出增加，出现相应的临床症状，如甲状腺功能降低、低钙血症、缺铁性贫血等。高脂血症促进血栓、栓塞并发症的发生，还可引起心脑血管病及肾小球硬化等。

【辅助检查】

（一）尿液检查

1. 尿常规24h 尿蛋白≥3.5 g，重者可至20～30g。可有血尿、管型尿。

2. 选择性蛋白尿指数（SPI）　以 IgG 和转铁蛋白的清除率求得 SPI 为例，SPI≤0.1 为高度选择性，0.11～0.19 为中度选择性，≥0.2 为非选择性。SPI≤0.1 者对激素治疗效应良好，≥0.2 者对激素多无反应。微小病变型肾病大多为高度选择性，局灶节段性肾小球硬化，膜性肾病及系膜毛细血管性肾小球肾炎多为非选择性。近年来采用尿蛋白电泳测定，γ 球蛋白／白蛋白

<0.1 为选择性蛋白尿，>0.5 为非选择性蛋白尿。

3. 尿蛋白聚丙烯胺凝胶电泳（圆盘电泳）　微小病变型肾病以中分子（白蛋白）蛋白尿为主，滤过膜损害较严重者以高分子蛋白尿为主，混合性蛋白尿提示滤过膜损害较严重，同时有 - 肾小管一间质损害。

4. 尿 C_3 测定　新月体肾炎及系膜毛细血管性肾小球肾炎 90% 以上阳性，局灶节段性。肾小球硬化、膜性肾病及系膜增生性肾小球肾炎次之，微小病变 15% 阳性，尿 C_3 测定可预测激素治疗是否有效，符合率 80%。

5. 尿纤维蛋白降解产物（FDP）测定　微小病变型肾病时尿 FDP 多 < 1.25 mg/L，系膜增生性肾小球肾炎多数 > 1.25 mg/L。如尿 FDP > 3 mg/L 持续不降低，提示病变活动性较强，应采取抗凝治疗或纤溶疗法。

（二）血液检查

1. 肾功能检查　先出现肾小球滤过功能减退，BUN、Scr 升高，继之出现尿浓缩功能减退，且两者平行。

2. 血清蛋白测定　血清蛋白电泳特点为白蛋白降低，α_2 及 β 球蛋白升高，γ 球蛋白正常或降低。血清免疫球蛋白中，IgG 降低。

3. 肾活组织检查　可明确病理类型，为制订治疗方案、判断疗效及预后提供依据。

4. 高脂血症的检查　高脂血症显示出血清总胆固醇、甘油三酯及脂蛋白（a）增高，极低密度脂蛋白（VLDL）及低密度脂蛋白（LDL）增高，高密度脂蛋白（HDL）增高、正常或减低。

5. 免疫学检查　系膜增生性肾小球肾炎中的 IgA 肾病血中 IgA 水平可能增高。系膜毛细血管性肾小球肾炎血 C3 持续降低。

【诊断】

本病诊断包括下列三个方面。

1. 临床确诊为肾病综合征，标准为，①大量蛋白尿：成人每日 > 3.5g；②低白蛋白血症：成人血清白蛋白 < 30g/L；③高脂血症：血清胆固醇 > 6.5 mmol/L；④水肿。其中大量蛋白尿和低蛋白血症为诊断时必备项目。

2. 确诊病因，须首先除外继发性病因，才考虑为 PNS，最好进行肾活组织检查，作出病理诊断。

3. 判断有无并发症。

【治疗】

肾病综合征的治疗目前主张综合治疗。包括：

一、一般治疗

一般治疗的中心环节是利尿消肿。肾病综合征水肿的主要原因是低蛋白血症所致的血浆胶体渗透压过低，虽然低蛋白血症的改善根本在于肾脏基础病理改变的缓解、蛋白尿的减轻和消失，但对症治疗、利尿消肿、改善症状也十分重要。

（一）利尿疗法

1. 利尿剂的使用　在有明显水肿、尿量减少或限钠后水肿不改善时可使用利尿剂，一般多应用襻利尿剂如呋喃苯胺酸（Furosemide，或称速尿，Lasix）、利尿酸钠等，但应注意：①必须有足够的血容量. 因利尿剂可使容量消耗，引起低血压、肾小球滤过率降低导致肾功能损害。②急峻利尿可引起血液浓缩，诱发血栓形成。③速尿等剂量过大可刺激肾素分泌引起肾血管收缩。④噻嗪类利尿剂在肾病综合征水肿时利尿效果欠佳，且可导致急性间质性肾炎，故多不使用。⑤利尿时应防止低钾、低钠等电解质紊乱的发生。

（1）速尿：多采用静脉注射，剂量 60～120mg/次，可据患者个体情况调整。

（2）利尿酸钠：每次 25～50mg. 用生理盐水或 5% 葡萄糖液稀释后静注或静滴，本药比速尿更易发生暂时性甚或永久性耳聋，尤于并用氨基糖甙类抗生素时。

（3）丁尿胺（Bumetanide）：静注 0.5～1mg/次。

2. 低分子右旋糖酐（Dextran 40）　肾病综合征有明显水肿和尿量减少时单纯使用利尿剂往往无效，低分子右旋糖酐可引起扩容和渗透性利尿作用。但少尿（24 小时尿量 <400ml）时应慎用，以免药物体内滞留及堵塞肾

小管甚或引起急性肾功能衰竭。用法：500ml/d，静脉滴注，必要时于滴后应用速尿静注。

3. 血清白蛋白或血浆制品 严重水肿、明显低蛋白血症的肾病综合征单纯使用利尿剂亦往往无效，此时适当使用20%～25%正常人血白蛋白50ml静滴，再用速尿，往往可获明显的利尿消肿效果。

白蛋白制剂可使组织间液进入血管内，提高循环血浆容量和胶体渗透压，抑制近端肾小管对钠的重吸收，增加髓襻上行部和远端肾小管钠的输送量，并可增加速尿的蛋白载体，从而使其利尿效果增强，也可避免因长期低蛋白血症造成机体营养不良，抵抗力下降。但是，单纯应用白蛋白制剂并不能达到纠正低蛋白血症的目的，输入白蛋白后尿蛋白排泄量可能明显增加，引起"溢出性蛋白尿"，频繁或长期大剂量输入自蛋白，可致肾小球上皮细胞空泡性变、足突消失，局部细胞和基膜分离，可能促进肾小球硬化，故应掌握血清白蛋白制剂使用适应证，避免滥用。

4. 腹水回输或透析超滤脱水 本法适用于顽固而严重的水肿、无尿、心力衰竭、肺水肿患者，慢性肾炎肾病型往往伴有不同程度肾功能不全，尤适用此法。利用血滤器体外浓缩腹水后回输，可避免过量水负荷造成心力衰竭、肺水肿，但操作较复杂，费用也较昂贵。腹水直接静脉回输加血透超滤脱水简单易行，但要求有较好超滤脱水性能之人工肾机。在腹水回输前要作腹水常规，腹水培养，鲎试验等，在排除炎症性或含有内毒素之腹水后方可行腹水静脉回输。广东省人民医院肾内科曾用此法治疗严重肾病综合征合并无尿肺水肿患者收到良好效果，一般作3～5次腹水回输便可纠正严重顽固水肿胸腹水、心力衰竭、肺水肿等严重并发症。

（二）合理的营养疗法

控制蛋白质的摄入是近年肾病综合征治疗的一个重大进展，肾病综合征低蛋白血症除与尿蛋白丢失有关外，还与体内蛋白分解代谢异常有关，单纯高蛋白饮食或输入蛋白不可能提高体内白蛋白合成速率和血浆白蛋白浓度，相反，可增加尿蛋白排泄、促进蛋白分解并使肾小球滤过率增加，加重系膜负荷促使基底膜增厚．促进肾小球硬化，故必须控制蛋白质的摄入，给予适当的蛋白负荷，当有'肾功能不全时给予优质蛋白并限制摄入量尤为重要。

要求给予患者以足够热能，避免负氮平衡，非蛋白源热量应为每日 125.5～146.4KJ（30～35kcal）/kg，当蛋白质供应量达每日 0.8g/kg 时便可保持正氮平衡，蛋白质负荷不宜超过每日 1.0g/kg。

至于高脂血症的治疗亦主要靠饮食管理，使用降脂药在肾病综合征副作用较多，故应用较少。要求食物胆固醇＜300mg/d，饱和脂肪酸应控制在热量的 10％以下。

（三）水、钠控制

在有严重水肿或明显高血压时应限制水、钠摄入，食盐以 1～3g/d 为宜，一般不应超过 5g/d，但应注意急剧而严格的限制食盐（＜1g/d），可引起食欲减退，严重者可引起低钠血症，失水和低血压。尿量减少时应限制水分摄入，进水量一尿量＋500ml。若有其他显性失水情况（呕吐量、腹泻量、引流量等）应予补足。

二、特殊治疗

（一）免疫抑制剂的应用

免疫抑制剂目前仍采用肾上腺皮质激素和细胞毒药物（烷化剂），以期减轻或消除肾小球的免疫损伤，免疫抑制剂的使用取决于肾脏病理改变。按照患者肾小球疾患的病理类型和年龄、体质、病情等个体化地决定免疫抑制剂治疗方案是近代肾病治疗学又一重大进展。

微小病变、较轻的系膜增殖性肾炎等应用肾上腺皮质激素治疗往往有较好的效果。膜性肾炎的治疗效果则取决于病理改变的程度：I 型应用肾上腺皮质激素和细胞毒疗效较好，应积极治疗；III、IV 型则往往无效。重型系膜增殖性肾炎、膜增殖性肾炎和局灶节段性肾小球硬化等病理类型若肾功能尚好，可试用肾上腺皮质激素、细胞毒、抗凝药与血小板解聚药联合短期使用（即所谓"四联疗法"），部分病例可能有预防和减缓肾功能。损害的作用。若无效或出现明显的副作用时，应及时停药，以免产生更严重的副作用。

1. 肾上腺皮质激素　用药原则是：首剂要足，维持疗程要长，减药要慢。但必须合理应用，权衡药物使用利弊和副作用；对原发性肾小球肾炎肾功能减退氮质血症者，应用肾上腺皮质激素弊多利少。双肾缩小、明显高血压者则不宜使用。

用法：强的松（Prednisone）$1.0 \sim 1.5 \mathrm{mg} \cdot \mathrm{kg}^{-1} \cdot \mathrm{d}^{-1}$ 口服，作为诱导缓解治疗维持 $6 \sim 8$ 周。当治疗有效，尿蛋白消失后，每周减原剂量 10%，至隔天剂量为 $0.8 \sim 1.0 \mathrm{mg} \cdot \mathrm{kg}^{-1}$ 时，维持 6 个月，以免病情反跳。6 个月后再继续按每周减剂量 10% 至剂量为隔天 $0.4 \mathrm{mg} \cdot \mathrm{kg}^{-1}$ 时，维持口服 1 年。

2. 细胞毒药物（烷化剂）　联合应用烷化剂与肾上腺皮质激素治疗肾病综合征，临床缓解率较单用肾上腺皮质激素高，复发率明显降低，但要注意其毒副作用；烷化剂可致骨髓抑制、粒细胞减少、不育、脱发和出血性膀胱炎等。临床上常用的细胞毒药物（烷化剂）有以下几种。

（1）环磷酰胺（CTX）：在治疗肾病综合征的细胞毒制剂中．本药为首选，其疗效略逊于氮芥，但其骨髓抑制、胃肠反应等副作用均较氮芥为轻，唯中毒性肝炎发生率较高。本药一般与肾上腺皮质激素联合使用，但若有肾上腺皮质激素使用禁忌证或严重副作用时也可单独使用。

用法：$2 \sim 3 \mathrm{mg} \cdot \mathrm{kg}^{-1} \cdot \mathrm{d}^{-1}$，静注疗效较口服为佳，亦可用 200mg 溶于生理盐水中静滴，$8 \sim 12$ 周总剂量 $6 \sim 8 \mathrm{g}$ 为一疗程，当累积总剂量 $< 150 \mathrm{mg/kg}$ 时，其对性腺毒副作用可减轻，总剂量 $> 300 \mathrm{mg/kg}$ 时往往有明显毒副作用。

（2）苯丁酸氮芥（Chlorambucil，Leukeran）：对肾病综合征亦有可靠的治疗效果。一些膜性肾炎甚至在出现早期肾功能损害时采用苯丁酸氮芥和用甲基强的松龙治疗，可减少蛋白尿和保护肾功能。

用法：$0.2 \mathrm{mg} \cdot \mathrm{kg}^{-1} \cdot \mathrm{d}^{-1}$ 口服，8 周为一疗程，累积总剂量 $> 7 \sim 8 \mathrm{mg/kg}$ 时易出现烷化剂的毒副作用。

（3）盐酸氮芥（Nitrogen Mustard）：一般认为本药对肾病综合征的疗效在各种细胞毒制剂中疗效最佳，但毒副作用也最明显，尤其对骨髓的抑制作用。

用法：每次 1mg，隔晚静注 1 次，顺序增量，每次 1mg 直至 5mg，以后每次 5mg，每周 2 次，总剂量达 80～110mg 时停药。本药易发生注射部位静脉炎；若药物漏出血管外可致组织坏死。

（4）其他细胞毒制剂：作用机制及治疗适应证与 CTX 相似，唯疗程、疗效和安全性各家报道不一。如长春新碱（VCR）静注，每次 1mg，每周 1 次，8 周为 1 疗程；噻哌哌（Thiotepa）静注，或肌肉注射，每次 10mg，隔天 1 次，20 天为 1 疗程。

3. 雷公藤多甙　本药以卫矛科植物雷公藤的根去皮粉碎后提取，具有细胞免疫抑制作用，可抑制肾小球系膜细胞增殖，改善肾小球滤过膜的通透性，此外还有非特异性抗炎作用。临床应用可使肾病综合征蛋白尿减轻；副作用较轻，但亦有骨髓抑制、粒细胞减少、性腺和肝功能损害等副作用，停药后多可恢复。有报告认为本药亦可致急性肾功能衰竭，这可能与制剂不纯有关。

用法：$1.0～1.5mg \cdot kg^{-1} \cdot d^{-1}$。

最近由雷公藤多甙中提取出雷公藤氯内脂醇 T_4 单体，其免疫抑制作用和抗炎作用较雷公藤多甙强 100～200 倍。目前还在试用中。

（二）免疫刺激剂的应用

免疫刺激剂使用的目的是调节功能失调的免疫系统，刺激原发性肾小球疾病中降低了的免疫功能。有学者认为免疫刺激疗法可能改变传统免疫抑制疗法疗效不理想的窘境，可能是未来肾小球疾病治疗的希望。但是对免疫刺激疗法尚需进行更严格的观察与探索方可作出评价。

1. 卡介苗（BCG）　可增强单核吞噬细胞系统功能、抑制 T 细胞的功能，促进免疫复合物的清除，又可抑制免疫复合物的形成和某些致病性淋巴毒素的释放。由于 BCG 同时可增强单核吞噬细胞系统的炎症效应和促进前凝血因子的生成，故 BCG 一般要与抗炎剂和抗凝剂联合应用方能收到满意的治疗效果。

（1）皮肤划痕法：要使用专供皮肤划痕的 BCG 乳白色液体，含量 50～75mg/ml，置于"#"字形的皮肤上划痕，每周 1～2 次，10～20 次为 1 疗程。

（2）皮内针刺法：用针于四肢作 20、40、60 点针刺，接种透明无色的专供皮内注射 BCG 液体。注射时间与疗程与（1）项相同。

（3）口服法：每周口服 1～2 次，每次 75～150mg，1 月后改为每周或 2 周 1 次，第 3 个月后改为每月 1 次，疗程 1 年。

2. 左旋咪唑（Levamisole）　本药用于下列 2 种情况：①肾上腺皮质激素依赖型者撤药时。②微小病变型肾病综合征复发的预防。本药副作用较少，但部分患者可出现可逆性白细胞减少。

用法：150mg/d，可 2 周中连续服 3 天或每周连续服 2 天，半年为 1 疗程。

3. 其他　对疗程与疗效尚未有统一的看法，免疫刺激剂还有以下几种：

（1）转移因子（Transfer factor）：用法：皮下注射于上臂内侧、大腿内侧腹股沟下，每次 2ml，部位可轮换使用，每周 1～2 次，治疗 4 周后改为每 2 周 1 次，6 次为 1 疗程，间歇 1 个月后可重复。

（2）胸腺素（Thymosin）：用法：每次 2～10mg 肌注，每日或隔日 1 次直至显效为止。

（3）甲氟哌酸（Pefloxacin）：本药除有广谱抗菌活性外，对试管中淋巴细胞和单核细胞有抗增殖作用，亦可使 IL_2、mRNA 增加，IL_2 受体下降 50%。有学者认为本药可能有免疫调节作用，试用于应用肾上腺皮质激素并环磷酰胺和硫唑嘌呤治疗无效、肾病综合征反复发作的病例收到良好效果，故建议把本药作为治疗微小病变和局灶节段性肾小球硬变的一线药物，因例数太少还需进一步观察。

（三）非免疫性药物的应用

在肾病综合征时，通过异常肾小球滤过膜的蛋白质对肾小球上皮细胞和近端肾小管细胞均有明显的损害作用，大量蛋白尿超过肾小管的重吸收能力形成管型加重肾小管上皮细胞损害及间质炎症，通过非免疫治疗途径减少尿蛋白，可减少因持续大量蛋白尿加重肾脏病变，避免肾小球硬化，这也是肾病综合征现代治疗的一重要内容。

1. 血管紧张素转换酶抑制剂（ACEI）　ACEI 通过抑制 ACE，增加前列腺素

（PGE）和缓激肽的作用等机制而引起降压作用。与其他降压药不同之处在于它可降低肾小球毛细血管床尤其是出球小动脉阻力，改善由于肾脏血流动力学改变而致的肾小球内高压和肾小球损害减少蛋白尿。ACEI 对以高灌注高滤过为病理基础的肾病早期和进行性糖尿病肾病有较好的疗效，对其它病因所致的肾病综合征也可作为进行综合治疗一环，但对晚期有广泛性肾小球硬化者并无减少蛋白尿和保护肾功能作用。此药不宜用于有肾动脉狭窄的肾脏病患者。

目前使用的 ACEI 有含巯基和不含巯基的；有短、中、长效的；经肾代谢和经肝脏代谢等 20 多种。目前临床常用的为卡托普利（巯甲丙脯酸）（Captopril）和苯丙脂酸（依那普利）（Ena1april）。个别患者应用此制剂后可加重蛋白尿。一般认为此副作用与剂量有关，当卡托普利剂量超过 150mg/d 时易发生。对于产生膜性肾炎的个别病例报告目前认为可能为过敏性血管炎。据报道，依那普利可引起短时 Ccr 降低、Scr 升高，故以卡托普利为好。

用法：卡托普利 50～150mg/d

依那普利 5～15mg/d

上述剂量均分 2～3 次口服，3～6 月为 1 疗程。

2. 非甾体类抗炎药　此类药物是通过抑制前列腺素合成酶使肾血流量和肾小球滤过率降低，从而减少蛋白尿，可作肾病综合征的辅助治疗。有效率约为 40%～50%；但须注意由于药物过敏所致的急性间质性肾炎。本药只能短期（3～6 月）使用，当有肾功能减退及肾功能衰竭时不宜使用。

此类药物常用的有消炎痛（Indomethacine）. 剂量为 75～150mg/d，分 3

次口服。

3. 钙离子通道阻滞剂　此类药物是选择性干扰去甲肾上腺素对肾小球入球小动脉的收缩，降低肾小球血管床阻力，增加肾血流量和肾小球滤过率，降低肾血管抵抗力，并通过全身和肾小球性降压效应，抗血小板凝聚和纤维蛋白溶解。此外，并通过抑制钙化、减少氧化的细胞膜反应来治疗肾病综合征。临床已证明无论短程（4 周）或长程（1～2 年）治疗均无肾功能和肾血流动力学恶化情况。临床常用有以下几种。

（1）异搏定（Isoptin）：120～240mg/d，分 3 次口服，4 周为 1 疗程。

（2）硫氮草酮（Diltiazem）：90～180mg/d，分 3 次口服。

（3）心痛定（Nifedipine）：30mg/d，分 3 次口服。

（4）尼卡地平（Nicardipine）：60mg/d，分 3 次口服。

4. 抗凝和血小板解聚药　肾病综合征患者往往存在高凝倾向，在血清白蛋白＜20g/L 或膜性肾炎时更为明显，易发生表浅性血栓性静脉炎，尤其是肾静脉血栓栓塞，肺静脉血栓栓塞等深部静脉炎，肾上腺皮质激素的使用更可促进高凝状态的发生，肾病综合征时，肾小球毛细血管内皮细胞损伤而致血小板黏附并沿内皮下胶原扩散并释放血栓素 A2、ADP、血清素等物质，促使血小板进一步聚集，导致肾小球内凝血，引起肾小球硬化。故抗凝及血小板解聚药对预防血栓形成及肾小球硬化均有一定好处。

抗凝疗法适应证：①血、尿（尤其尿）纤维蛋白降解物（FDP）持续升高。②血液流变学显示血黏度明显升高。③肾穿刺活检显示肾小球内有明显的纤维蛋白沉积，病理类型为膜性肾炎时应比其他病理类型更早、更积极地使用抗凝疗法。

常用药物有以下几种：

（1）肝素（Heparine）：在肾病综合征的治疗中，除应用肝素的抗凝作用外，还利用肝素对肾小球系膜细胞和基质增生的抑制，以及保护肾小球电荷屏障等非抗凝作用。用法：①肝素 100mg 置于 5% 葡萄糖液中静脉滴注，每日 1 次，3～4 周为 1 疗程。②肝素 25mg 皮下注射每 6 小时 1 次，要求保持凝血时间在正常值的 1.5 ~ 2 倍，10 ~ 14 天为 1 疗程。

（2）苯丙酮香豆素钠（华法令，Warfarin）可由 2mg/d 渐增至 15mg/d，需依据凝血酶原时间监测来调整剂量，以维持凝血酶原时间在 25 ~ 30s 为佳，如有出血应立即停药。

（3）潘生丁（Persantin）：为血小板解聚药，300 ~ 600mg/d，分 3 次服用，部分患者因头痛不能耐受。

5. 溶栓疗法　当出现深部静脉血栓栓塞尤其是肾静脉血栓栓塞时，近期形成的新鲜血栓一般在出现血栓临床症状 7 天内即行溶栓疗法往往能获满意效果。治疗可有助于侧支循环形成或栓塞段循环重开，防止肾小静脉栓塞发展为肾静脉血栓栓塞，并可防止肾外栓塞危及生命。而陈旧的血栓溶解往往要延长疗程，出血意外等并发症发生机会也就较多。

溶栓药物目前有 3 代产品：第 1 代溶栓药物有链激酶和尿激酶，从本世纪 60 年代开始用于临床，其特点是无选择性地降解纤维蛋白，在用药过程中体内纤维蛋白原浓度可下降至低于 0.5g/L。

（1）链激酶（Streptokinase，SK）：因本药半衰期为 30 分钟，故用药时先用 25 万 U 静滴，20 ~ 30 分钟滴完；然后再按 10 万 ~ 20 万 U/h 速度持续滴注 24 ~ 72 小时。须注意部分患者对本药可出现过敏反应如血压下降、皮肤潮红等。

（2）尿激酶（Urokinase，UK）：其半衰期为 15 分钟，开始用药时的前 30 分钟剂量为 4400U/kg，静滴；然后以 $1100 \sim 5000U \cdot kg^{-1} \cdot h^{-1}$ 叫速度静滴持续 12 小时以上，视病情可延至 72 小时，并据血浆纤维蛋白原浓度调节每小时滴入量。当患者对 SK 有过敏反应时可用本药替换。

第 2 代溶栓药物有重组组织纤维蛋白溶解酶激活酶、重组单链尿激酶和乙酰纤溶酶原—链激酶复合物。此类药物的特点是能较满意地选择性降解纤维蛋白，在溶栓治疗中纤维蛋白原降解程度有所减轻。

（1）重组组织纤溶酶（Recombinant tissue plasminogen activator，vt - PA），一般主张本药疗程总量应不超过 100mg。在开始时的第 1 小时滴速较快而以后 2 ~ 3 小时低速滴注。本药溶酶速度快于 SK 并无 SK 的过敏反应，但可出现全身纤维蛋白溶解酶血症、纤维蛋白原减少和出血意外，其副作用的发生与用药剂量成正比。

（2）乙酰纤溶酶原 – 链激酶复合物（Acylated Plasminogen – streptokinase activator complex，APSAC，商品名 Eminase）：本药因半衰期达 90 分钟，故只需 1 次静注 30U。其特点是可提高选择性纤溶效果，但与 SK 一样可引起过敏反应。

（3）重组单链尿激酶（Recombinant single chain urokinase，rscu – PA）：本药尚未大规模用于溶栓疗法，故其剂量疗程尚未统一。

第 3 代溶栓药物尚在试用和开发中。

在溶栓疗法过程中必须监测凝血指标和血浆纤维蛋白原浓度以便调整药物剂量和疗程。为防止治疗后重新出现血栓形成，有人提出溶栓治疗后给予肝素抗凝；也有主张联合应用抗凝药，如 rt – PA 与肝素、阿斯匹林等联合应用，疗效优于单纯溶栓疗法。

溶栓疗法最常见的并发症为出血意外，发生率约为 10% ~ 20%。故必须掌握其用药适应证与禁忌证，避免用于有脑血管病史、近期消化道出血、先天性或获得性凝血功能障碍未纠正者和近期严重组织创伤或局部有伤口等患者。

第四节　急性肾功能衰竭

肾盂肾炎

【概述】

肾盂肾炎是指细菌（少数为真菌、病毒、原虫等）直接引起的肾盂肾盏和肾实质的感染性炎症。本病好发女性，男女之比约为 1：10，其中尤以已婚育龄女性、女婴幼儿和老年妇女患病率高。

【病因】

本病最常见的致病菌是肠道革兰阴性杆菌，其中又以大肠埃希菌居首，占60%～80%，其次依次为变形杆菌、克雷白杆菌、产气杆菌、沙雷杆菌、产碱杆菌、粪链球菌、铜绿假单胞菌和葡萄球菌。其中铜绿假单胞菌常发生于尿路器械检查后。变形杆菌、克雷白杆菌常见于尿路结石病患者。多为单一致病菌，极少数两种以上细菌混合感染。

【临床表现】

（一）急性肾盂肾炎

1. 全身感染症状　急骤起病、寒战、高热、疲乏无力、食欲减退、恶心呕吐，甚至腹胀、腹痛或腹泻。

2. 局部症状　本病常伴有膀胱炎，故常有尿频、尿急、尿痛等下尿路感染症状。上输尿管点（腹直肌外缘平脐处）、中输尿管点（髂间线和耻骨结节的垂直线交叉点）、膀胱区、肋腰点、肋脊角压痛，肾区叩击痛。

3. 尿液变化　尿液外观浑浊，可见脓尿或血尿、白细胞管型。

（二）慢性肾盂肾炎

临床表现多不典型，常常复杂多样，重者急性发病时临床表现为典型急性。肾盂肾炎，轻者仅有肾、尿路症状，甚至只有尿液异常，而无全身症状。常见的有下列各型。

1. 复发型　常多次急性发作，发病时可有全身感染症状，尿路局部表现及尿液变化等，类似急性肾盂肾炎。

2. 低热型　长期低热、乏力、腰酸、食欲不振、消瘦等。

3. 血尿型　血尿为主，镜下甚至肉眼血尿，伴发作时腰酸、腰痛和尿路刺激征。

4. 隐匿型　无任何症状，仅尿液变化，尿菌阳性，又称无症状性菌尿。

5. 高血压型　在病程中出现高血压，偶尔发展为急进性高血压，常伴贫血，但无明显水肿、蛋白尿等。

（三）重型肾盂肾炎并发症

1. 肾周脓肿　患者高热等全身症状加重且持续不缓解，数周后剧烈腰痛，向健侧弯腰时加剧，可有患侧腰背部隆起，甚至皮肤红肿，灼热感，肾区叩击痛，腰大肌征阳性。

2. 肾乳头坏死　治疗过程中肾盂肾炎症状加重，高热、剧烈腰痛和血尿，坏死组织从尿中排出，病情重者可同时并发革兰阴性菌败血症和（或）急性肾衰竭。

【辅助检查】

（一）尿常规　急性。肾盂肾炎见白细胞、白细胞管型，还可能见血尿、蛋白尿，但尿蛋白一一般不超过 2.0g/d，多为小分子蛋白。慢性肾盂肾炎尿相对密度（比重）降低，晨尿 pH 增高。

（二）尿细菌检查

1. 显微镜检查　未经沉淀清洁中段尿 1 滴，涂片做革兰染色，用油镜找细菌，如平均每个视野 ≥1 个细胞，即为有意义的菌尿。

2. 尿细菌定量培养　清洁中段尿细菌定量 $≥10^5/ml$ 有诊断意义，但球菌 $≥10^3/ml$ 已有意义。

（三）尿细胞计数多用 1 h 尿细胞计数法，白细胞 >30 万/h 为阳性，本法多用于慢性期。

（四）血常规急性肾盂肾炎见中性粒细胞升高，慢性肾盂肾炎可有红细胞及血红蛋白轻度降低。

（五）肾功能检查　肾小管功能检查，如出现低尿相对密度（比重），高尿 pH，尿 pH 微球蛋白阳性等异常为慢性－肾盂肾炎。

（六）X 线检查　了解慢性肾盂肾炎患者，尤其男性患者有否梗阻、畸形；了解双肾有否肾盂。肾盏变形、缩窄，两肾大小是否正常等。

【诊断】

（一）急性肾盂肾炎　全身感染症状明显，体温 >380℃，有明显肾区疼痛和叩击痛，血、尿白细胞增多，尿中有白细胞管型，清洁中段尿细菌定量 $≥10_5/ml$，多可确诊为急性肾盂肾炎。对有寒战、高热，血白细胞显著增高、核左移等严重的全身感染中毒症状，甚至出现低血压，疑为革兰阴性菌败血症者，应考虑为重型急性肾盂肾炎。

（二）慢性肾盂肾炎　急性肾盂肾炎病情迁延不愈，病程超过半年以上伴下列之一可确诊：①肾盂静脉造影上见到病侧肾盂肾盏变形、缩窄；②病侧肾外形凹凸不平，双肾大小不等（病肾缩小）；③肾小管功能持续性损害。

【治疗】

（一）急性肾盂肾炎

1. 一般处理

1）休息：尿路刺激症状明显，发热、血尿、腰痛者，应卧床休息。体温恢复正常，症状明显减轻后即可起床活动，一般休息 7 ~ 10d，症状完全消失可恢复工作。

2）饮食和饮水：全身症状明显者给以流食或半流食，无明显全身症状者给以普通饮食；每日多饮水，使每日尿量在 2000ml 左右。高热、消化道症状明显者宜静脉补液。

3）对症治疗：对高热、头痛及腰痛者给予复方阿司匹林 2 片，每日 3 次，口服；或肠溶阿司匹林 0.3 ~ 0.6 g，每日 3 次，口服；或 654 – 2 10mg，每日 3 次，口服；或碳酸氢钠 2 ~ 3g，每日 4 次，口服。

2. 抗菌药物治疗　对急性肾盂肾炎要用药至症状消失、实验室检查正常、尿培养阴性后，再给药 1 ~ 2 周，总疗程不少于 4 周。在使用抗菌药物之前，应先做膀胱穿刺尿常规、尿细菌定量培养及药物敏感试验，并同时做尿沉渣找细菌，尽早确定菌种，以助于选择抗菌药物。

1）轻型急性肾盂肾炎：可选用复方磺胺甲唑 2 片（每片含 SMZ 0.4g，TMP0.08 g），每日 2 次，或氧氟沙星 0.2 g，每日 3 次，口服，疗程为 14d。一般用药 48 ~ 72h 可显效，如有效则不需要按药物敏感试验结果换药，因体内药物敏感试验最准确；如用药 72 h 仍未显效，应按药物敏感试验结果更换抗菌药物。

2）重型肾盂肾炎：患者多为复杂性肾盂肾炎，致病菌常为耐药革兰阴性杆菌，在未获得致病菌药物敏感试验结果之前，宜选择下列抗菌药物联合应用治疗，通常应用一种氨基糖苷类抗生素，再加一种半合成的广谱青霉素或第3代头孢菌素。

（1）半合成的广谱青霉素：疑及革兰阴性杆菌感染又不能排除革兰阳性球菌感染时，可选用氨苄西林30mg/kg，每6h静脉滴注1次。对铜绿假单胞菌感染，首选药物为哌拉西林40mg/kg，或苯咪唑西林或硫唑西林50mg/kg，每6h静脉滴注1次。

（2）氨基糖苷类抗生素：庆大霉素8万～16万U，每8h1次，或静脉滴注；阿米卡星0.4g，每12h1次，或静脉滴注；妥布霉素40～60mg，每12h1次，静脉滴注。也可用西梭米星和大观霉素等。肾功能不全者慎用或禁用。

（3）第3代头孢菌素：头孢曲松每次2g，每12h1次，静脉滴注；或头孢哌酮每次2g，每8h1次，静脉滴注。

（4）β-内酰胺类抗生素：亚胺培南/西司他丁（泰能）每日1～2g，重症3～4g，分2～3次静脉滴注；噻单酰胺菌素（氨曲南）每次2g，每8h1次静脉滴注。

（5）氟喹诺酮类：诺氟沙星0.2～0.4g，每日3～4次，口服；培氟沙星0.2～0.4g，每日2次，口服；氧氟沙星0.1～0.3g，每日2～4次，口服；环丙沙星0.2～0.5g，每日2次，口服。对孕妇、哺乳妇及小儿慎用或禁用。

3）妊娠期肾盂肾炎：应立即积极治疗，避免导致流产、早产及败血症。宜选用毒性较小的抗菌药物，如呋喃妥因、阿莫西林或头孢菌素类等。一般开始用静脉给药，青霉素及头孢菌素在整个妊娠期是安全的，为首选。慎用复方磺胺甲唑、喹诺酮类、氨基糖苷类抗生素，不宜用四环素类及氯霉素。

（1）替卡西林每日4～8g，或哌拉西林每日2～4g，静脉滴注。症状减轻后，改用阿莫西林或匹氨西林0.5～1.0g，每日3～4次，口服。

（2）头孢唑啉或头孢孟多或头孢哌酮每日2～4g，静脉滴注，尿菌转阴及症状消失后改为肌肉注射，或改服头孢氨苄0.5～1.0g，每日2次。

（3）庆大霉素每日 160～240mg（16 万～24 万 U），或阿米卡星每日 0.8～1.0g，静脉滴注，菌尿转阴及症状消失后减量肌肉注射，l 周后改用其他抗菌药。

以上三类药物按病情选用一类，总疗程 20 d。如 48～72 h 疗效不著则按细菌药物敏感试验结果选用。

4）复发性肾盂肾炎：常见于复杂性肾盂肾炎，要积极寻找原因，有针对性地采取治疗。

（1）是否有尿路结构和功能异常、尿路不畅（如结石）、妊娠、医源性感染、新近尿道插管、糖尿病、免疫抑制状态、多囊肾、肾周脓肿等。

（2）耐药菌株感染。治疗 72 h 尿菌未消失、症状未改善者，应按药物敏感试验结果更换药物。

（3）抗菌药物选择不当。

（4）肾内抗菌药物浓度不足。

（5）L 型细菌感染。可选用抑制蛋白质合成的抗生素，如红霉素、氯霉素或庆大霉素等，同时多饮水，降低肾髓质渗透浓度，抑制 L 型细菌的形成。

（6）细菌或真菌感染谱较广，造成尿培养和药敏试验困难。

（7）延长抗菌药物应用时间。疗程不短于 6 周，如 6 周疗法失败，可采用长程低剂量抑菌疗法，宜选用毒性低、肾内浓度高的抗生素，剂量为每日口服量的 1/3～1/2（如复方磺胺甲唑 2g，或氧氟沙星 0.1 g），在每晚睡前排尿后 1 次顿服，如患者能耐受，疗程可达 1 年或更长时间。每 4～6 个月做尿培养 1 次。

（二）慢性肾盂肾炎　治疗原则为：①尽量找易感因素，并尽可能予以消除；②联合用药（两种抗菌药物以上及采用中西医结合）；③疗程适当延长，通常 2～4 周，无效时可选敏感药物分成 2～4 组，轮换应用，每组 1 疗程，疗程毕，停药 3～5 d，共 2～4 个月，甚至 6～12 个月。

第九章　血液系统疾病

第一节　缺铁性贫血

【概述】

缺铁性贫血（Iron Deficiency Anemia）是体内贮存铁缺乏，影响血红素合成引起的贫血。其特征是：骨髓、肝、脾缺乏可染性铁，血浆铁及转铁蛋白饱和度极度减少。典型贫血是小细胞低色素型，极严重时尚有上皮细胞病变。

缺铁性贫血是贫血中最常见的类型，世界人口的 10%～30% 都存在着不同程度的铁缺乏。缺铁性贫血可发生于各年龄组，尤其多见于育龄妇女及婴儿，钩虫病流行地区特别多见，程度也较重。

铁的代谢　铁在体内分布很广，几乎所有组织都有铁，而以肝、脾含量最丰富。正常成人含铁总量：男性为 50mg/kg 体重；女性为 35mg/kg 体重。体内铁的 67% 组成血红蛋白；3.5% 在肌红蛋白；约 27% 为不执行生理功能的非血红素贮藏铁（单核一巨噬细胞系统中所含的铁蛋白及含铁血黄素）。仅极少量铁（约 3mg，占体内铁的 0.07%）在血液中运转。人体的铁来源于食物。含铁量高的食物有海带、发菜、紫菜、木耳、动物肝等，其次为豆类、肉类、谷物。胎儿所需铁来自母体。正常成人每日从一般食物中摄入

10～15mg 铁，吸收率为 5%～10%。食物中铁大多与有机物结合，为胶状的氢氧化高铁。有机铁和高铁均不易吸收，仅游离铁才能从胃肠道吸收，而且亚铁比高铁易于吸收。游离状态铁主要在十二指肠及小肠上%段黏膜吸收。铁的吸收量主要决定于体内铁贮存量和铁贮存的状态以及红细胞生成速度。人每天排泄铁量极微，见于尿、粪、汗、剥脱的肠黏膜细胞及酶内，其丧失总量每天为 0.5～1.0mg，女性由于月经、妊娠、哺乳等原因，每天平均排泄约 1～1.5mg，较男性为多。

【病因和发病机制】

在正常情况下，铁的吸收和排泄保持动态平衡，主要通过吸收量加以调节。由于体内有一定的铁贮备量，如肝脾、骨髓等单核，巨噬细胞系统内含铁量约 1000mg 左右，可供人体制造%血容量的血红蛋白之用，而且血红蛋白分解释放的铁也几乎全部为机体所重复利用。所以，短时间的食物铁的缺乏或失铁增多，一般都很少成为缺铁的原因，但下列各种因素就容易产生缺铁性贫血。

1. 需铁量增加而摄入量不足　儿童在生长期和婴儿哺乳期需铁量增加。妇女妊娠和哺乳期中需铁量也增加，加之妊娠期胃肠功能紊乱，胃酸缺乏，影响铁的吸收，尤其是在多次妊娠后，很容易引起缺铁性贫血。青少年因生长迅速，青年妇女由于月经失血，若长期摄入铁不足，一也可发生缺铁。

2. 贮存铁消耗过多　由于体内总铁量的%存在于红细胞内，因此反复、多量失血可显著消耗体内铁贮量。钩虫病引起慢性少量肠道出血；上消化道溃疡反复多次出血；多年的肛痔出血和妇女月经过多等长期铁的损失，最终导致体内铁贮量不足，以致发生缺铁性贫血。

3. 游离铁丧失过多　游离铁可随胃肠道上皮细胞衰老和不断脱落而丧失。在萎缩性胃炎、胃大部切除及脂肪泻时，上皮细胞更新率加快，所以游离铁丧失也增多。

【临床表现】

临床表现与贫血程度和起病缓急有关。患者除有一般贫血症状外，尚可有因组织缺铁导致的各种临床表现。因为许多影响细胞氧化还原过程的酶含有铁或为铁依赖酶，其包括细胞色素 C、细胞色素 C 氧化酶、过氧化氢酶等。上述诸酶活力降低可产生多方面的临床表现：缺铁可引起患儿精神发育和行为改变，对外界反应差，易激惹，注意力不集中，劳动耐力降低，小儿细胞免疫功能受影响，抗寒能力下降等。严重缺铁性贫血可致黏膜细胞变化和外胚叶营养障碍，出现口炎、舌炎、萎缩性胃炎和胃酸缺乏、皮肤干燥、毛发干枯脱落、指甲扁平及脆薄易裂或反甲等，甚至出现吞咽困难及异食癖。

三、缺铁性贫血的诊断标准

1. 小细胞低色素性贫血　男性 Hb < 120g/L，女性 Hb < 110g/L，孕妇 Hb < 100g/L；MCV < 80fl，MCH < 26Pg，MCHC < 31%；红细胞形态有明显低色素表现。

2. 有明确的缺铁病因和临床表现。

3. 血清铁 < 8.95μmol/L（< 50μg/dl），总铁结合力 > 64.44μmol/L（> 360μg/dl）。

4. 运铁蛋白饱和度 < 0.15。

5. 骨髓铁染色显示骨髓小粒可染铁消失，铁粒幼红细胞 < 15%。

6. 红细胞游离原卟啉（Free Erythrocyte Protoporphyrin，FEP）> 0.9μmol/L（> 50μg/dl）（全血），或血液锌原卟啉（Znpp）> 60μg/dl（全血），或 FEP/Hb > 4.5μg/gHb。

7. 血清铁蛋白（SF）< 14μg/L。

8. 铁剂治疗有效。

符合第1项和2~8项中任何2项以上者可诊断为缺铁性贫血。

【治疗】

一、病因治疗

在治疗前尽可能明确病因，针对病因治疗最为有效。除早产儿、发育期青年及妊娠妇女外，缺铁的发生不外乎慢性失血或肠道吸收不良。应从这两方面进行检查和处理。对原因不明的长期月经增多以及慢性失血，根源一时无法纠正者如裂孔疝或肠道遗传性毛细血管扩张症引起的间隔出血应随访观察。可长期、间隔铁剂治疗，以防复发。应当提出的是，缺铁性贫血是一种症状群，不能只顾补铁治疗，而忽略其基础疾病的治疗，例如延误了胃肠道肿瘤的诊断和治疗，其后果是不堪设想的。

二、口服铁剂

口服铁剂是治疗缺铁性贫血的首选方法。口服铁剂种类很多，如硫酸亚铁（每片 0.3g，含元素铁 60mg）、富马酸亚铁（每片 0.2g，含元素铁 66mg）、葡萄糖酸亚铁（每片 0.3g，含元素铁 34.5mg）、10% 枸橼酸铁铵（每 ml 含元素铁 20mg）等，疗效仍以硫酸亚铁、富马酸亚铁等二价无机铁为佳。治疗剂量成人为 120～200mg/d 元素铁，分次口服。空腹时铁最易吸收，但胃部刺激反应最为明显，餐后或进食时服用虽然吸收率减低，但患者依从性增高能坚持治疗。为减少胃部刺激反应，在口服铁剂的第 1 周可从小剂量开始，逐渐加量。制酸剂如重碳酸钠、草酸、磷酸盐、四环素、鸡蛋、奶制品、面包以及其他各类食物，如与铁剂同服可形成较不易溶解的复合物而影响吸收。因而在服用上述食物前一小时或食后 2 小时内均不宜吞服硫酸亚铁。维生素 C 能促进食物中铁的吸收，但用亚铁盐治疗时并非重要。口服铁剂的副反应主要是胃肠道症状，如恶心、上腹痛、便秘、腹泻等。在肠道内未吸收铁可使粪便发黑易与上消化道出血相混淆。如果多量铁剂反复与胃肠道溃疡密切接触，偶有发生消化道出血的并发症。

口服铁剂有效，是缺铁性贫血的可靠诊断方法。给予铁剂大约 10 天左右，网织红细胞可增加 5%～10%，7～12 天达高峰，以后即下降。二周后血红蛋白上升，一般贫血多在 2 个月左右恢复。为补足贮存铁仍需继续治疗 6 个月至 12 个月。如口服铁剂 3 周，网织红细胞或血红蛋白无明显增加，应检查诊断是否准确，是否按医嘱服药，有否活动性出血，有否铁吸收障碍，有否干扰铁吸收和利用的因素存在等。

三、注射铁剂

肌肉注射铁剂常引起疼痛，无论静脉或肌肉注射，如超出血浆结合的限度，可引起反应，应严格掌握适应证：①口服铁剂后有严重消化道反应，而不能耐受者。②口服铁剂不能奏效者，如脂肪泻，萎缩性胃炎等有胃肠道铁吸收障碍者。③需要迅速纠正缺铁，如妊娠后期贫血严重，或需要及时外科手术治疗者。④严重消化道疾患，如溃疡性结肠炎或局限性肠炎，口服铁剂可能加剧原发病者。⑤不易控制的慢性出血，失铁量超过肠道所能吸收的铁量，注射铁剂合并口服铁剂，能及时防止贮存铁的耗竭。

常用的有右旋糖酐铁及山梨醇铁。前者是氢氧化高铁与右旋糖酐的高分子复合物，含铁量50mg/ml；后者系山梨醇枸橼酸铁复合物，含铁量50mg/ml。一般作深部肌肉注射，肌注后山梨醇铁吸收比右旋糖酐铁迅速，右旋糖酐铁肌注72小时后仅吸收50%左右，因此血红蛋白上升并不比口服为快。局部注射处皮肤可有铁污染而发黑。甚至发生局部肿瘤，引起淋巴结肿痛。约5%的病人有全身反应，包括头痛、面部潮红、关节肌肉疼痛、发热等过敏反应症状。注射铁剂总量可按下列公式计算：

铁的总剂量（mg）＝300×（15－患者血红蛋白 g/d1）＋500

右旋糖酐铁肌注，首剂可50mg开始，如无反应，以后每日或隔日肌注100mg。

第二节　再生障碍性贫血

【概述】

再生障碍性贫血（Aplastic Anemia，AA）简称再障，是由多种病因引起的骨髓造血功能衰竭，临床呈全血细胞减少的一组综合病征。

全国白血病和再障流行病学调查协作组报道我国21个省、市、自治区1986～1988年再障年发病率为7.4/10[6]，以色列、瑞典、欧洲等国家和地区再障年发病率仅为2.2～2.4/10[6]，上述资料表明，我国再障发病率高于西方国家。急性再障年龄、性别、发病率波动较大，慢性再障发病率男性高于女性，男性发病率在中年期有较明显的下降，女性在青春期有较明显的上升。男、女性慢性再障发病率在老年期均存在明显高峰，男性高峰在 60 岁以后，而女性高峰在 50～59 岁。21 世纪 70 年代，我国再障五年生存率为 58.7%，明显高于美、英、日本等国的 30%～42.3%，1986 年 Young 对东西方国家严重型再障（SAA）诊断后 1 年内的病死率进行比较，均为 80%～90%。近 10 年来，我国各型再障的病死率明显降低，急性再障和 SAA 的 1 年生存率已达 50% 以上。

【病因】

（一）造血祖细胞内源性增殖缺陷

在体外检测造血祖细胞应激试验中，尽管加有最适量的单一或复合性的造血生长因子，粒系（CFU-C）和红系（BflU-E）造血祖细胞的增殖能力仍是降低的，这些骨髓的集落生长不仅在数量上而且在形态上均有严重异常，只有很少数病例的这种增殖缺陷能得以矫正数年以上，而大多数病例，不管他们初始的假设"病因"如何，这种增殖缺陷是长期存在的，很多患者呈持续性轻度全血细胞减少和骨髓形态学示骨髓增生异常综合征（MDS）特点，这些患者在晚期有发展为克隆性疾病如阵发性睡眠性血红蛋白尿（PNH）、急性非淋巴细胞白血病（ANLL）的危险。

（二）对造血组织的免疫反应

体外骨髓培养发现 AA 病理生理改变，主要与 T 淋巴细胞有关（主要表现为 CD8 细胞增多），该细胞在急性期被激活。有些学者发现，单核细胞和巨噬细胞在培养时可抑制集落形成。少数病例 B 细胞产生的抗体可抑制骨髓功能，最近发现 AA 患者细胞释放的淋巴因子、α-干扰素（IFN-α），α-肿瘤坏死因子（TNFα）在体外可抑制造血。

（三）微环境支持功能的缺陷

支持造血的多数微环境细胞属免疫系统，AA 时中性粒、单核和淋巴细胞均减少。T 细胞、B 细胞、巨噬细胞和自然杀伤细胞功能均异常，因而免疫活性细胞在本病过程中有不同程度的改变。患者的骨髓基质细胞有不同程度受累，因为多数患者在严重抑制时无基质细胞生长，治疗后自身骨髓造血功能能恢复时基质细胞增殖活力可恢复，但仍低于正常，提示基质细胞在本病发展过程中有不同程度的影响。

（四）遗传因素

与其他免疫介导疾病相似，AA 常有 HLA – Ⅱ抗原联锁的遗传倾向。HLA – DR_2 发现率增高，父母有 DR 抗原者较多，儿童 AA，HLA – Ⅱ抗原 DPW_3 显著增高，患者亲属中造血祖细胞增殖活力明显降低，这表明可能存在脆弱骨髓的遗传倾向。

【诊断标准与分型】

1987 年第四届全国再生障碍性贫血学术会议修订的诊断标准：

1. 全血细胞减少、网织红细胞绝对值减少。

2. 一般无脾肿大。

3. 骨髓至少 1 个部位增生减低或重度减低（如增生活跃，须有巨核细胞明显减少），骨髓小粒成分中，非造血细胞增多，脂肪组织增多。

4. 能除外引起全血细胞减少的其他疾病。

5. 一般抗贫血药物治疗无效。

诊断再障后再进一步分析为急性再障还是慢性再障。

急性再障（亦称重型再障Ⅰ型）的诊断标准：

1. 临床 发病急，贫血呈进行性加剧，常伴严重感染，内脏出血。

2. 血象 除血红蛋白下降较快外，须具备下列项中之 2 项：

（1）网织红细胞 <1%，绝对值 $<15 \times 10^9/L$。

（2）白细胞明显减少，中性粒细胞绝对值 $<0.5 \times 10^9/L$。

（3）血小板 $<20 \times 10^9/L$。

3. 骨髓象

（1）多部位增生减低，3 系造血细胞明显减少，非造血细胞增多，如增生活跃须有淋巴细胞增多。

（2）骨髓小粒中非造血细胞及脂肪细胞增多

慢性再障诊断标准：

1. 临床　发病慢、贫血、感染、出血均较轻。

2. 血象　血红蛋白下降速度较慢，网织红细胞、白细胞、中性粒细胞及血小板值常较急性再障为高。

3. 骨髓象

（1）3系或2系减少，至少1个部位增生不良。如增生良好，红系中常有晚幼红比例增多，巨核细胞明显减少。

（2）骨髓小粒中非造血细胞及脂肪细胞增多。

4. 病程中如病情恶化，临床、血象及骨髓象与急性再障相同，称重型再障Ⅱ型。

【疗效标准】

1987年全国第四届再障学术会议制定的标准：

1. 基本治愈　贫血和出血症状消失，血红蛋白男120g/L，女100g/L，白细胞4×10^9/L，血小板达80×10^9/L，随访1年以上没有复发者。

2. 缓解：贫血和出血症状消失，血红蛋白男120g/L，女100g/L，白细胞3.5×10^9/L，血小板也有一定程度增长，随访3个月病情稳定或继续进步者。

3. 明显进步　贫血和出血症状明显好转，不输血，血红蛋白较治疗前1个月内常见值增长30g/L以上，并能维持三个月以上者。

判定以上三项疗效标准者，均应3个月内不输血。

4. 无效　经充分治疗后症状、血象未达明显进步者。

【西医治疗】

（一）支持疗法

对严重再障患者的支持治疗主要是成分输血。为了降低对次要同种抗原（Minor alloantigens）的致敏，应避免不必要的输血，多次输血后致敏的患者在骨髓移植后移植物被排斥的危险性增高，可输用浓缩红细胞纠正症状性贫血，通常使血红蛋白保持在70～80g/L，少白细胞的、洗涤的红细胞可防止或延迟发生对次要"移植物"抗原的免疫反应。血小板低于 $20 \times 10^9/L$ 时，出血的危险性增加，故应输血小板，但多次输注血小板后可能失效，此时静脉注射丙种球蛋白可使输入的血小板寿命延长。一般不主张预防性输注中性粒细胞，但对粒细胞缺乏症（中性粒细胞计数 $< 500/mm^3$），并证实为革兰阴性菌或霉菌败血症者，可输白细胞悬液；但要应用足够量的抗生素治疗，有真菌感染的加用两性霉素 B。

（二）SAP 或 SLA 方案联合治疗

SAP 方案（康力龙、山莨菪碱、多抗甲素）和 SLA 方案（康力龙、左旋咪唑、山莨菪碱）治疗再障，是根据其再障发病的三种主要机制设计的。康力龙可驱使 Go 期细胞进入增殖周期，加强了干细胞增殖分化作用。654－2 是通过调节植物神经的作用，改善骨髓造血微环境，刺激造血干细胞生长。左旋咪唑可增强辅助 T 细胞功能，起到调节再障患者细胞免疫作用，发挥治疗效果。多抗甲素是我国近年来研制的一种新型免疫增强剂，它具有明显的免疫活性，并直接影响免疫器官，增强 TH 细胞功能，起到调节再障患者细胞和体液免疫的作用。康力龙用量为每日 $6 \sim 12mg$，口服，疗程至少 3 个月以上。用药 3 个月后缓解率达 35% ～53%，6 个月达 45% ～60%。约有 25% ～50% 有效患者停药后复发，但复发后再用药仍有效。康力龙治疗再障疗效虽然较高，但对肝脏损害发生率较高。654－2（每天 $30 \sim 60mg$）与康力龙联合应用有预防康力龙所致的肝损害作用，SAP 联合方案治疗患者，在治疗中肝功能始终正常，从而保障坚持用药。相反，单用康力龙患者由于长期用药后 GPT 升高，使半数患者未能坚持，致影响疗效。

（三）骨髓移植

自 1969 年 Thomas 等在西雅图成功地对 1 例重型再障（SAA）患者进行了 HLA 匹配同胞异基因骨髓移植（allo－BMT）以来，骨髓移植（BMT）治疗 SAA 有了很大进步。至今已有千余例 SAA 患者接受了此种治疗，其中 60% ～80% 的患者恢复正常造血并长期生存。疗效与年龄有明显关系，小于18 岁者生存率达 85% ～95%，一般对 40 岁以下有 HLA 配型同胞供髓者，应首选 BMT。预处理方案为大剂量环磷酰胺 50mg/kg，于 −5、−4、−3、−2 天连续给药，加用全身淋巴结照射可促进移植细胞植入，但移植相关死亡率也增加。采髓细胞数的下限为 2×10^8 有核细胞/kg 者体重。若供髓者与受者的 ABO 血型不合，为预防溶血反应，可除去骨髓中的红细胞，或受者血浆中的红细胞抗体，后者的方法是血浆交换或反复小量输红细胞将抗体吸附。血浆交换的指征是抗体滴度 >1∶500，受者的抗体不仅引起溶血，也阻碍红系细胞植入。目前，环孢菌素 A（CSA）或 CSA 短期联用甲氨喋呤（MTX），预防 GVHD 效果最好。从 BMT 前 1 天开始，在全血减少期和有潜在急性移植物抗宿主病（GVHD）时，持续静滴 CSA2 ~ 5mg/kg，然后口服 CSA5 ~ 10mg · kg^{-1} · d^{-1}，根据副作用，GVHD 严重程度和血浆 CSA 浓度调整剂量，由于 SAA 可发生延迟排异反应，BMT 后应持续用 CSA6 ~ 12 个月。MTX 的用法为 +1 天 10mg/m^2，+3 天和 +6 天 6mg/m^2，静注。未能证明除去移植物中的 T 细胞可预防 GVHD，用任何方法耗竭 T 细胞，移植失败率都相当高。移植物的植入一般需要 2 ~ 3 周，造血功能的重建取决于有无急性和慢性 GVHD，已经植入不伴或仅有轻度 GVHD 的患者无病生存率最高，BMT 后 AA 复发者罕见，然而减量或停用 CSA 后可再发生全血细胞减少。

（四）抗淋巴细胞或抗胸腺细胞球蛋白

对不适合进行 BMT 的患者，免疫抑制为基本治疗手段，可使 50% ~ 80% 患者的骨髓功能改善，应用人的外周血或胸导管淋巴细胞或胸腺细胞免疫动物（马和兔），再将这些动物血清的球蛋白纯化浓缩，即为抗淋巴细胞或抗胸腺细胞球蛋白（ALG，ATG），据认为这些制剂对因免疫抑制造血所致的严重再障有效。因为细胞毒淋巴细胞可抑制某些严重再障患者的造血干细胞。用 ALG 或 ATG 排除这些淋巴细胞将使造血功能恢复正常。近 10 年来，对 ALG 和 ATG 的应用作了很多研究，10% ~ 25% 的严重再障患者对 ALG 或 ATG 有完全的反应，20% ~ 45% 有部分反应，显示血细胞计数改善，不需再输血，一年存活率达 50% ~ 70%，2 年存活率达 45% ~ 55%。目前，多数应用 ALG 或 ATG 静脉输注共 5 天（ALG 每日 12mg/kg、ATG 每日 2.5 ~

5mg/kg）。在 ALG 与 ATG 的治疗问题上，欧美学者报道两者有效率无差异，而日本学者报告 ALG 有效率为 6.3%～27.5%，ATG 有效率为 42.9%，认为 ATG 疗效较高。应用 ALG 或 ATG 治疗后 1～3 个月内可获得完全或部分疗效反应。副作用有发热、寒战、皮疹、头痛、低血压和过敏反应。同时应用皮质醇可预防或减轻以上的症状，用这些制剂可发生暂时性白细胞减少及血小板减少。因此治疗时要同时给予输血小板，每天 12U。也有学者报道，应用这些制剂，个别患者可发生阵发性睡眠性血红蛋白尿，kaposi 肉瘤，值得注意。

（五）环孢菌素 A

CSA 是一种新免疫抑制剂，Strykmans 等报道 CSA 对重型再障（SAA）有效以来，国外陆续有报道。SAA 的治疗是血液病攻关难题之一。由于发病机制尚未完全阐明，治疗上难度大，预后甚差。应用传统治疗如 ALG 或 ATG，大剂量强的松和雄激素失败后，多数患者对 CSA 有部分疗效反应。虽然自然恢复或以前治疗的晚期效应不能排除，但血液学的恢复似乎是用了 CSA 的原因。CSA 治疗再障的作用机制可能是：①抑制 T 淋巴细胞功能，减少白细胞介素。（IL－2）产生。②抑制细胞毒性 T 细胞。③阻断 CFU－C，抑制．性细胞的激活。治疗开始 2～10 周后可见治疗反应，T 细胞亚群功能得到恢复，部分患者随访 2 年以上，血象、骨髓象基本正常，说明 CSA 治疗 SAA 远期效果好。但大多数患者需长期进行免疫抑制治疗，许多患者对 CSA 有依赖性，当药物减量或停用后就复发。然而亦有一些患者停用 CSA 后 3 个月不用输血的报告。CSA 的用量通常为每日 5～12mg/kg，须监测药物浓度和经常测定肾功能，因该药对一些患者可能有毒性。CSA 的毒副作用是：对肝肾功能的损害，引起多毛，牙龈增生，个别可引起高血压、局部水肿、震颤，女性可引起闭经。

（六）大剂量甲基强的松龙

1979 年 Bacigalupo 首先报道用大剂量甲基强的松龙（HDMP）治疗 SAA 取得显著疗效。国外单用 HDMP 治疗成人再障有效率达 12.5%～50%，大多数在 30% 左右。国内单用 HDMP 治疗小儿 SAA 的报道，但治疗成人的报道较少，有效率 20%。初步结果表明 HDMP 对 SAA – Ⅱ疗效较 SAA – Ⅰ 为好。治疗方法：第 1～3 天甲基强的松龙剂量每日 20～30mg/kg，静脉滴注；第 4～6 天，每日 10～15mg/kg；第 7～9 天，每日 5～8mg/kg 第 10～12 天，每日 3～4mg/kg；第 13～15 天，每天 2mg/kg；第 15～30 天，每日 1mg/kg。HDMP 的主要副作用是掩盖或加重感染，因此治疗须在无感染时进行，对有感染者要在彻底控制感染后进行。在治疗过程中一旦出现感染即给予强有力的抗菌药物治疗。另外，大剂量激素治疗，易引起霉菌感染和消化道出血，须并用抗酸护胃制剂，注意预防感染发生。

（七）静脉输注丙种球蛋白

再障是骨髓干细胞生成红细胞、粒细胞及血小板减少，引起外周血全血细胞减少。主要由于异常免疫反应抑制造血干细胞恢复及分化所致。有人证明在骨髓干细胞中有微小病毒与再障有关。静注丙种球蛋白的机制是：①能根除骨髓微环境中的微小病毒或巨细胞病毒，使正常干细胞恢复并分化。②免疫介导破坏了抑制正常造血细胞的淋巴细胞克隆。③与干扰素一类的淋巴因子结合，阻止其抑制造血干细胞恢复及分化。（1988）有报道 1 例 11 岁的女性再障患者，用强的松 + 康力龙治疗效果欠佳，改用大剂量丙种球蛋白治疗后，2 个月不需输血，血象恢复正常。（1990）另有报道 1 例 7 岁男性的再障患者，应用抗胸腺细胞球蛋白及大剂量肾上腺皮质激素治疗无效，改用静注丙种球蛋白治疗后，2 个月后血象恢复正常，不用输血，一般情况良好。静注丙种球蛋白虽毒性小，但价钱昂贵。用法：静注丙种球蛋白每次 1g/kg，每 4 周一次，共用 6 个月。

（八）重组人粒—巨噬细胞集落刺激因子（r – hGM – CSF）

在体外已证明多种造血因子有刺激骨髓祖细胞生长的功能。GM – CSF、是一种糖蛋白激素，在体外能诱导造血祖细胞形成粒、巨噬、嗜酸细胞集落，在某种情况下对红、巨核细胞集落的形成也有作用。另外，GM – CSF 对成熟中性粒细胞的功能亦有显著作用。（1992）有报道一组用 r – hGM –

CSF 治疗 5 例再障患者，平均年龄 41 岁（29～64 岁）从诊断开始即用 r－hGM－CSF 治疗，平均时间为 34 个月。治疗方案：长期（2～11 个月）经静脉或皮下注射 r－hGM－CSF，剂量分别为 250～500μg/d 和 75～300μg/d。治疗后 1 个月，所有患者外周血白细胞数显著增加，中性粒细胞绝对数增加 27 倍，单核细胞和淋巴细胞随白细胞数波动，一般增加 2 倍。除 1 例患者血小板上升外，余 4 例血小板未见增加。治疗后骨髓细胞克隆明显改善，粒/红比值上升。粒系绝对数平均增加 22 倍（5～70 倍），有 2 例患者红系分别增加 5 倍和 23 倍。干细胞分析显示，治疗后所有患者粒系干细胞恢复正常或接近正常，3 例患者红系干细胞亦增加。上述结果提示，顽固性 AA 经 r－hGM－CSF、长期治疗后，至少可促动残留的粒系和红系干细胞，并能诱导患者这两个细胞系的反应。R－hGM－CSF、最常见的不良反应是发热，可用扑热息痛处理而缓解。其它副反应为皮疹。较少见的依次为低血压、恶心、水肿、胸痛、骨痛和腹泻。

（九）促红细胞生成素（EPO）

基因重组技术生产的促红细胞生成素 r－EPO 是一种糖蛋白细胞因子，试用于治疗再障有一定疗效。EPO 主要作用于红系祖细胞 BFU－E 和 CFU－E，促进红细胞成熟，也可刺激巨核细胞生长，使血小板计数升高。EPO 治疗慢性再障有一定疗效。用量 50～300U/kg，皮下或静滴，每周 3 次。副作用是引起高血压、血栓形成，个别可引起头痛、恶心、呕吐、关节痛、胸痛、腹泻等。

（十）白细胞介素 I（白介素 I）

白介素 I（IL－1）是一种多肽，与免疫系统的局部功能调节有关。它能增强 T 细胞和 B 细胞的活性，刺激其它作用于 T 细胞及 B 细胞生长和分化因子的释放。因此有调节造血功能的作用。Nakao 在再障患者末梢血单核细胞加以脂聚糖培养的上清液中测定 IL－1 的活性，结果表明，17 例再障患者中有 10 例 IL－1 活性显著低下。此 10 例中有 5 例未能测出 IL－1，此 10 例 IL－1 低下的患者皆为重症，而 7 例未见 IL－1 低下的病例中有 5 例属于轻症。可见重症再障 IL-1 生成低下。Gascon 对重症再障患者末梢血单核细胞进行 IL-1 生成能力测定，结果发现，15 例中有 12 例为低值，应用 ATG 治疗，病情改善，患者末梢血单核细胞的 IL-1 生成能力改善，ATG 治疗未获改善者 IL-1 则依然处于低值。目前 IL-1 已开始用于再生障碍性贫血治疗。副作用是发热，用扑热息痛可退热；对肝肾功能损害者，要定期复查肝肾功能。

第三节　自身免疫性溶血性贫血

【概述】

自身免疫性溶血性贫血（Autoimmune Hemolytic Anemia，AIHA）是机体针对自身红细胞产生抗体和/或补体，并吸附于红细胞表面，导致红细胞破坏加速而引起的一种溶血性贫血。其抗体分为两类：一类是完全抗体，属冷抗体型（IgM），可与自身红细胞发生直接溶血，另一类是不完全抗体（IgG），这类抗体先使自身红细胞致敏，然后由单核巨噬细胞系统吞噬和破坏，导致溶血。在临床上，AIHA 包括温抗体型自身免疫溶血性贫血（WAIHA）、冷凝集素综合征（CAS）和阵发性寒冷性血红蛋白尿（PCH）。在 304 例 AIHA 中，WAIHA 占 80.3%；CAS 占 17.8%；PCH 占 1.9%。少数病例兼有温、冷两种抗体。中国医学科学院血液病研究所提出兼有温、冷双重抗体病例的诊断标准为：溶血性贫血、Coomb 试验直接阳性、IgG 或 C_3型、冷凝集素增高可有较宽的反应温度特点、红细胞自凝集试验强阳性。

对 WAIHA 的免疫分型，多认为以 IgG + C_3 型为多。两组的结果分别占 43.97% 和 60%。其次是 IgG 型（分别占 36.88% 和 11.66%）和 C_3 型（占 19.15% 和 28.33%）。IgG + C_3 型的临床症状较单纯 IgG 或 C_3 型者为重。

WAIHA 按其病因可分为原发性和继发性两种。以原发居多，占 64% ~ 70%；但亦有继发多于原发的报告。综合近 10 年来全国 714 例 AIHA 资料，发现继发性比例增高，达 44% ～ 58%。尤其与系统性红斑狼疮关系密切。Evans 综合征占 AIHA 的 10.3% ～ 13%，治疗反应不如单纯 AIHA。继发病因有：结缔组织病、造血系统肿瘤、免疫性疾病、溃疡性结肠炎、卵巢囊肿、感染性疾病，特别是儿童的病毒感染。

WAIHA 以女性多见，各年龄组均可发病；CAS 多见于 50 ～ 60 岁的中老年人；PCH 虽可发生于各年龄组，但以儿童较为多见。溶血性贫血的临床表现轻重不一，主要取决于溶血过程的缓急和溶血的主要场所。血管内溶血一般较严重，常有全身症状，如腰背酸痛、血红蛋白血症和血红蛋白尿。血管外溶血则症状较轻；CAS 病情发展较慢，大多患者在寒冷环境中表现有耳郭、鼻尖及指趾发绀，室温升高后消失。个别可有血红蛋白尿，但无发热、寒战及肾功能不全。

急性溶血多表现突然起病、贫血、黄疸，并伴有发热、寒战及头痛。出现严重的腰背和四肢酸痛、伴有暗棕红色尿（酱油色尿）提示有短期大量的溶血。严重者可出现尿闭及周围循环衰竭。少数患者在急性溶血过程中亦可发生急性造血功能衰竭，表现为网织红细胞降低，贫血急剧加重，称再生障碍性危象。骨髓象表现为单纯红细胞再生障碍，幼红细胞系列成熟停滞于某一阶段及急性造血功能停滞，表现全血细胞减少。其机制可能与感染或中毒有关，或是抗体同时作用于成熟红细胞及幼红细胞所致。

慢性溶血的特点是起病缓慢，长期存在的贫血、轻度黄疸及肝脾明显肿大。可有心脏扩大和心前区收缩期杂音。部分患者由于长期的高胆红素血症可并发胆石症及肝功能损害。

【实验室检查】

1. 红细胞破坏增加和红细胞代偿性增生的表现　①红细胞计数及血红蛋白降低。②网织红细胞正常为 0.05% ～ 0.15%，发生溶血时多在 5% ～ 20% 之间，慢性溶血多在 10% 以下。③红细胞形态出现幼红细胞，多染性、点彩红细胞及红细胞碎片。成熟红细胞形态异常，可见卡波氏环及豪周氏小体。④血红蛋白尿（尿潜血）阳性。⑤含铁血黄素尿（Rous Test）　慢性血管内溶血者阳性。⑥高胆红素血症（间接胆红素增高）。⑦尿胆原排出量多或1/20 阳性（正常为 0 ~ 6.75μmol/d），慢性溶血时增加不明显。⑧游离血红蛋白增高。⑨血清结合珠蛋白减少或消失。⑩核素标记可查出红细胞寿命缩短。11 骨髓检查骨髓增生明显活跃，红细胞系增多，以中晚幼红细胞为主，偶有巨幼样变。粒：红比例降低，甚至倒置。成熟红细胞形态与周围血相同。可有铁粒幼红细胞增多。

2. 抗人球蛋白试验（Coombs Test） Coombs Test 有直接和间接法。直接法是测定吸附在红细胞膜表面不完全抗体和（或）补体的较敏感的方法，是诊断 AIHA 的重要实验室指标。间接法是测定血浆中的游离抗体。

3. 抗体的特异性测定 本法用于确定免疫分型，鉴别是属温抗体或冷抗体，是 IgG 型、IgG + C_3 型或 C_3 型。

4. 冷凝集素试验 冷凝素试验阳性，效价可高达 1：1000 甚至 1：16000（正常低于 1：64）。Lawrence 认为 4C 时冷凝集效价增高，不一定提示有溶血反应。如在 30℃时，在白蛋白或生理盐水内，凝集素效价仍然增高，具有 CAS 的诊断价值。

5. 冷热溶血（Donath-Landsteinet）试验 DL 抗体在 16℃时吸附在红细胞上，当温度升高后，抗体与细胞分离，但补体却作用于致敏红细胞而发生溶血。本试验阳性，是诊断 PCH 的重要实验室依据。

6. 其他 血清华氏反应可呈阳性，免疫球蛋白增多，抗核抗体阳性。循环免疫复合物增高，C3 低于正常等，部分 CAS 患者，酸溶血试验（Ham's test）亦可呈阳性。

【诊断标准】

1. WAIHA①近 4 个月内无输血或特殊药物服用史，如直接 Coombs 试验阳性，结合临床表现和实验室检查，可考虑为 WAIHA。②如 Coombs 试验阴性，但临床表现符合，肾上腺皮质激素或切脾有效，除外其他溶血性贫血的可能，可考虑为 Coombs 阴性的 AIHA。

2. 冷凝集素试验阳性，效价较高，结合临床表现和其他实验室检查，可诊断为 CAS。

3. 冷热溶血试验阳性，结合临床表现及实验室检查，可诊断为 PCH。

【治疗】

一、WAIHA 的治疗

（一）传统治疗

1. 病因治疗　寻找原因，治疗原发病，常可使贫血得到纠正。

2. 肾上腺皮质激素的应用　虽然副作用多，复发率高，但仍然是目前治疗 WAIHA 的首选药物。强的松的开始剂量为每日 1～1.5mg/kg。用药 1 周后红细胞常可迅速上升。待红细胞计数恢复正常后可逐渐减量，开始每周可减少日服量 10～20mg，待日服量达 30mg 后，则每周减日服量 2.5～5mg，直至停药。小剂量强的松维持治疗至少 3～6 个月。据文献报道，约 82% 的病人可获早期完全或部分缓解。如果用药 3 周，溶血控制不满意或需要较大剂量（如强的松 ≥10～15mg/d）才能维持长期缓解者，应考虑更换其他治疗方法。

作用机理：①推测肾上腺皮质激素作用于淋巴细胞及浆细胞，从而抑制抗体的生成。②改变抗体对红细胞膜上的抗原亲和力。③减少巨噬细胞上的 IgG 及 C_3 受体或抑制此类受体与红细胞相结合。

3. 脾切除　传统观点认为肾上腺皮质激素治疗无效，必须应用较大剂量强的松（≥15mg/d）才能维持疗效者；对肾上腺皮质激素有禁忌者或出血症状严重危及生命者（Evans 综合征有颅内出血）是切脾的指征。Allgood 提出：Coombs 试验证实为单纯 IgG 型；间接 Coombs 试验阴性；[51]Cr 标记 RBC 选择性在脾内破坏为切脾的指征。抗体为 IgG 型和间接 Coombs 试验阴性者切脾疗效好。但有人认为，[51]Cr 测定红细胞半寿期显著缩短并不能精确预测切脾疗效。据统计，WAIHA 患者切脾的有效率为 60%，继发性病近期有效率为 37%，但远期疗效差。1991 年有一组报告 10 例 WAIHA 患者切脾后随访 25～114 个月，结果 3 例痊愈，4 例缓解，1 例无好转，2 例死亡。1994 年另一组报告 13 例 Evans 综合征切脾的疗效，随访 3 月～16 年（平均 49.50

个月）有效率为 69.23%。切脾的疗效机制：认为脾脏既是产生抗体的器官，又是破坏致敏红细胞的主要场所，切脾后即使红细胞仍被致敏，但抗体对红细胞的寿命影响却减少。但切脾也有一定危险性，Evans 综合征患者在术后病死率较高（23.28%），儿童患者尚有术后并发凶险感染的危险，应仔细权衡其利弊。

4. 免疫抑制的应用　肾上腺皮质激素治疗无效或需较大剂量（强的松≥10～15mg/d）才能维持疗效者以及切脾无效或对脾切除有禁忌者可用细胞毒免疫抑制剂。常用免疫抑制剂有烷化剂和抗代谢药。烷化剂有环磷酰胺（CTX）、甲基苄肼等。它们的药理作用主要是通过其结构中的烷化基与 DNA 螺旋中的鸟嘌呤相结合，形成交叉联结，从而在细胞复制时阻止 DNA 的分裂。抗代谢药有硫唑嘌呤（Azathioprine，Imuran）、氨甲喋呤（MTX）等。Azathioprine 掺入核糖核苷酸从而阻滞 DNA 的合成。MTX 在细胞内抑制二氢叶酸还原酶，从而抑制嘌呤核苷酸的合成。

（1）CTX：是强有力的抗体合成抑制剂。对 T 和 B 淋巴细胞均有抑制作用，其抑制强度与剂量有关。小剂量长期给药对两者的作用强度无差别，大剂量对 B 细胞敏感。CTX 对原发和继发免疫反应均有抑制作用，但对原发作用较强。剂量为每日 1～2mg/kg，口服，需持续治疗半年。其副作用有骨髓抑制、脱发、出血性膀胱炎、肝功损害、影响生育、致癌等。

（2）硫唑嘌呤：对造血功能影响较少，且口服在胃肠道吸收较好，是免疫抑制剂中的首选药物。剂量为每日 2～2.5mg/kg。口服取得疗效后可改隔日或每周服药 2 天维持，疗程半年以上。副作用有厌食、骨髓抑制、继发淋巴瘤等。

（3）MTX：多主张用小剂量疗法，每周口服剂量为 10mg，具体用法：2.5mg/次，每日 2 次，连续用 2 天。副作用：常规剂量及大剂量使用时常有胃肠道反应，口腔黏膜溃疡和骨髓抑制。小剂量疗法不良反应很少见。免疫抑制剂的疗效在 45%～50% 左右，免疫抑制治疗在开始时宜与小剂量肾上腺皮质激素合用，待取得疗效后再将激素减量或停用。

（二）近期治疗的进展

1. 达那唑（Danazol，DNZ）　　DNZ是1961年合成的一种男性化作用较弱的新型雄激素。Ahn等（1985）首先报道用DNZ治疗15例WAIHA，12例获得缓解。Ahn（1990）再次报告28例AIHA用DNZ治疗。其中原发性13例，有效77%；继发性15例，有效60%。并指出，原发性者缓解期长，复发率低。有效病例与病程、疾病的严重性和以往治疗情况无关。1991年他又报告用DNZ治疗肾上腺皮质激素无效的3例难治性AIHA，血红蛋白均在2~6周内恢复正常，缓解后继续用较小剂量（400mg/d）维持治疗半年以上，情况良好。Chan（1991）报告治疗用DNZ治疗经肾上腺皮质激素、切脾、硫唑嘌呤、瘤可宁、IVIgG治疗均无效的继发于红斑狼疮的AIHA，获得缓解。Koike等（1993）报告用DNZ治疗经强的松和甲基强的松龙治疗无效的Evans综合征获得缓解。Ahn建议：对于严重的AIHA患者，DNZ（600mg/d）应与强的松（20~60mg/d）合用，因为强的松作用快，且与DNZ合用有协同作用，待溶血控制，贫血纠正后，激素可先减量至停用。对于病情较稳定的轻症患者，开始也可单用DNZ治疗，或在原治疗方案基础上加用DNZ，待血象好转后，可撤除其他治疗或将激素逐渐减量。单用DNZ治疗获得缓解后，剂量可减为200~400mg/d维持。一般疗程不短于1年，否则易复发。作用机制可能为：①起免疫调节作用，使AIHA患者T淋巴细胞亚群（T4和T8）的比值恢复正常。②减少抗体的产生和减少循环中单核细胞对FC受体（IgG）的表达。③使红细胞皱裂形成，表面积扩大，渗透脆性降低。副作用有疲乏、嗜睡、头痛、恶心、呕吐、肌痉挛、皮疹及转氨酶升高等。联苯双酯对转氨酶升高有预防和治疗作用。

2. 静脉输注丙种球蛋白（IV IgG）　　自Od a（1985）首次报告用IVIgG治疗1例小儿难治性Evans综合征获得成功以来，已有许多报道用IVIgG治疗AIHA获得血液学缓解。其中Argiol（1990）用IVIgG治疗4例重型地中海贫血合并AIHA，3例取得完全缓解，1例部分缓解，Kapoor（1988）用IVIgG治疗1例Coombs阳性的全血细胞减少亦获得血液学缓解。常用剂量为每日 400mg/kg，连用 5 天为一疗程，部分病例可增大剂量至每日 800rag/kg，连用 5 天。间歇期有 10 天至 21 天不等。如有效，可每 3 周重复应用相同剂量的 IgGl 天作为加强量。作用机制可能是：①封闭了单核巨噬细胞 IgG - Fc 受体，抑制溶血。②干扰了单核巨噬细胞的免疫廓清作用。③调节免疫反应。④抑制抗体产生。副作用：个别有过敏反应，如头痛、寒战、皮疹和脱发等。

3. 环孢菌素 A（cyclosporin A，CSA）　CSA 是一种新型强效免疫抑制剂，已广泛用于器官移植，能显著抑制免疫排斥反应；对自身免疫性疾病，结缔组织病，重型再障，特发性血小板减少性紫癜的治疗均取得了一定的疗效。综合近年来 5 篇文献共 8 例用强的松治疗无效的 AIHA，结果全部获得缓解。剂量及用法：每日 3～6mg/kg，分 2 次口服。多数病例在 2 周内溶血逐渐缓解，血红蛋白升至正常。对激素治疗无效的 AIHA，可用 CSA 代替脾切除和细胞毒免疫抑制剂。CSA 治疗 AIHA 的有效机制可能是抑制 T 细胞介导的同种和自身免疫反应。由于辅助 T 细胞生成受抑，从而阻断了参与细胞免疫的淋巴因子产生；CSA 对 B 细胞也有作用，抑制了某些非 T 细胞依赖性抗原刺激抗体的反应。副作用有肾毒性、多毛症、震颤、肢体麻痹、齿龈增生、胃肠不适、转氨酶升高、高胆红素血症、高血压、高血糖、男性乳房增生及血栓形成等。本药价昂，一般在其他药物治疗无效时才考虑使用。

4. 葡萄球菌蛋白 A 柱吸附血浆　Besa（1991）报道 1 例慢性淋巴细胞性白血病合并 AIHA，两次采用蛋白 A 柱吸附加单采白细胞治疗后病情明显改善。

5. 血浆置换疗法（PE）　近年报道较多，适用于难治性 AIHA。但 PE 仅是一种暂时性措施，无根治作用，对严重的 AIHA 患者，达到迅速清除自身抗体、补体、免疫复合物和胆红素、缓解症状，从而使其他治疗方法得以发挥作用。

6. 脾区照射　对肾上腺皮质激素治疗无效的 AIHA 患者。因各种原因不能行脾切除时，可考虑脾区照射。本法简单、安全、有效。特别适合老年病人。总剂量 2000cGy，分 4 ~ 12 次，在 1 ~ 6 周内完成。

7. 抗淋巴细胞球蛋白（ALG） ALG 治疗重型再生障碍性贫血及难治性 ITP，有较满意的疗效。但治疗 AIHA 的报道不多，有条件可以试用。

8. 输血 患者红细胞因受到自身抗体的作用，破坏加速而产生溶血，在骨髓造血不能代偿其损耗的情况下，可能会出现严重的贫血而需要输血。但由于患者的自身抗体的全凝集素性，有时对输入的红细胞也有致敏作用，甚至发生溶血，同时输血也有可能带来同种免疫的危险，所以传统的观点认为，AIHA 患者应尽量避免输血。但亦有学者不同意此观点，有文献对 79 例确诊 AIHA 患者的输血作了回顾性分析，这些患者均接受过肾上腺皮质激素或其他免疫抑制剂（如硫唑嘌呤、CTX）和输血治疗，平均输血 28.8（3 ~ 231）个单位。从首次输血后平均追踪 3.8（0.5 ~ 22）年，结果发现，其中 53 例因失代偿 AIHA 而进行输血的患者，虽然均可查到抗红细胞的自体抗体，并且所输的红细胞在血清学上因游离血清的自体抗体而呈不相容，但无 1 例出现与输血相关的同种免疫或出现明显的溶血加重。其余 26 例就诊时无 AIHA 征象（直接或间接 Coombs 试验阴性），因其他原因的贫血而输血，输血后 23 例产生同种抗体和自体抗体，3 例仅出现自体抗体，由此看来，AIHA 患者输血引起的同种免疫和不良溶血性输血反应较其他多次输血患者更为少见。

对 AIHA 的输血应根据患者的贫血情况而决定。对急性贫血或进行性贫血患者。Hb < 40g/L 时，可因贫血而威胁生命，在排除同种抗体的不相合时，可立即给予红细胞输注。而不要顾忌其他血液不相合。一般认为，Hb < 50g/L 时，应考虑输血，但不应勉强。在 Hb < 50 ~ 80g/L 时，可作具体分析，如果患者不能耐受心悸、心衰等症状，可适当输血；而 Hb 在 80g/L 以上的慢性贫血，特别是初期的病情稳定的患者，原则上避免输血，优先考虑其他治疗措施。

输血应以输红细胞为主要选择，输血量依临床情况而定，能够维持患者的氧交换和心肺功能即可，不必考虑输洗涤红细胞。洗涤红细胞只是有助于减少因白细胞和血小板引起的发热反应。输血时应缓慢输注并密切观察，若出现寒战、高热、血红蛋白尿或有生命体征改变时，应立即停止输血和作抗过敏等相应处理。有条件可应用治疗性血浆置换术以去除患者含有自身抗体的血浆，对患者可能有较好的帮助。

二、冷抗体型 AIHA 治疗

1. 急性继发性 CAS，病程短，不用药物治疗常可自愈；PCH 急性发作期症状较严重，但在数天或数周后亦可自发缓解，很少发展成慢性严重贫血。此时均以保暖及支持疗法为主。

2. 免疫抑制剂的应用　①瘤可宁治疗 CAS 疗效好，可使症状减轻，冷抗体效价降低和 Hb 升高。剂量为 $2 \sim 4mg/d$，疗程不短于 3 个月。②CTX 可使冷凝集素及溶血素的浓度降低，剂量为 $100mg/d$，口服。

3. 达那唑　达那唑治疗原发性和继发性 CAS 4 例，均可获得缓解。剂量为开始时 $600mg/d$，取得疗效后改为 $400mg/d$ 维持，疗程长于半年。副作用主要是转氨酶升高。

4. 干扰素　某些 CAS 是属低度的淋巴增生性疾病。而 α – 干扰素已经显示出治疗某些 B 细胞恶性病有效。有报道用 α – 干扰素治疗 1 例严重的 CAS 获得持久疗效。剂量：α – 干扰素 $2b3 \times 10^6 U/m^2$，皮下注射，每周 3 次。

5. 血浆置换　血浆交换能迅速减少血管内 IgM 抗体。疗效迅速，但维持时间短暂，需进行多次治疗以保持 IgM 抗体在低水平。有人用单采血浆法（PA）和（或）单采淋巴细胞法（LA）治疗 4 例 CAS 获得满意疗效。

6. 肾上腺皮质激素及切脾多认为无效。

第十章 神经系统疾病

第一节 短暂性脑缺血发作

【概述】

短暂性脑缺血发作（TIA）又称小卒中，系指各种原因所致脑局部血流短暂、反复的受限或中断，导致缺血区的局限性神经功能障碍，每次发作多持续数分钟至数小时，最长不超过 24 h，常反复发作。

【病因和发病机理】

本病为多病因引起，相同的临床症状可由不同的病因引起。下列为常见的病因。

（一）脑小动脉痉挛

临床资料证实突然的血压升高可引起眼底小动脉的痉挛，在高血压脑病时眼底可有广泛的动脉痉挛，蛛网膜下腔出血时也常引起眼底的动脉痉挛，此外偏头痛发作的前兆，在恶性高血压、肾性高血压或子痫时都可出现短暂局限性神经功能缺失，其机理可能是脑血管痉挛及在此基础上发生的水肿和点状出血所致。根据临床观察许多 TIA 发病时没有血压升高，因而脑小动脉痉挛引起的 TIA 只是少数。

（二）血流动力学障碍及一过性低血压

Denny Brown（1951）提出当一处动脉有粥样硬化狭窄而靠侧支供血，

此时若脑血流量短暂减少则可出现局限性神经功能缺失，当血流量恢复正常后神经功能缺失症状又完全消失。我们在临床颈动脉压迫试验中曾多次发现压一侧颈动脉引起对侧上肢的感觉异常、无力下垂或抽动，停压后神经症状迅即消失，在重复做压颈试验时可出现和初次同样的症状。这证实上述学者的意见并不罕见，而有狭窄的动脉是否在动脉粥样硬化以外还有血管炎症等其他病因。此外当一些心疾病引起的一过性心输出量减低或各种出血引起的血容量减低都可引起 TIA，但这只见于少数病人，据文献报告不超过 5%。

在原发性低血压、药物性低血压、直立性低血压或脑中风发病后的低血压者在体位由卧位、蹲位或坐位站立时可出现一过性血压过低而出现短暂意识障碍或伴有肢体抽动或感觉异常等 TIA 症状，在一过性心输出量减低时如心动过速、心动过缓及心律不齐时常可出现 TIA。除心肌梗死外心瓣膜病及心肌病类也可在心输出量明显减低而发生 TIA。

（三）微栓子栓塞

从 1959 年 Fisher 观察到短暂单眼视力障碍中直接看到网膜小动脉内有小栓子，当小栓子通过后视力障碍就消失。以后发现 TIA 多是微栓子栓塞引起，当微栓子受血流的力学作用破成小块后就又通过了小血管，神经缺失症状多在数分钟或数小时后消失，无残留症状。

微栓子的来源主要来自心疾病，如心瓣膜病、心肌梗死及心内膜炎时附壁的小血栓脱落而成栓子，后者多为血小板的黏附聚集形成因而易破碎成小块而通过原先被闭塞的血管。栓子的另一常见的来源是主动脉、颈动脉和椎基动脉的粥样斑块破溃，使小的斑块碎渣或胆固醇结晶进入脑血流，或是在破溃处形成血小板附壁血栓，然后血栓脱落而形成栓子。神经科检查中偶尔可在眼底检查中发现网膜血管内的胆固醇结晶。这时的临床特点是在某一血管供血区域反复出现 TIA。其他如外伤骨折时可发生脂肪栓子或空气栓子，肺炎时可发生细菌栓子以及肿瘤脱落形成肿瘤栓子等均可引 TIA。此外在心血管手术中也可发生空气、脂肪及抗泡沫剂等栓子。心力衰竭肺内淤血而形成的血栓，也可脱落而引起 TIA。

（四）血液成分的改变和血液的凝血和黏稠度增高

血液疾病如红细胞增多症、白血病、血小板增多症、高脂蛋白血症、异常蛋白血症和异常球蛋白血症如巨球蛋白、冷球蛋白及骨髓瘤时的球蛋白等。此外血黏稠度增高和血的高凝状态都可引起 TIA。在血管损伤、抗原抗体复合物形成，内毒素，病毒和细菌等都易诱发血小板的黏附和聚集，如再与血小板膜内的磷脂质结合，则使纤维蛋白原转为纤维蛋白，这样就会形成小的血凝块从而引起 TIA。

（五）血管炎症

在胶原病合并脉管炎时，可先发生 TIA，以后发展成血栓形成。我们曾在一组儿童钩端螺旋体动脉炎中（1964）发现不少儿童在脑动脉血栓形成以前的 1~2 个月内可出现 1 次或以上的 TIA，国内文献对此也多有报道，值得引起我们的注意。

（六）颈椎肥大性改变时可压迫或牵扯椎动脉而产生 TIA，当一侧椎动脉有明显狭窄或扭曲畸形而同时头又转向该侧时就会出现椎基动脉的 TIA。有时异常的纤维索也可在转颈时压迫椎动脉而出现 TIA 症状。

（七）锁骨下动脉盗血症状群

当左锁骨下动脉起始处，由于粥样硬化斑块引起狭窄或闭塞时，由左锁骨下动脉发出的左椎动脉血液逆流，成为左锁骨下动脉的供血者。当左上肢运动时大量血液进入上肢而引起椎动脉的 TIA。

其他如文献报道在高脂蛋白血症时，由于进餐后的高脂血症，这被认为不但能诱发冠状动脉供血不足，有时也可诱发 TIA，但临床上更多见进餐后的晕厥发作。另有文献报道，当颈内动脉闭塞时，颈外动脉的栓子可通过吻合支进入眼动脉或颅内动脉引起 TIA。

【病理】

主要病理改变为缺血而非梗死，部分神经元功能停止数分钟后又恢复正常功能。在脑皮质由于侧支循环丰富而缺血范围小，因而可不发生神经元的缺血死亡。在栓子通过和血流重建后即完全恢复正常。但如同样栓子当进入基底节的动脉或基底动脉的脑干小分支，则长时间的缺血就将引起神经元缺血死亡，即形成脑梗塞灶。这是因为这些动脉属终动脉侧支循环不好。如症状持续到 24 小时以上则为脑中风而非 TIA。

临床上有时脑组织在缺血数小时后，当血液再度恢复正常时神经症状可以完全消失。如在偏头痛发作的前兆有时出现眼症状或偏瘫症状，就是前兆持续数十分钟或数小时后仍可完全恢复，通常的理解是，这种血流障碍不是完全性的，所以能完全恢复，以后的动物实验（猴子和猫，1973）证明完全性缺血时，当血流恢复后症状就迅速好转，而部分缺血时则恢复得慢，这是与正常的设想相反，解释是部分缺血时，血管内有红细胞淤积，影响血流，因而恢复的慢。

不是所有的 TIA 都是血流障碍而无梗塞，小陷窝性软化灶，可有一过性机能缺失，以后无残留症状。陷窝性软化灶可以是脑栓塞，也可以是小出血。通常认为发作时间持续较短时多是血流障碍，而持续较长时间的则多为脑梗塞。

【临床表现】

本病的特征是突然出现神经机能缺失症状，持续数分钟或数小时，最长在 24 小时内症状又完全消失。我国清代的王清任就曾提出在中风半身不遂之前可有多种前驱症状，由于正常人的脑血管有不少变异，又由于病变血管位置不同，因而可有多种临床表现，但临床上常将这些症状分为颈内动脉系统和椎基动脉两类。

（一）颈内动脉系统的短暂缺血症状

由于本病多由微栓子栓塞引起，因而在进入颈内动脉后多数栓子进入大脑中动脉，其次是进入眼动脉和大脑前动脉，症状中多以上肢瘫为主，少数则以下肢瘫为主。单肢或偏身感觉异常或感觉减退。各种失语症有运动性或感觉性等。反复出现的单眼视力障碍或有对侧的轻偏瘫，这种视力障碍多为每次 2~3 分钟，少有超过 5 分钟等。或为发作性精神错乱和发作性同侧偏盲。有时突然出现的神经缺失症状可同时伴有一侧额颞的头痛头晕。

（二）椎基动脉系统症状

最常见的是在头位变动时出现眩晕发作常伴有恶心呕吐，一般不伴有明显耳鸣；若有脑干及小脑供血障碍时可出现复视、眼球震颤、交叉性感觉障碍或发作性口周感觉异常或发作性交叉性瘫或发作性四肢无力跌倒，不伴意识障碍及眩晕发作，或有构音障碍及吞咽障碍以及发作性站立不稳或有小脑性共济失调症状而无眩晕。在大脑后动脉缺血时皮质性盲和同侧性偏盲，有时可为上下分的同侧性偏盲。

在椎基动脉的短暂缺血发作中有两种特殊发作类型，一为跌倒发作，一为短暂全脑性遗忘发作。前者为在突然转头时突然双下肢无力或四肢无力而倒地，无意识丧失，倒地后多可即行站起，但有时下肢无力可持续数分钟。发病的机理可能是椎动脉受压，引起脑干下行性网状结构的短暂缺血使四肢的肌张力的显著减低。短暂性全脑遗忘症为患者突然出现短暂记忆障碍，对时间和空间的定向力显著障碍，对新发生的事物不能记忆，但谈话、书写及计算能力均正常，持续 1～24 小时后又突然消失不残留症状。这被认为是大脑后动脉的颞支及或椎基动脉缺血，累及边缘系统即两侧海马和乳突体，后者与近记忆及即时记忆有关。

椎基动脉缺血时有时可出现呃逆发作，常见的是在小脑后下动脉缺血时可有持久难以控制的呃逆发作。文献中曾报告一频繁呃逆发作者，经诊查发作为异常扭曲扩张的动脉压迫了延髓的腹外侧部，经手术在动脉与延髓之间加一海绵垫隔开后，呃逆停止发作，后又复发呃逆，经诊查为海绵垫脱位，再次手术固定海绵垫后，呃逆未再发作。现知呃逆中枢位于延髓腹外侧部。临床上有些顽固呃逆发作可能是椎基动脉供血不足引起的呃逆中枢缺血所致。

【辅助检查】

1. 头部 CT：行头部 CT 检查的主要目的是明确颅内可能引起 TIA 样表现的其他结构性病变的性质，如肿瘤、慢性硬膜下血肿、巨动脉瘤、血管畸形、脑内小的出血灶等。

2. 头部 MRI 及新的磁共振技术头部 MRI 在发现脑内缺血性病变的灵敏性方面比头部 CT 明显高，特别是在发现脑干缺血性病变时更佳

3. 头部 SPECT 及 PET 检查：SPECT 是用影像重建的基本原理，利用放射性示踪剂的生物过程，放射性示踪剂注入血液循环后，按脑血流和脑代谢情况进行分布，并以 CT 技术进行断层显影和重建，而达到了解脑血流和脑代谢之目的。SPECT 在 TIA 中发现脑血流量减低区的时相上较头部 CT 及 MRI 发现得早。PET 是利用 CT 技术和弥散性放射性核素测定局部脑血流量和局部脑代谢率的方法。PET 是当前研究脑功能、缺血性脑血管病的病理生理和治疗中脑血流和脑代谢监视的最有效的工具。

4. 脑血管的影像学检查包括有创伤的脑血管造影及无创伤性的脑血管造影。（1）动脉血管造影为脑血管造影技术中的金标准。目前常用的技术为经股动脉穿刺血管造影。TIA 患者的脑血管造影，主要表现为较大的动脉血管壁（颈内动脉及颅内大动脉）及管腔内有动脉粥样硬化性损害，如溃疡性斑块、管腔狭窄、完全性闭塞。动脉造影的阳性率为 40% ~ 87%，以颈动脉颅外段及椎动脉为主。

（2）无创伤性的脑血管检查包括核磁共振血管造影（MRA）、螺旋 CT、数字减影脑血管造影（DSA）。上述检查方法与动脉血管造影相比，显然无论从灵敏度还是特异度来说均较后者差。但其非创伤性、可重复性和简单易行的优势也是很明显的，而且当与多普勒技术联合运用时，则可大大提高脑血管检查的可靠性。

5. 非侵入性脑血管检查包括经颅多普勒超声（TCD）检查及颈动脉双功能多普勒超声检查，经食管多普勒超声检查。

6. 实验室检查包括血液学方面的检查、血生化方面的检查及特殊检查（如免疫学的检查）。

7. 其他检查如颈椎片可以发现颈椎对椎动脉的影响。

【诊断】

临床上遇到有短暂神经功能缺失的病人首先是要与其他类似疾病加以

区别。

（一）与小的脑梗死和小的脑出血区别

凡是症状体征持续在 24 小时以上，如有的人虽然感觉运动症状完全消失，但检查时留有反射异常如反射亢进或出现病理反射等时都不属于 TIA。

（二）与瞬间性神经机能缺失区别

这里所指瞬间神经功能缺失是指一种持续 1～2 秒或数秒的头晕眼花、视力模糊及意识思维的突然停顿等，这些症状老年人常见，被认为是老化的征象。青年人有神经衰弱时有时也可出现。我们认为这不难与 TIA 区别，因为 TIA 持续时间一般数分钟以上而后者为时甚短，最长不过数秒；其次 TIA 发作常有颈内动脉系或椎基动脉等缺血症状。最后瞬间性神经功能缺失多在脑力或体力劳动中特别在紧张激动时易出现，而 TIA 则在多种情况下均可出现。此外在高血压和动脉硬化的基础上可同时出现 TIA 及瞬间神经功能缺失，这可都是脑中风的前驱症状。

（三）TIA 与多种晕厥发作的区别

晕厥发作常见且易与 TIA 相混，血管迷走性晕厥、直立性低血压伴晕厥、进餐后晕厥发作与排尿性晕厥这些都是由于短暂的血压降低脑供血不足引起，而 TIA 则多是微栓子栓塞引起不一定要出现低血压。此外晕厥发作常有肤色苍白、发凉及出冷汗等症状。

（四）与颈动脉窦过敏反应区别

颈动脉窦过敏反应多因衣领紧和转头时引起晕厥发作，椎基动脉供血不足时有时也是头位变动引起发病，但两者症状不同，后者多为以眩晕为主的症状而前者则以短暂意识障碍为主。通过颈动脉窦压迫试验可以确诊。

（五）与偏头痛和血管性头痛区别

大的动脉尤其基底动脉发生 TIA 时可有头痛伴头晕和其他神经功能缺失症状。典型偏头痛是易与 TIA 区别，但如偏头痛发作伴有视力障碍或一侧轻偏瘫时，或既往无发作性血管性头痛，而到老年时又突然出现，此时应注意检查有无其他神经缺失症状，应考虑作颅脑的进一步检查。

（六）与局限性癫痫发作的区别

局限性癫痫发作有感觉性发作和运动性发作，只要注意发作中有从肢体的一部迅速扩及整个肢体时，或每次发作均为固定肢体的抽搐，或脑电图有癫痫样发作波则多为癫痫，最后经抗癫痫药治疗有效。

（七）椎基动脉 T1A 的眩晕要与美尼尔氏综合征和内听动脉痉挛区别

美尼尔氏综合征多有反复发作性眩晕伴有持续性耳鸣和进行性耳聋易与椎基动脉眩晕区别，关于内听动脉痉挛时除眩晕外伴耳鸣及暴发性耳聋而椎基动脉 TIA 通常无听力障碍。

（八）心脏病如冠状动脉硬化性心脏病

多种心律失常，心肌梗死伴血压过低及心力衰竭等都可诱发 TIA。值得注意的是阵性心动过缓和早期阵性出现的心脏传速阻滞常诱发脑缺血发作症状如短暂意识丧失和跌倒，有时有肢体的感觉异常，无力或抽动，但只要注意发作时的心率，血压和及时查心电图则容易诊断。

（九）与高血压脑病的区别

在于后者的发作时血压多很高，同时眼睑可有血管痉挛、出血及水肿，在高血压未予控制时脑和眼底的症状是不会好转或消失，通常及时用降压药使血压下降后高血压脑病的症状也就消失。

在初步确定 TIA 后下一步就要查明病因：

1. 检查血压要注意是高血压还是低血压，有无直立性低血压，后者常见于药物性及糖尿病时。通常要注意查双上肢血压，卧位及站位血压。

2。查血液看有无严重贫血、红细胞增多。血小板增多以及血液的是否处于高粘高凝状态。

3. 检查心脏及心电图，注意在 TIA 发作以前和发作之中有无心悸及心律异常。已知发作性心律失常及心动过速而出现 TIA 发作并不少见。凡是先有心悸气短随后出现短时意识丧失或精神异常，而检查又有心律异常、传导阻滞或心肌缺血等，经治疗心脏情况好转后意识障碍及精神症状或甚多一过性神经功能缺失症状也都消失，多考虑为心源性 TIA 或称心脑综合征。

4. 应用心脏 B 超检查心瓣膜及心壁有无附壁血栓，如有时应及早防治以防栓子脱落。

5. 应注意检查颈动脉有无粥样硬化引起的狭窄或闭塞，颈动脉压迫试验是一种简单安全有效的检测法，结合颈动脉的触诊和听诊和颈动脉的 B 超检查可以确诊，当一侧颈动脉严重狭窄或闭塞时可行动脉内膜切除或血管内介入疗法。

6. 对转颈引起头晕者应查颈椎，以排除因颈椎增生压迫椎动脉在转头时引起椎基动脉供血不足，因椎动脉在发病中变异较多应进一步做磁共振和颈部血管造影以确诊。

本病有些病人发作时间短而未经检查，发作后一切症状消失，病因有时也难以查清，因而诊断有时困难。

【治疗】

（一）病因治疗

一旦确诊为 TIA，应当积极寻找病因和诱因，处理脑卒中的各种危险因素，如控制高血压、糖尿病、心脏病、高脂血症和高黏滞度血症等，停止吸烟、减少乙醇摄入等。稳定情绪，改善睡眠，防止过劳等对减少 TIA 的发作也很重要。

高血压患者理想的控制水平为 18.6/12.0 kPa（140/90 mmHg）以下，患糖尿病者为 17.3/11.3 kPa（130/85 mmHg）以下。长期严重的高血压患者，血压控制水平可酌情适当提高。

糖尿病患者理想的空腹血糖水平宜在 7.2 mmol/L 以下，餐后 2h 宜在 8.3mmol/L 以下。饮食控制加口服降糖药物或胰岛素的应用，是控制血糖水平的主要方法。

高脂血症患者首先应控制脂肪和胆固醇的摄入，增加体力活动，维持合适的体重。如果血脂水平仍较高，特别是低密度脂蛋白（LDL）— C > 3.4 mmol/L，宜给予降脂药物，治疗的目标值为 < 2.6mmol/L。

体力活动很有必要，每周至少 3 ~ 4 次，每次 30 ~ 60min。

（二）血小板集聚抑制剂

1. 阿司匹林每次 300mg，每日 1 次，口服。

2. 双嘧达莫每次 50 mg，每日 3 次，口服。

3. 已酮可可碱每次 0.1～0.2g，每日 3 次，口服。

4. 噻氯匹啶每次 250 mg，每日 1 次。

（三）抗凝疗法

不推荐为常规治疗方法，可采用口服抗凝疗法，双香豆素乙酯 0.1～0.2g，每日 2～3 次。连续用药 1 年停药，用药期间凝血酶原时间维持在正常的 2～3 倍，凝血酶原活动度在 30%～40%。如有出血征象及时停药，或口服维生素 K、维生素 C、钙剂等。高血压、溃疡病、肝肾疾患、血液病等患者禁用。也可采用小剂量肝素疗法，肝素 12500U 加入 50g/L（5%）的葡萄糖 1000ml，每分钟 10～20 滴，每日 1 次，5～7d 为 l 疗程。

（四）扩血管药物

1. 罂粟碱 30～60mg，每日 3 次，口服。皮下肌肉注射相同剂量，每日 3 次。或 30～60 mg，加入 50 g/L（5%）的葡萄糖液 500ml，每日 1 次，静脉滴注。

2. 烟酸 0.1 g，每日 3 次口服，或 0.1 g 加入 50g/L（5%）的葡萄糖液 500ml，每日 1 次，静脉滴注。

3. 倍他司丁 10 mg 口服，每日 3 次，或每日 2 次肌肉注射。亦可 20 mg 加入 50 g/L（5%）的葡萄糖 500 ml，每日 1 次，静脉滴注，对椎－基动脉系统缺血效果较好。

4. 40g/L（4%）的碳酸氢钠 200～300ml，每日 1 次，静脉滴注。

5. 山莨菪碱（654－2） 10～20 mg，每日 3 次，口服，或每日 2 次肌肉注射。亦可 20 mg 加入 50 g/L（5%）的葡萄糖液 500 ml 内静脉滴注。

6. 10g/L（1%）的普鲁卡因 70～80ml 加入 50g/L（5%）的葡萄糖液中静脉滴注，每日 1 次。用药前做过敏试验。

以上各药 7～10 d 为 l 疗程。

（五）改善脑循环，增加脑血流量

1. 低分子右旋糖酐　500ml，每日 1 次，静脉滴注，14d 为 1 疗程。

2. 曲克芦丁（维脑路通）　0.2～0.4g，每日 3 次，口服。0.2g 肌肉注射，每日 2 次。0.4g 加入 50g/L（5%）的葡萄糖液 500ml 内静脉滴注，每日 1 次，20d 为 1 疗程。

（六）外科治疗

1. 颅外颈动脉疾病狭窄　70%～99%者，宜行颈动脉内膜切除术，狭窄 50%～69%者宜依据患者的临床情况和手术的安全性作选择，狭窄＜50%者，宜首选抗血小板聚集药治疗。颈动脉分叉部的狭窄不推荐常规血管内治疗。对经药物治疗无效的前循环缺血患者可考虑旁路外科治疗。

2. 椎－基底动脉缺血的治疗　对有明显的椎－基底动脉狭窄，虽经药物治疗仍有持续发作者，可行外科或血管内治疗。

第二节脑血栓形成

【概述】

脑血栓形成是指颅内脑动脉壁发生病理改变，从而使管壁增厚，使管腔狭窄或闭塞，导致供血脑区因缺血而发生梗塞坏死。本症在医院神经内科 20 年的住院病人中占 46.5%，是脑血管病中最常见的一种，此外本症与年龄老化有关，据文献报道 50 岁以内的发病率不足 1%，65 岁才为 1%，80 岁者约为 3%。

【病因】

主要病因有：①脑动脉粥样硬化，是脑血栓形成的主要病因，高血压、高血脂及糖尿病等是动脉粥样硬化发生发展的重要病因。②脑动脉炎包括钩端螺旋体病引起的颅内动脉炎（儿童少年多见），胶原疾病引起的脑动脉炎以及其他较少见的梅毒性脑动脉炎、结节性动脉周围炎、血栓闭塞性脉管炎和巨细胞性动脉炎等。③颈部动脉的外伤、先天性动脉畸形如扭结或呈环套状，在颈部炎症、乳突炎、中耳炎等可扩散而引起颈动脉的炎症和闭塞。④血液高黏和高凝状态如红细胞增多症、血小板增多症（血小板超过 50 万时）。⑤研究发现人的两侧椎动脉在发育过程中约 1/3 是两侧不对称，一侧椎动脉显著变细甚或完全闭塞。在此情况下当正常供血椎动脉由于头颈转动而使该椎动脉血流显著减少时就会引起椎基动脉的供血不足，这也是为何椎基动脉供血不足发病频率高的原理之一。

【病理及发病机理】

脑血栓形成是在脑血管已发生动脉粥样硬化或炎性改变后由血小板黏附聚集于病变处，而后血小板破坏释放出花生四烯酸、5 – 羟色胺及 ADP 等物质，后者进一步引起更多的血小板聚集，同时有红细胞及纤维素的黏附，这样就使附壁血栓逐渐扩大，使动脉管腔逐渐变小。实验证明当动脉管腔狭窄度达 90% 及以上时，则动脉的供血脑区就会出现严重缺血或脑梗塞，通常由于附壁血栓的逐渐增大最终将使管腔完全闭塞。

血管闭塞后脑组织的变化依该脑区的侧枝循环来定。当完全缺血时，在闭塞后的头 3 ~ 6 小时内，缺血脑区肉眼看不出明显异常，脑 CT 检查也不能发现异常。据近期我国专家报告，应用改进的脑 CT 检查法可在脑血管闭塞 3 小时内发现缺血脑区已有明显脑肿胀和轻度脑水肿。实验及临床证明此时如应用溶栓治疗或用介入疗法使闭塞动脉再通，则 3 ~ 6 小时的脑缺血在血液重灌后可完全恢复正常。通常在起病 6 小时后严重缺血脑区镜检可看出神经细胞及髓鞘轴突的改变，在 48 ~ 72 小时神经元坏死脑组织肿胀，这又称为白色软化灶，当病区较大时随后会出现液化和囊肿形成。当缺血脑区侧支循环出现同时有红血球渗出血管外，这时就形成出血性梗塞灶即红色软化灶。

近些年来研究证实缺血脑区的缺血程度并非均匀一致，通常有一严重缺血导致神经元迅速死亡的核心，在核心的外围有一轻度到中度缺血脑区，此区的脑血流量通常维持在阈限血流量以上，因而缺血神经元可以不死亡，但神经元功能丧失而处于抑制状态，现今将此区称为半影区（或半暗区）。正是基于此种半影区的理论，使现今的脑梗塞的治疗有了很大的发展与提高。

并非所有脑动脉都易发生血栓形成，病理检查指明大脑皮质的小动脉很少发生血栓形成，原因是这里的侧支循环丰富，同时这里的动脉接近终动脉，血压较颅底大动脉明显减低。在高血压时由于动力学作用常使由大脑中动脉起始段所分叉出来的到基底节去的穿通动脉内膜受损伤并在此基础上发生发展动脉粥样硬化，因此这些穿通动脉也易发生血栓形成闭塞。此外在高血压、高血脂、糖尿病及血液的高凝和高粘状态等综合基础上使脑动脉硬化和血栓形成的受侵动脉各不相同，因此有些人的颅底大动脉如大脑中动脉，大脑前动脉及椎基动脉粥样硬化严重易发生血栓形成，而另一些人则以深部穿通动脉易发生重症粥样硬化和血栓形成。有时颅内动脉未见闭塞而是颅外的颈内动脉及椎动脉的严重狭窄或闭塞。

从病变的发展过程看，有完成型和进展型两类，临床上脑血栓形成起始后多有一进展过程，有人经 1～2 小时的进展后症状即停止进展另有人经 6 小时或以上，还有少数人要经数天的进展后症状才停止进展。关于两型的分界线，有人认为以 2 小时为准，另有人认为以 6 小时为准，现今多认为 6 小时内症状发展到最大限度为完成型是较为适宜的。

完成型脑血栓形成不少是在毫无症状的情况突然起病，而且一起病就是半身瘫木。对此有时用高血压血管舒缩障碍随后又发生血栓形成来解释，现今经血管造影发现，这种完成型的脑梗塞多由于颈总动脉、颈内动脉或大脑中动脉等大血管的闭塞所致，例如有人报告 153 例颈动脉闭塞，其中 80 例为突然起病的完成型。将这种大血管闭塞引起的脑梗塞区别为进展型还是完成型有一定临床意义。通常对进展型多主张积极进行溶栓治疗或介入治疗，而对完成型现今除多行溶栓治疗外较少旋行介入治疗，因后者的神经功能缺失已达最大程度，术后的恢复不如前者好。

有时临床诊查为脑血栓形成的病人，手术或病理检查找不到血栓而只在梗塞区的供血动脉发现有中到重度的粥样硬化。病理的检查发现颅底动脉中以椎动脉的末段及基底动脉粥硬斑块最为严重，其次是大脑后动脉、大脑中动脉及后交通动脉。大脑前动脉起始的 4～5 cm 通常不发生粥样硬化，原因未明。颅外动脉中以颈动脉窦的粥硬斑块最多见，其次是颈内动脉和椎动脉起始部，文献报道在脑梗塞中同时有脑动脉和颈部动脉的粥样硬化者占 57%。有时是由于栓子栓塞而后在栓塞处发生血栓并逆行性地向动脉的近端扩展，致使脑梗塞范围越来越大。

脑梗塞起病后脑组织要发生肿胀及水肿，当大脑中动脉或大脑前动脉的主干段闭塞时，由于大范围的脑组织的水肿肿胀常引起明显颅压增高。一侧半球的血栓形成常使病变侧肿胀的大脑将大脑和中线结构压向对侧，病侧的颞叶疝入小脑幕而产生钩回疝，严重时可因脑干受压产生继发性出血死亡。另外发生颞叶疝后又由于脑脊液的回流受阻，就使颅后窝压力显著升高，有时可将疝入的颞叶钩回回到小脑幕上，这样在颞叶疝时将大脑后动脉压迫致使枕叶缺血，当颞叶钩回上升回到小脑幕上又使枕叶血流重灌，因而可导致枕叶的出血性脑梗塞。

当大的脑动脉闭塞时，与之有关的颅内颅外动脉会发生代偿性扩张从而引起头痛，在颈动脉系统时头痛位于颞区或眼眶，在椎基动脉系统则位于枕部，临床观察后者较前者常见。

此外血栓形成后又可在数天之内受纤维蛋白溶酶的作用而自行溶解，在缺血脑区血流重灌后，部分半影区由于血流在阈限血流以上而可能恢复其功能，但也可能由于发生出血性脑梗塞而使症状有所加重。

【临床表现】

（一）一般特点

1. 60 岁以上老年人多见，有脑动脉粥样硬化史或有短暂脑缺血发作史，多伴有高血压、冠心病或糖尿病。

2. 大多在安静状态下较急起病，在 1～3 d 内病情达到高峰。

3. 患者意识多清楚，生命体征一般无明显变化。多无头痛、呕吐、二便失禁。

4. 眼底有动脉硬化改变，无脑膜刺激征。

（二）脑局灶性损害症状和体征

1. 颈内动脉系统闭塞有明确的偏瘫、失语者。

1）颈内动脉闭塞：颈内动脉本身闭塞多分为三型：

（1）急性卒中型：约占 30%。突然偏瘫、昏迷、失语。

（2）反复发作型：约占 45%。反复发作，最后呈完全性卒中。

（3）慢性进行型：约占 25%。产生痴呆及高颅压征象。

根据以下几点可定位于颈内动脉闭塞：

（1）偏瘫对侧颈内动脉搏动减弱或消失。

（2）偏瘫对侧颈部或眼眶部可闻及血管杂音。

（3）偏瘫对侧眼失明或一过性黑蒙。

（4）偏瘫对侧眼 Hortier 征。

（5）偏瘫对侧脑电图慢波、α 波减少。

（6）压迫偏瘫对侧颈内动脉易致晕厥。

（7）偏瘫对侧视网膜动脉压下降，颞浅动脉额支扩张及搏动增强。

（8）偏瘫对侧眼眶上部皮温降低，或静脉注射 100g/L（10%）的葡萄糖酸钙 10 ml，偏瘫对侧头部无温热感。

（9）颈内动脉造影证实。

2）大脑中动脉闭塞：大脑中动脉是颈内动脉的直接延续，因此发病率较高。

（1）主干闭塞：起病较急、病变较重，可有意识障碍。三偏征、偏瘫较重。两眼凝视病灶侧，主侧半球病变可有完全性失语和失用症。

（2）中央支（深支）闭塞：偏瘫上下肢均等，感觉障碍轻微，主侧半球病变可有失语症。

（3）皮质支闭塞：偏瘫肢体程度不等，头面部、上肢重于下肢，伴有感觉障碍。主侧半球可表现运动性失语。亦可有体像障碍、地理障碍、失用症等。

3）大脑前动脉闭塞：偏瘫的下肢重于上肢；患者出现精神症状，如迟钝、淡漠或欣快、夸大、精神错乱等；表现强握反射和摸索动作及二便障碍。

2. 椎－基底动脉系统闭塞

1）大脑后动脉闭塞

（1）皮质支闭塞：出现对侧同向性偏盲伴有黄斑回避现象，可有记忆障碍、命名性失语、视觉否认、皮质失明。主侧半球病变有失读，非主侧半球病变可有体像障碍。

（2）中央支（深支）闭塞：出现对侧偏身感觉障碍、感觉异常、感觉过度、丘脑性疼痛及锥体外系症状（舞蹈、手足徐动、震颤）。上述又称丘脑综合征。

2）椎基底动脉缺血或闭塞

（1）眩晕：最常见，可合并恶心、呕吐。

（2）眼球震颤。

（3）耳鸣或突发神经性耳聋。

（4）颅神经麻痹：以Ⅸ、Ⅹ损害致吞咽障碍、构音障碍多见。

（5）交叉性运动障碍或感觉障碍。

（6）双眼凝视偏瘫侧。

（7）感觉性或运动性共济失调。

（8）猝倒发作，或无动性缄默症，或闭锁综合征。

（9）基底动脉主干闭塞引起四肢瘫、延髓麻痹、昏迷，常迅速死亡。

3）小脑后下动脉闭塞：此是椎—基底动脉的重要分支，闭塞后产生特殊症状，称 Wallenberg 综合征。

（1）病变侧小脑性共济失调。

（2）眩晕、眼球震颤、恶心、呕吐。

（3）病变侧软腭、声带麻痹、吞咽困难、构音障碍。

（4）病变侧眼 Homer 征。

（5）交叉性感觉障碍：病侧面部和对侧偏身感觉障碍。

（三）临床类型

1. 按发病形式和病理特点分型

1）急性型：起病在 6h 内病情即达到高峰。病情一般较重，可有昏迷，又称完全性卒中。

2）亚急性型：病情在起病 6h 至数日内达到高峰，一般在 3 d 之内，不超过 2 周，又称进展性卒中。

3）慢性进展型：此型在起病 2 周后症状仍逐渐进展。需同颅内肿瘤及硬膜下血肿鉴别。

4）可逆性神经功能缺损（RIND）：神经症状一般在 24～72 h 才开始恢复，病程在 3 周以内，不遗有神经功能缺损。

2. 按梗死范围和血管闭塞部位分型

1）大面积梗死型：多由较大动脉闭塞引起广泛性梗死，常有明显脑水肿、颅内压增高，也可发生出血性梗死。病情较重，需同脑出血鉴别。

2）脑隙梗死型：多系深穿支动脉闭塞所致小灶性梗死，症状较轻，预后较好。

3）分水岭梗死型：多由大脑前、中、后动脉皮质支远端闭塞所致，在联合区处发生缺血性坏死。梗死范围介于前两型之间。

三、辅助检查

（一）CT 和 MRI　CT 扫描在 24～48 h 以后可见低密度梗死区。MRI 扫描在发病短时间内出现 T_1 和 T_2 长信号。信号强度变化可区分梗死和水肿。

（二）脑血管造影　脑血管造影（包括 DSA）可显示血栓形成部位、程度和侧支循环情况。

（三）头部 X 线平片　有时可发现颈内动脉钙化影。

（四）超声波检查　多普勒超声能显示血管闭塞情况和血流方向变化。A 型超声在大块梗死 2～3 d 后见有中线移位变化。

（五）脑脊液检查　多数正常。大面积梗死者压力增高，并发生出血性梗死，发病 24 h 后可见有红细胞。

（六）血液流变学检查　可发现全血黏度增高及血小板聚集性增加。

（七）单光子发射体层显影（SPECT）和正电子发射计算机体层扫描（PET）SPECT 可显示局部脑血流量（γCBF）减少区，其变化早于 CT。γCBF 数值降低程度有助于判断颈后。PET、在出现脑结构性损害之前可显示病理性异常，有助于及早防治；在血管闭塞后梗死区血流量减少，氧解离分数和氧代谢率降低，周围区出现过度灌流现象。

【诊断】

1. 中老年人，多在安静状态下发病。

2. 明确的动脉粥样硬化症、糖尿病、高脂血症以及短暂性脑缺血发作等病史。

3. 病后意识多清楚，较少有头痛及呕吐。

4. 明显的可用某一血管综合征解释的局限性神经体征，且持续 24h 以上，眼底及颅外颈动脉硬化明显。

5. CT 或 MRI 检查可明确诊断。

6. 鉴别诊断的重点应排除蛛网膜下腔出血、脑出血、脑肿瘤、颅内感染等疾病。

【治疗】

（一）急性期治疗

1. 治疗原则

1）早期治疗，早期预防：急性脑梗死患者发病后的治疗应尽早开始，最好在 6 h 内进行，发病 6h 后的患者也应积极治疗。一旦脑卒中的危险因素确定应尽早开始预防性治疗。

2）联合治疗：采用多种有效的治疗方法阻断脑梗死后的病理生理过程，治疗方法的选择应依据循证医学的结论。

3）个体化治疗：依据每个患者的实际情况，选择具体的治疗。

4）康复：应遵循早期、系统化、个体化、家庭化或社区化原则，制订康复计划和选择康复措施。

2. 一般治疗

1）卧床休息，加强皮肤、口腔、呼吸道及尿道护理，防治各种并发症。起病 48 h 后不能进食者应鼻饲。

2）呼吸功能维持及呼吸并发症的预防

（1）$PaCO_2$ 3.3~4.7 kPa（25~35 mmHg），SaO_2 >90%。

（2）呼吸道感染的防治。

（3）肺栓塞的防治。

（4）深静脉血栓的预防：低剂量肝素每日 5000~10000U，皮下注射。低分子量肝素（速避凝）4000U，每日 1~2 次，皮下注射。

（5）必要时氧气吸入与气管切开，给予人工辅助呼吸。

3）心血管问题的处理

（1）心律失常（心房纤颤、致死性心律失常）的防治，必要时应行心电监护，给予钙拮抗剂或（和）β 受体阻滞剂治疗。

（2）心房高压的防治：心房高压可原发于高血压或继发于脑卒中，影响心脏功能者，应给予合适的处理。

（3）血压的控制：应依据病前是否存在高血压、病后血压升高的水平和 γCBF 测定结果确定血压控制水平，如果血压高于 26.7/16.0 kPa（200/120 mmHg），宜给予降血压药物治疗，宜选用肾上腺素 α、β 受体阻滞剂，如拉贝洛尔、乌拉地尔；血管紧张素转换酶抑制剂，如卡托普利；突触前肾上腺素 α_2 受体激动剂，如可乐定，亦可酌情选用利舍平（利血平）、硝普钠和硫酸镁等。

4）颅内高压与脑水肿的处理：有临床脑水肿和颅内高压征象者应给予下列处理：

（1）保持头高脚低位 20°~30°。

（2）甘露醇：首剂 30min 内 50g，以后每次 25~50g，每 6~8h1 次，静脉滴注。亦可与 100g/L（10%）的白蛋白或（和）利尿剂使用，监测血浆渗透压和颅内压变化是必要的。

5）调整血糖水平：过高和过低血糖水平均会加重脑损害，故血糖水平宜控制在 6～9 mmol/L 水平。

6）水电解质平衡的处理：每日宜给予半糖盐水［含 4.5 g/L（0.45%）的氯化钠和 50g/L（5%）的葡萄糖］1 500～2000ml，有发热、腹泻、呕吐或消化道出血者，应适当增加补液量。有抗利尿激素分泌异常综合征者，应补充钠盐，适当限水，必要时应给予氟氢可的松或呋喃丙氨酸。

7）其他处理：包括预防和处理褥疮、肺部感染和尿路感染等，如果有抑郁和焦虑症状或睡眠障碍者也应给予相应的药物治疗，以免影响疾病的预后。

3. 特殊治疗

1）溶栓治疗：目的在于溶解血栓栓塞病变，迅速恢复血流，建立病灶区的再循环。可供选择的药物有尿激酶（UK）、组织型纤维蛋白溶酶原激活剂（t-PA）或重组织型纤维蛋白溶酶原激活剂（rt-PA）。治疗窗前者为 6h，后者为 3h。溶栓治疗尚在临床试验之中，除 rt-PA 外，确切疗效有待进一步评价，不推荐临床常规应用。

2）抗栓治疗

（1）抗凝治疗：目的在于防止血栓的扩延和新的血栓形成。可供选择的药物有肝素、低分子肝素和藻酸双酯钠。有心律失常和心室运动障碍的脑梗死患者、进展性脑卒中和有颈动脉狭窄或闭塞的患者可选用，确切疗效有待进一步证实，目前仍不推荐常规临床应用。

（2）抗血小板聚集治疗：阿司匹林每日 150～300mg 治疗急性脑梗死有肯定疗效，推荐使用。

3）降纤治疗：通过降解血浆中的纤维蛋白原，增强纤溶系统活性，抑制血栓形成，达到溶解血栓的作用。可供选择的药物有降纤酶、巴曲酶、安克洛酶等。确切疗效尚在临床评价之中。

4）清除自由基

（1）维生素 E50～100mg，每日 3 次，口服。维生素 E 烟酸脂胶囊比单方维生素 E 更好。

（2）200g/L（20%）的甘露醇 250ml 静脉滴注，每日 1～2 次。

（3）倍他米松 0.5mg，每日 2 次，口服。

（4）辅酶 Q_{10}10mg，每日 3 次，口服。

（5）其他有肾上腺糖皮质激素、维生素 C、别嘌醇等。

5）改善微循环，增加脑血流量

（1）低分子右旋糖酐 500ml，每日 1 次，静脉滴注，14d 为 1 疗程。

（2）曲克芦丁 0.2～0.4g，每日 3 次，口服；或 0.2 g 肌肉注射，每日 2 次；或 0.4g. 加入 50g/L（5%）的葡萄糖 500ml 内静脉滴注，每日 1 次，20d 为 1 疗程。

6）扩血管治疗

（1）罂粟碱 30～60 mg，每日 3 次，口服；或 30～60 mg 加入 50 g/L（5%）的葡萄糖液 50 ml，静脉滴注，每日 1 次，7～10 d 为 l 疗程。

（2）烟酸 0.1 g，每日 3 次，口服；或 0.1 g 加入 50 g/L（5%）的葡萄糖液 500ml 静脉滴注，每日 1 次，7～10d 为 1 疗程。

（3）血管舒缓素 10U，每日 3 次，口服；或 10～20U 肌肉注射，每日 1～2 次。

（4）环扁桃酯 100～200mg，每日 3 次，口服。

（5）50g/L（5%）的碳酸氢钠 200 ml 静脉滴注，每日 1 次，7～10 d 为 1 疗程。血管扩张剂适用于症状轻微、梗死灶小，或起病缓慢的病例。亦适用于起病之初 3 d 内或 3 周后即血管自动调节反应正常时。目前认为，血管扩张剂疗效不肯定，有可能产生脑内盗血现象，引起颅内压增高，扩大出血性梗死灶，降低全身血压，减少脑循环血量，多数学者反对急性期使用。

7）血液稀释疗法：适应证为急性脑梗死发病不超过 48h，完全性中风；无心衰体征，无心肌梗死及心绞痛；无严重高血压、无肾功衰竭及昏迷；未用抗凝治疗，无颅内压力增高者。

（1）高容量稀释法：通过输液使血容量增加。常用低分子右旋糖酐1000ml 和其他液体 1000ml 以普通速度静脉滴注，每日 1 次，持续 7～14d。亦可静脉切开每日放血 300ml，直到红细胞比容达 30%～36% 时结束。

（2）等容量稀释法：静脉放血量与输入量相等。静脉切开每日放血 300ml，同时输入等量的低分子右旋糖酐，直到红细胞比容达 30%～36% 时疗程结束。

（3）低容量稀释法：放血量大于输液量多适用于高血压、心衰和肺水肿病例。静脉切开每日放血 300～500ml，同时输入低分子右旋糖酐量少于放血量。亦可用白蛋白、血浆、100g/L（10%）的羟乙基淀粉替代低分子右旋糖酐，直到红细胞比容达 30%～32% 时为止。

8）脑细胞恢复剂

（1）三磷酸腺苷（ATP）40mg 肌肉注射，每日 1 次；或静脉滴注。

（2）辅酶 A100U 肌肉注射，每日 1 次；或静脉滴注。

（3）胞二磷胆碱 0.5g 肌肉注射，每日 1 次；或静脉滴注。

（4）吡拉西坦（脑复康）0.4g，每日 3 次口服。

（5）吡硫醇（脑复新）0.1g，每日 3 次口服。

（6）维生素 B 族和维生素 C。

（7）都可喜 1 片，每日 2 次，口服。

（8）脑活素 10ml 加入生理盐水 500ml 静点，每日 1 次，10～15d 为 1 疗程。

（9）胎脑注射液 10ml 加入 50g/L（5%）的葡萄糖溶液或生理盐水中静脉滴注，1 月为 1 疗程。

9）钙拮抗剂

（1）尼莫地平 40mg，每日 3 次，口服。

（2）硝苯地平 10mg，每日 3 次，口服。

（3）氟桂利嗪（西比灵）5mg，每日 1 次，口服。

10）康复治疗：有肯定疗效，推荐使用。

11）外科治疗：可酌情选用血栓内膜切除术、颅内外动脉吻合术或架桥术等多种方法，应依据患者情况和医院条件确定。

（二）恢复期治疗

1. 尽早给予瘫痪肢体被动运动及按摩，防止关节挛缩畸形及足下垂。

2. 理疗、功能训练可促进神经功能恢复。

3. 促进神经细胞代谢药物如都可喜、脑复康、脑活素、胞二磷胆碱和维生素类。

（三）预防性治疗脑梗死

一旦确认，应当积极寻找脑卒中的危险因素，例如高血压、心脏病、高脂血症、吸烟和糖尿病等，调整这些危险因素对预防脑梗死或短暂性脑缺血发作（TIA）是很重要的。阿司匹林每日 75～300mg，每日 1 次，晚餐后服用；或噻氯匹定 250mg，每日 2 次，口服，对预防复发有效；华法林对心房纤颤患者的中风预防有益。

第三节　脑出血

【概述】

脑出血指脑实质内出血，依据病因临床上常概括为损伤性和非损伤性两大类。非损伤性又称为原发性脑出血。系指脑内的血管病变、坏死、破裂而引起的出血，多为大块性出血，有时为渗出性出血灶融合成大片。本病为脑血管病中死亡率最高的，某院 20 年内住院脑血管病中本病占 22.1%。

【病因及发病机制】

脑出血的病因以高血压为主，因而又称为高血压脑出血，其他病因有囊样动脉瘤、动脉硬化引起的小动脉粟粒性动脉瘤，小动脉静脉畸形破裂出血，动脉炎引起的血管壁坏死出血，血管的淀粉样变性，毒素作用或维生素 B 及 C 缺乏时内皮细胞坏死形成广泛的点状出血，血液系统疾病如血友病、白血病、再生障碍性贫血、血小板减少性紫癜、红细胞增多症以及镰状细胞性贫血等；新生物如胶质母细胞瘤与黑色素瘤易引起脑出血；抗凝疗法治疗血管闭塞性疾病时易引起出血；在脱水及脓毒血症时易有脑静脉血栓形成而出血。

脑出血的发病机制可能有多种。有人推测是高血压引起脑血管痉挛，后者又引起脑的软化灶，灶内的小血管又由于缺血缺氧变性而后发生破裂出血。当血压很高例如平均动脉压在 160 mmHg 以上时，脑内小血管先是痉挛，随后失去自动调节能力、连同痉挛的远端都处于显著扩张状态，由于高血压而使血液外溢出血。现今认为多数是由于高血压引起 m 上管舒缩障碍使管壁产生缺血变性、而后在脑内形成许多粟粒性动脉瘤。至于高血压脑出血多发于基底节的原因可能有：到基底节的动脉是直接从大脑中动脉主干上分出来的，比大脑皮质同样大小的动脉要承受更大的压力，由于压力高可能动脉易出现痉挛，而豆纹动脉的终端缺乏吻合支，因而管壁易发生缺血缺氧变性，易于产生许多粟粒性动脉瘤，然后破裂出血。此外，这些动脉缺乏外层，其中层管壁也常缺陷。也有人认为由于基底节区的静脉呈育角进入大脑大静脉，因而回流不畅，产生相对淤血。

少数脑出血没有高血压，而有囊样动脉瘤、脑动脉硬化及动静脉畸形，由于动脉压的突然升高而引起血管破裂出血。其他原因则为直接侵犯血管壁使之破裂出血，或为间接的影响血管壁的代谢及结构，最后也由于突然的血压升高而破裂出血。

【病理】

动脉破裂为高血压出血，大块出血穿破其周围组织，使临近的脑组织受压缺血。若周围的毛细血管及小静脉进一步发生出血就又加重了原来的出血。脑出血的速度有快有慢，最快的出血据文献报道是每分钟 5 ml，多为囊样动脉瘤破裂所致，一般多在出血后 10 多分钟后速度即显著减慢。出血灶周围组织因受压缺血，到血循环重建后才出现水肿，因此脑出血伴发的严重脑水肿多从第 2 天起变得明显，通常一周内最重，偶尔可持续 1 个月。在病灶周围的脑组织除有水肿外常有脑梗塞。脑出血时由于局部血管痉挛及血凝块的堵塞作用可促使出血停止，病人存活时血肿被吸收可形成空腔，内含黄色液体，或为纤维组织。大的血肿常破入蛛网膜下腔或脑室。壳核出血通常破入侧脑室，丘脑出血常破入第三脑室或侧脑室。当大量出血破入脑室后在脑室内形成凝块，堵塞脑脊液循环而产生急性颅内压增高，发生脑疝死亡。最慢的出血是每分钟 0.1 ml，这种出血常呈梭形，若出血量少可完全吸收，仅留下薄的一层色素沉着。有时出血可破入脑室的额角或三角区，也可穿出侧裂进入蛛网膜下腔。大脑皮质中最多出血的部位是顶叶的白质，多为皮质下出血，在正常血压时发生的脑出血多出现于枕叶。小脑的出血占 5%～10%，常破坏齿状核或穿破小脑皮质进入蛛网膜下腔，多向第四脑室穿破。桥脑出血占 5%～10%，继发性出血较原发性的多见。通常原发性桥脑出血多为大块出血，病人短时死亡。

【临床表现】

多数脑出血都有下列表现：①年龄 50 岁以上，有高血压病史；②在情绪紧张或用力时突然发病，此时血压常很高；③有剧烈头痛，呕吐，躁动不安偶见抽搐；④不同程度的意识障碍，多数昏迷较深；⑤多有偏瘫，一开始为弛缓性偏瘫，经 2～3 周或数周以后转为痉挛性瘫痪；⑥脑脊液压力均高，多为血性。此外，依据出血部位不同而有不同的表现。

1. 基底节出血约占脑出血的 70%～80%，从临床表现可以分为包括壳核及尾状核头部出血的外侧型和包括丘脑及尾状核尾部的内侧型。

（1）外侧型最多见，其症状有：①在未出现颞叶疝以前瞳孔多相等，光反应存在，出现脑疝后病灶侧瞳孔散大，光反应消失；②常出现眼球向一侧共同斜视，有脑疝时病灶侧眼球固定、对侧单眼斜视；③眼底常有网膜前出血。该型约 30% 破入脑室。此型适合手术治疗。

（2）内侧型多为丘脑出血，症状为：①瞳孔多不等，病灶侧瞳孔小、光反应消失；②轻偏瘫；③眼球多为向下共同凝视，早期多间歇出现。约 57% 破入第三脑室，预后较外侧型差。

2. 大脑皮质下出血约占脑出血的 5%，症状为：①起病时多有局灶性头痛及头晕；②通常无意识障碍，只在严重颅内压增高时才出现；③病灶对侧有轻偏瘫、偏身感觉障碍，在优势半球时可出现多种形式的失语症；④出血多在局部形成血肿，有时不破入蛛网膜下腔，脑脊液检查无红细胞，只有压力增高。本型临床上易与脑血栓混淆，一般预后较好。

3. 桥脑出血占脑出血的 5%～10%，继发性桥脑出血较常见，症状有：①双侧瞳孔针尖样缩小；②四肢瘫痪，可出现去脑强直，有时出现交叉性瘫痪；③中枢性呼吸障碍如不规则呼吸或潮式呼吸等；④常有中枢性高热。本型在大块出血时常 1～2 天内迅速死亡，偶见少量桥脑出血表现为交叉性瘫痪，脑脊液呈血性，而恢复得较好。

4. 小脑出血约占 5%～10%，临床症状可分为三类：①突然起病，头痛、呕吐、意识丧失，随后出现呼吸障碍，多 24 小时内死亡。其中有的病人可在发病数十分钟或 1～2 小时内死亡。②起病突然，有头痛呕吐及短暂意识丧失，随后意识多有恢复，但多模糊不清，且间歇出现短暂呼吸暂停，有时可出现眼凝视及共济失调症状，如不手术治疗也多在 1～2 天内死亡。⑧逐渐起病，有头痛呕吐头晕及一侧小脑共济失调症状，此时出血局限于半球，手术效果较好。

5. 脑室出血多为脑实质出血破入脑室，偶为脑室脉络丛出血。脑室出血常在数小时内出现严重颅内压增高。症状为：①深昏迷，出现去脑强直状态；②中枢性高热；③瞳孔缩小，光反射消失。继发性脑室出血是由弛缓性瘫痪过渡到去脑强直状态，临床上不难诊断，通常在出血后数小时死亡。

【辅助检查】

1. 血常规显示白细胞增高。

2. 常有短暂的蛋白尿，糖尿及高血糖。

3. 脑脊液检查通常压力增高，多为血性；有时在起病后数小时做腰穿，脑脊液正常，但压力增高，仍应考虑为出血；24 小时以后脑脊液则转为血性，此点必须注意。有人认为脑出血颅压很高腰穿可能加重脑疝加速死亡，因而不敢做腰穿。为防止脑疝可以用脱水剂后做腰穿，而且只需放数滴即可确诊。通常脑脊液中的血在数小时以后红细胞开始溶解，离心后的脑脊液呈红色，36 小时后红色逐渐减退、黄色逐渐加深，到 72 小时达最高程度，出血后脑脊液的蛋白常增高。通常粗略估计脑脊液内每 1 万红细胞溶解后可使蛋白增高 1 mg。红细胞溶解后释放出的胆红素可在脑脊液中存在两周，因而起病后两周内查脑脊液为黄色而且胆红素含量高时有助于脑出血的诊断。

4. 脑电图　基底节出血时脑电图常为广泛慢波，同时又有意识障碍，因而不易定位。大脑皮质下出血脑电图示局灶性慢波。桥脑及小脑出血，脑电图为广泛异常无定位价值。偶尔桥脑出血、昏迷深而脑电图却出现明显的 a波，连续性的脑电图对预后的估价是有意义的。

5. 颅脑 CT 脑出血后颅脑 CT 应作为首选，脑出血后可立刻显示高密度信号，可与脑梗塞的低密度相鉴别。同时可显示血肿的邵位、大小及是否有移位，是否破入脑室。

【诊断】

1. 大多发生在 50 岁以上的高血压患者。

2. 常在情绪激动或体力活动时发病。

3. 具有典型的急性期全脑症状和局灶性神经体征，病情进展快。

4. 脑脊液压力增高，多数为血性。

5. CT 或 MRI 检查可明确诊断。

【治疗】

（一）急性期　保持安静，尽量减少搬动，最好就地治疗，避免加重出血。

1. 稳定血压　应根据病前是否有高血压、病后血压水平并结合发病年龄、颅内压监测水平及出血的病因等因素确定脑出血个体的最适血压控制水平。有高血压病者平均动脉压（MABP）宜低于 17.3kPa（130mmHg）。对颅内压监测显示有颅内压增高者，脑灌注压宜 >9.3 kPa（70 mmHg）。术后MABP 不宜 >14.7 kPa（110mHg），收缩压不宜低于 12.0kPa（90mmHg）。

根据血压升高的程度，控制过高血压，选择抗高血压药物；对收缩压 > 30.7 kPa（230 mmHg）或舒张压 > 18.7 kPa（140 mmHg）者，宜用硝普钠，对血压在 24.0 ~ 30.7/14.0 ~ 18.7 kPa（180 ~ 230/105 ~ 140 mmHg）者宜用拉贝洛尔、依那普利等。对血压 < 24/14 kPa（180/105 mmHg）者，密切观察，不宜给予抗高血压治疗。

2. 控制颅内压降低颅内压和控制脑水肿及防止脑疝形成是急性期处理的一个重要环节。快速静脉滴注 200 g/L（20%）的甘露醇 250ml，每 6 ~ 8h1 次；也可用 100g/L（10%）的甘油 500ml 静脉滴注，每日 1 ~ 2 次；或应用速尿 20 ~ 40 mg 加入 250 g/L（25%）的葡萄糖液 20 ~ 40ml 静脉注射，6 ~ 8 h 重复 1 次；亦可将地塞米松 10 mg 加入甘油或甘露醇中静脉滴注。

3. 止血剂　一般认为，止血剂对脑出血治疗无效，可酌情选用 6 - 氨基己酸、氨甲苯酸、酚磺乙胺（止血敏）、卡巴克络（安络血）、云南白药、三七粉等。

4. 支持疗法

1）维持水、电解质、酸碱、维生素、能量代谢平衡。每日输液量以 1500 ~ 2000ml 为宜，糖和盐水比例要适当，每日补钾 1 ~ 2g。若 3 ~ 5d 不能进食且无呕吐及胃出血者可鼻饲流质饮食。

2）保持呼吸、循环、肾脏功能正常，并适当给氧，定时观察尿量、血压、脉搏、呼吸、心肺情况。

5. 防治并发症及对症处理

1）消化道出血：西咪替丁静脉滴注有预防作用。止血剂、凝血酶和氢氧化铝凝胶、冰牛奶有治疗作用。宜停用激素，必要时输新鲜血。

2）中枢性高热：一般解热剂无效时可用冰袋或乙醇浴物理降温，使用吲哚美辛栓和安宫牛黄丸有一定效果。

3）中枢性肺水肿：洋地黄无效可用 α 肾上腺素阻滞剂，如妥拉苏林或酚妥拉明治疗。泡沫吸氧可减轻缺氧症状，禁忌吗啡。

4）合并感染：肺部和泌尿道易发生感染，应保持呼吸道通畅，随时清除口腔、喉部分泌物或呕吐物，定时侧卧叩背。有尿潴留和尿失禁者应留置导尿管，定时膀胱冲洗。出现感染，宜根据药敏情况确定抗生素种类。

5）预防褥疮：定时翻身，清洁和按摩皮肤，保持功能位，受压部位应用软垫，可防止褥疮发生。一旦发生褥疮宜根据程度给予相应处理。

6）头痛、躁动、呃逆、便秘应给予相应药物治疗。

6. 手术治疗　目的在于清除血肿，解除脑疝，挽救生命和争取神经功能恢复。凡一般情况好、生命指征尚稳定、心肾功能无明显障碍、年龄不过大，并符合下述一项条件者可手术治疗。

1）出血量大，有脑疝形成趋势者。出血量为脑叶 >40ml，基底节区 >30ml，小脑 >15 ml 时，目前多主张超早期手术。

2）内科治疗病情恶化，病侧瞳孔出现散大者。

3）脑脊液循环有梗阻，颅压进行性增高者。对重症脑出血在 CT 指引下局部钻孔注入尿激酶，实施碎吸术，脑室出血者可行脑室引流。

（二）恢复期　治疗目的主要是促进瘫痪肢体功能恢复。

1. 加强瘫侧肢体被动与主动运动锻炼。

2. 物理疗法。

3. 神经营养剂和脑细胞活化。

第四节　蛛网膜下腔出血

【概述】

蛛网膜下腔出血（SAH）是指各种原因引起的出血流入蛛网膜下腔。临床上分为外伤性和自发性两类。自发性蛛网膜下腔出血又分为原发性和继发性两种。由各种原因引起脑底部或脑表面的血管破裂使血流流入蛛网膜下腔者称为原发性蛛网膜下腔出血；因脑实质内出血血流穿破脑组织流入蛛网膜下腔者称为继发性蛛网膜下腔出血。约占急性脑血管病的 15% 左右。本节主要叙述原发性蛛网膜下腔出血。

【病因】

最常见的原因是先天性颅内动脉瘤，约占50%～80%；其次是动静脉畸形及高血压动脉硬化所致的梭形动脉瘤；其他原因有脑底异常血管网，血液病，动脉炎，脑膜炎，颅内肿瘤，抗凝治疗等。本病的病因与年龄有关，先天性颅内动脉瘤多见于年轻人，动静脉畸形多见于中年人，而老年人多为高血压动脉硬化所致的梭形动脉瘤。

【发病机制】

脑动脉瘤好发于动脉分叉处，80%～90%见于动脉环前部，特别是颈内动脉和后交通动脉，大脑前动脉和前交通动脉分叉处。由于动脉分叉处内弹力层和肌层先天缺少，在血流涡流的冲击下逐渐向外突出，形成动脉瘤，多呈囊状，一般直径小于1 cm，多为单发，10%～20%为多发。脑血管畸形多为动静脉畸形，血管壁发育不全，厚薄不一，常位于大脑中动脉和大脑前动脉供血的脑表面。脑底动脉粥样硬化时，因脑动脉中纤维组织代替了肌层，内弹力层变性断裂和胆固醇沉积于内膜，经过血液冲击逐渐扩张形成梭性动脉瘤，也可破裂出血。

【病理】

血液进入蛛网膜下腔后，使脑脊液红染，整个或部分脑表面呈紫红色，有时在硬膜外就可见到这种染色，在脑沟脑池内血细胞沉积，故染色更深。若出血量大，脑表面常有薄层血块掩盖，在颅底部的脑池、桥脑小脑池及小脑延髓池内，血凝块的积蓄更明显，甚至可将颅底的血管神经埋没，仔细分离血块后有时可找到破裂的动脉瘤或破损的血管。随着时间的推移，蛛网膜下腔的大量红细胞出现不同程度的溶解，释放出含铁血黄素，使邻近的脑皮质、软脑膜呈现不同程度的铁锈色，同时也可有不同程度的粘连形成。部分红细胞随着脑脊液流入蛛网膜颗粒，使其阻塞，影响脑脊液的吸收，最后产生交通性脑积水。脑实质内可见广泛的白质水肿，皮质有多发的斑块状缺血性破坏灶，遍及整个大脑皮质，以动脉瘤的血管供应区内最明显中央灰质的病变比较轻微，小脑和脑干一般不受累。显微镜下，通常 12 小时内即可见到组织的防御反应，脑膜细胞及游离单核细胞有吞噬红细胞的现象出现。在 36 小时以后开始可见组织的机化迹象。成纤维细胞部分来自软脑膜，部分来自血管的外膜，渗入血块之内，机化现象缓慢进行，最后形成一层闭塞蛛网膜下腔的瘢痕。

文献报道，先天性动脉瘤多发于颅底动脉环的血管分叉处，其分布情况如下：前交通动脉 25.2% ~ 34.6%；后交通动脉 24.6% ~ 30.6%；大脑中动脉起始处 15.3% ~ 17.4%；大脑前动脉起始处 0.8% ~ 4.9%；椎基动脉 2.3% ~ 3.9%；大脑后动脉 0.4%；多动脉瘤 8.4% ~ 16.2%。先天性动脉瘤出血常比动静脉畸形出血严重。在脑动脉瘤的破裂致死者中，60% 有脑内血肿。约半数合并脑梗塞。前交通动脉与大脑前动脉的动脉瘤破裂时更易产生血肿，因位于额叶底面或透明隔的空隙间，病灶体征不明显，只表现蛛网膜下腔出血的症状，大脑中动脉的动脉瘤破裂常在外囊形成脑内血肿，在外侧裂中有大的蛛网膜下腔血肿时也常破入外囊区。后交通动脉瘤破裂时较少破入脑内。位于颈内动脉后交通动脉分叉处的动脉瘤破裂时。在动脉供血区约 1/3 的区域有脑梗塞，其他处的动脉瘤较少发生脑梗塞。

【临床表现】

本病可发生于任何年龄，以 40 ~ 70 岁为多。发病前可完全正常，也可有头痛、头晕、视物模糊等症状。常见的诱发因素有重体力劳动，咳嗽，用力排便。饮酒，奔跑，情绪激动等，约 1/3 病人可询及诱因。

（一）症状

1. 突发剧烈头痛分布于前额、后枕或整个头部，并可延及颈肩腰及两腿，开始的局限性头痛是由于病变处血管扭转变形及破裂所致，具有定位意义。头痛发生率为 68% ~ 100%。头痛持续时间一般为 1 ~ 2 周，以后逐渐减轻或消失。头痛严重者多伴有恶心、呕吐，多为喷射性，系颅内压增高的表现，少数呕吐咖啡样液体，提示有应急性溃疡出血，预后不佳。

2. 抽搐可发生在出血时或出血后的短时间内，可为局限性或全身性抽搐。其发生率为 6%～26%，出血部位多在天幕上。

（二）体征

1. 意识及精神障碍多在发病时立即出现，少数在发病数小时发生，发生率为 33%～81%。意识障碍的程度和持续时间与出血的量及部位，脑损伤的程度有关。有些病人清醒几天后再度出现意识障碍，可能是由于再出血或继发脑血管痉挛所致。部分病人意识清醒，但较淡漠，嗜睡，畏光，语言减少，呈木呆状态。有的病人出现谵妄，虚构，幻觉，妄想，躁动等症状。一般持续几周后逐渐恢复。有的人认为精神症状多见于大脑前动脉或前交通动脉附近的动脉瘤破裂出血的病人。

2. 颈项强直及脑膜刺激征　是血液在蛛网膜下腔直接刺激脑膜和脊髓蛛网膜所致，常在发病后数小时或 1～2 日内迅速出现，少数较晚。Brudzinski 征和 Kernig 征阳性，这是蛛网膜下腔出血最常见的体征，据报道，Brudzinski 征发生率为 66%～100%。Kernig 征发生率为 35%～60%，多在发病后 3～4 周消失，60 岁以上的老年病人脑膜刺激征常不明显，意识障碍却较重，应引起注意。

3. 颅神经障碍　最常见的是动眼神经麻痹，发生率 38.6%。有时也可累及面神经，视神经，三叉神经，听神经，外展神经。病人常表现为睑下垂，眼球复视，视物模糊，耳聋耳鸣，眩晕等症状。眼底检查可见视乳头水肿，静脉充血。25%可见玻璃体及膜下出血，这是诊断蛛网膜下腔出血的有力证据。

4. 偏瘫或偏身感觉障碍偏瘫的发生率为 7%～35%。早期出现者提示出血来自外侧裂的大脑中动脉破裂且出血进入脑实质。以后出现者常为脑血管痉挛所致。双侧锥体束征发生率为 0～52%，提示出血部位靠近大脑前动脉与前交通动脉的连接处，出血扩展至双侧额叶。

5. 植物神经功能障碍　因累及丘脑下部，临床上出现心电图异常，体温升高，血压升高，应激性溃疡及呼吸功能紊乱。体温升高多见于老年病人，在 37℃～38℃，一般不超过 39℃，可在发病后立即出现，也可 2～3 日后出现，一般在 5 ~ 14 日恢复正常。出血 2 ~ 3 日的发热与出血后的吸收热有关。

蛛网膜下腔出血的临床表现差异很大，轻者症状及体征均不明显且消失快，恢复完全；重者昏迷，休克，最终脑疝死亡。根据出血病灶的位置可分为下列几型：

（1）颅底型在颈内动脉瘤、后交通动脉瘤破裂时，血肿常压迫动眼神经，表现为病灶侧瞳孔散大，光反射消失，眼球固定于外展位。如果一侧眼肌完全麻痹则多为颈内动脉海绵窦一段的动脉瘤所致，常同时有同侧眼球突出，眼底静脉怒张。前交通动脉瘤破裂出血时可出现双侧视力障碍或一侧病变出现同向偏盲。若单眼视力丧失时为病侧眼动脉起始部动脉瘤所致。

（2）半球凸面型　多不出现病灶症状，仅少数出现一侧肢体的单瘫、轻偏瘫、局限性痉挛发作、单肢或偏身感觉异常、不完全同向偏盲。

（3）颅后凹型起病时突然头痛、呕吐、眩晕、跌倒，有眼震及部分眼肌麻痹，随后多迅速出现呼吸暂停或意识障碍。

【并发症】

（一）蛛网膜下腔出血后脑血管痉挛（CVS）

蛛网膜下腔出血后脑血管痉挛（CVS）可继发脑缺血、脑梗塞，是蛛网膜下腔出血后常见且危险的并发症。其发生率为 30 % 左右。根据脑血管痉挛发生的时间分急性和迟发性两种。急性 CVS 发生在蛛网膜下腔出血后短时间内，迟发性脑血管痉挛发生在 SAH 后 4 ~ 12 日。其发病机制尚不十分清楚。可能与血液成分的机械化学刺激和精神因素有关。血液进入蛛网膜下腔是根本原因，其中红细胞对 CVS 的发生起重要作用。迟发性 CVS 可能由氧合血红蛋白引起，因氧合血红蛋白在 SAH 后第 7 天最多，1 天后几乎全部将氧合血红蛋白氧化成高铁血红蛋白，SAH 后的 CVS 多发生在出血后 4 ~ 14 天，与氧合血红蛋白在脑积液中存在的时间相吻合。目前认为，动脉持续痉挛与脑脊液中的血管活性物质明显增高有关，如儿茶酚胺，5 - HT，PG 以及类脂质和其他蛋白质代谢产物等。

急性 CVS 可在 SAH 后立即出现，多在 30 分钟内表现为短暂的意识障碍和精神功能缺损。迟发性 CVS 常发生于出血后的 4~12 天，并持续数日至数周，表现为病情稳定后又出现神经系统定位体征及意识障碍或原有的意识障碍程度加重。这些症状和体征多不稳定。持续性的 CVS 可导致脑梗塞，严重者遗留神经功能缺损，甚至昏迷死亡。脑脊液检查无再出血征象。急性 CVS 根据其典型临床表现，意识障碍，一过性神经定位体征诊断并不困难。迟发性 CVS 的诊断依据：①意识障碍呈波动性；②神经系统定位体征缓慢出现，时隐时现；③不明原因的发热；④腰穿脑脊液无再出血改变。具备前三条之一者高度怀疑，具备最后一条即可确诊。

（二）SAH 后再出血

再出血发生率为 11%~15.3%。多发生在首次出血后 4 周内，特别是 7~14 天之间。其发病基础是首次出血后 7~14 天为纤维蛋白溶酶活性最高峰，易使破裂口的血块溶解，而此时破裂处动脉壁的修复尚未完成加上外界诱因的作用易发生再出血。常见的诱因有：①剧烈头痛，焦虑不安，血压波动明显；②长期卧床，肠蠕动减慢致排便费力；③过早下床活动或体力劳动；④咳嗽，打喷嚏等；⑤亲友过多探视，使其情绪激动等。临床上表现为在 SAH 后病情比较稳定的情况下，突然出现剧烈头痛、烦躁、恶心呕吐或意识障碍加重，原有的神经体征如动眼神经麻痹加重或再出现新的体征。腰穿可见脑脊液有再出血的表现，首次出血后 4~12 小时，脑脊液中含有氧合血红蛋白而呈粉红色；出血后 1~4 天，氧合血红蛋白降解为胆红素，脑脊液呈黄色，出血 1~3 周脑积液无红细胞，呈浅黄色；出血 3 周后，脑脊液为正常无色透明液。若腰穿发现脑脊液与上述的不符合或红细胞增多均提示再出血。另外 CT 检查也可有助于再出血的诊断。

（三）急性非交通性脑积水

是指 SAH 后数小时至 7 日以内的急性或亚急性脑室扩张所致的脑积水。发病率尚未见报道。可能是由于血液聚集于基底池和/或第四脑室，使脑脊液循环受阻而导致颅内压急剧升高的结果，表现为剧烈头痛、恶心呕吐等表现。颅脑 CT 可见脑室扩大和基底池积血。急性非交通性脑积水的发生，提示预后不良。早期发现，给予及时脑室引流，有时可转危为安。

（四）正常颅压脑积水（NPH）

SAH 后并发 NPH 的发生率在 10% ~ 30% 之间。有人将其分为两个时期，急性期指发病后 2 周以内发生的脑室扩张，伴有病情的迅速恶化，通常没有 NPH 的表现；慢性期指发生在 SAH 后 4 ~ 6 周任何时期，伴有病情的逐渐恶化及 NPH 的临床表现。NPH 的基本病理改变为蛛网膜下腔特别是基底池部位的脑膜纤维化，也可伴有蛛网膜颗粒的改变。一般认为可能在脑室系统以外，即在脑基底池或大脑凸面处阻碍脑脊液正常流向上矢状窦者均可引起 NPH。动物实验证明交通性脑积水最初的表现是脑脊液分泌与吸收之间的不平衡，继而发生脑室内压力升高，其后果是脑室扩大，至 15 日以后趋于脑脊液分泌和吸收之间重建平衡，逐渐出现代偿状态，以后视代偿充分与否表现为 NPH 或高颅压性脑积水。据此推测脑室体积扩大本身就可使原来增高的脑室压力下降，直到恢复新的平衡，这样就形成了 NPH。NPH 的三主征为精神障碍，步态异常和尿失禁。此外，还可出现性格改变、癫痫、水平眼震、锥体外系症状等。脑脊液检查压力正常或稍低，细胞数、蛋白及糖含量正常。CT 显示脑室扩大，特点是侧脑室额角扩大呈圆球形，周围有低密度区。提示脑脊液经脑室壁的室管膜代偿性吸收致脑室周围水肿，而脑池不受影响，可以此与脑萎缩区别。

【辅助检查】

（一）脑脊液

含血脑脊液为 SAH 的特点。压力绝大多数升高，在 1.96 ~ 2.94 kPa 之间，个别病人压力降低，可能为血块阻塞蛛网膜下腔的原因。脑脊液中白细胞数在出血后不久是与红细胞相称的，无明显贫血的情况下，每 700 个红细胞则有 1 个白细胞，若收集的标本在发病后 12 小时或更久，由于脑膜对血液刺激的炎症反应，脑脊液中白细胞增高。炎症反应早期多为中性粒细胞及淋巴细胞，后期则为淋巴细胞。脑脊液蛋白质含量增高，糖和氯化物均在正常范围内。血性脑脊液应与穿刺损伤导致的出血区别，后者三管实验阳性，用三个试管分别采取脑脊液，若颜色逐渐变淡，即为阳性。将脑脊液离心后取上层液体若为无色透明，对联苯胺无阳性反应则为损伤所至。

（二）颅脑 CT

SAH 病人可有以下几种结果：①未发现高密度病灶，可能为出血量少的原因。②破裂动脉瘤附近的高密度病灶，多为较大的动咏瘤或动脉静脉畸形。③横跨两侧脑池的异常高密度区，多为基底动脉环处动脉瘤破裂出血。④脑室内高密度病灶，多为 SAH 血液逆流入脑室所致。⑤伴有脑梗塞时可见低密度区，伴有脑积水时可见脑室扩大。

（三）脑血管造影或数字减影脑血管造影（DSA）

为确定出血的原因及部位，尤其是了解有无颅内动脉瘤或动静脉畸形，可行 DSA 检查，可以显示动脉瘤的部位、大小、数量、形态及血管的移位情况，对诊断及决定手术方案均有重要价值。

【诊断与鉴别诊断】

首先应明确是否为 SAH，然后进一步寻找病因。根据突发剧烈头痛，恶心呕吐，脑膜刺激征阳性，脑脊液呈均匀血性，即可考虑诊断 SAH，但应 CT 排除脑室出血、小脑出血、尾状核出血等无明显肢体瘫痪的颅内出血。各种脑膜炎均有头痛呕吐，脑膜刺激征阳性。但发病不如 SAH 急剧，且开始有发热，脑脊液检查可鉴别。某些以精神症状为主要表现者，应与精神病鉴别，需要详细询问病史、查体，若怀疑本病者可行脑脊液检查或 CT 检查，以防误诊。

【治疗】

急救原则：脱水降颅压，防止脑疝形成，防止再次出血，预防或解除脑血管痉挛，防治脑积水，防治低钠血症，尽早查明出血原因，以便手术治疗去除病因。

（一）一般治疗

保持安静，尽量避免搬动患者，绝对卧床 4～6 周以上，同时应避免一切情绪波动和突然用力（如咳嗽、用力排便、喷嚏等）。其主要目的在于防止再出血。

（二）对症处理

头痛者应给予足量的止痛剂，烦躁不安者可给予镇静药。有高血压者应控制血压，最好不超过21.3/12.7 kPa（160/95 mmHg）。有癫痫发作者，给予抗痫药物。便秘者，给予缓泻剂。尿潴留者，予以留置导尿，其主要目的在于防止上述因素诱发的再次出血。对有意识障碍者，应保持呼吸道通畅。合并感染者，需给予有效抗生素。不能进食者，应予以鼻饲、给予足够热量，注意保持电解质平衡，特别是对低钠的纠正，补钠速度不宜快，以免发生脑桥中央髓鞘溶解症等。

（三）降低颅内压

1. 200g/L（20%）的甘露醇125～250 ml，静脉快速滴注，每6～8 h 1次。

2. 呋塞米40～60mg，静脉注射，6～8h1次。

3. 100 g/L（10%）的复方甘油500 ml，缓慢静脉滴注，每日1次，滴速每分钟不超过20滴。

（四）止血剂的应用

1. 抗纤溶制剂 主要目的是使出血周围的血凝块溶解得以延缓，减少再出血的机会。目前常选用下列药物。

1）6-氨基己酸：12～18g，加入50g/L（5%）的葡萄糖或生理

盐水500ml中静脉滴注，每日2次，每次持续10～12h，连用2周后改为口服，每次2～3g，每日3～4次，用3周左右停服。肾功能障碍者慎用。

2）氨甲苯酸：其效力比6-氨基己酸高近20倍。用1 000 mg加入50g/L（5%）的葡萄糖或生理盐水500ml中静脉滴注，每日2次，可连用2周，第3～4周分别以半量递减，4周后停药。

3）氨甲环酸：其效力比6-氨基己酸强8～10倍，剂量4～6g加入50 g/L（5%）的葡萄糖500 ml中静脉滴注，每日2次，每次维持10～12 h，连用2周，第3～4周分别以半量递减，4周后停药。

2. 其他药物　尚可用卡巴克络（安络血）、酚磺乙胺等。

（五）脑脊液置换疗法

该方法适用于头痛剧烈、无偏瘫及脑疝征象，一般止痛剂无效者。此疗法的主要目的在于能迅速缓解头痛，可减少脑血管痉挛、脑积水、蛛网膜粘连等并发症的发生。有颅压高者，术前半小时给予200g/L（20%）的甘露醇250ml快速静脉滴注。方法：按常规腰椎穿刺进行，严格无菌操作。穿刺成功后，缓慢放出脑脊液5~10ml，然后缓慢注入等量生理盐水（也可加入地塞米松5~10mg），去枕平卧6h以上，每隔3~4d可重复1次，视患者情况可做3~5次。

（六）脑血管痉挛的治疗　脑血管痉挛是SAH最严重的并发症。一旦发生，特别是后期的脑血管痉挛，很难逆转。目前尚无特效疗法。以下几种方法可试用。

1. 钙拮抗剂　能选择性的扩张血管，可防止和解除血管痉挛。尼莫地平60mg，每4h1次口服，连用21d。也可用尼莫地平24~48mg静脉滴注，每日1次，共用7~10d；或硝苯地平10mg，每日3次口服。

2. 利舍平（利血平）或卡那霉素　可降低血中5—羟色胺，实验证明有防止脑血管痉挛的作用，必须及早给药。利舍平（利血平）0.1mg，皮下注射，每日3次；卡那霉素1g，每13 3次口服。

3. 扩容剂　低分子右旋糖酐500ml，静脉滴注，每日1次；或白蛋白、生理盐水等静脉滴注。有心功能不全者慎用。

4. 肾上腺素能受体阻滞剂　α受体阻滞剂酚妥拉明20mg静脉注射，每日3次；β受体阻滞剂普萘洛尔每次20mg，每日3次口服。可防止脑血管痉挛，保护心肌。

5. β受体激动剂　能激活腺苷酸环化酶，使血管平滑肌松弛。异丙基肾上腺素0.4~0.8mg，加入50g/L（5%）的葡萄糖液250ml静脉滴注，每分钟10~20滴；同时，另一条静脉通道用利多卡因2g加入50g/L（5%）的葡萄糖盐水500ml及100g/L（10%）的氯化钾10ml静脉滴注，每分钟20滴。

随时依据心率调整滴速，病情稳定 48h 后逐渐减量，可用 2~9 d。冠心病、甲状腺功能亢进症、心肌炎患者禁用。

6. 扩血管剂 罂粟碱 30mg，肌肉注射，每日 1~2 次；也可用罂粟碱 30mg 加入 50g/L（5%）的葡萄糖液 250ml 内缓慢静脉滴注，每日 1 次。

（七）急性脑积水的治疗

病初数日内脑室有轻中度扩大伴有轻度意识障碍及头痛加重者，可先内科治疗，给予糖皮质激素和甘露醇，也可应用减少脑脊液分泌的药物乙酰唑胺（醋氮酰胺）0.25~0.5 g 口服，每日 2 次，必要时经腰椎穿刺适量放出脑脊液以降低颅内压。如上述治疗无效，症状恶化，可行脑室穿刺引流或脑内分流术。

（八）手术治疗

经 CT、MRI 或脑血管造影发现动脉瘤、动静脉畸形或蛛网膜下腔有血块时，应早期手术，去除病因，挽救生命，预防再发及脑血管痉挛。手术方法有：动脉瘤夹、动静脉畸形的供血动脉结扎术、瘤内栓塞、畸形血管供血动脉栓塞、立体定向手术、γ－刀立体定 IN 手术等。

第五节 病毒性脑炎

【概述】

病毒性脑炎是一类由已知和未知的病毒直接感染脑部以脑皮质损害为主的炎性疾病。可发生于任何年龄，但以青壮年多见。多呈急性或亚急性发病，表现为大脑弥散性或局灶性损害的症状和体征。

【病因】

已知病毒有虫媒病毒、疱疹病毒（单纯疱疹病毒、水痘—带状疱疹病毒、巨细胞病毒）、肠源性病毒（脊髓灰质炎病毒、柯萨奇病毒、埃可病毒等）、腮腺炎病毒、麻疹病毒、狂犬病病毒等，尚有未知病毒。

【临床表现】

（一）病史　急性或亚急性起病，病程数日到数周。往往先有发热、头痛、恶心、呕吐、全身不适及上呼吸道感染等前驱症状。体温可以升高。前驱症状一般持续一到数日。

（二）临床表现　表现为弥漫性和局灶性脑功能障碍特征。

1. 发热　可为低热或持续高热。

2. 头痛、呕吐　病初即有头痛、恶心呕吐，逐渐加重。

3. 精神异常　见于部分患者，可以为本病的主要表现，如欣快、躁动不安、健忘、智力障碍、思维不连贯、语言不清、答非所问、幻觉等，常易误诊为癔症和精神分裂症。

4. 意识障碍　部分患者可有嗜睡、昏迷，甚至大小便失禁、去大脑强直。

5. 偏瘫及抽搐　部分患者呈现额叶、颞叶损害的局灶症状，表现为一侧肢体抽搐、偏瘫、嗅觉丧失、视野缺损、失语等。

6. 脑水肿　由于脑水肿，部分患者可有颅内压升高、视盘水肿，甚至发生脑疝。

【辅助检查】

（一）血常规　约半数病例白细胞总数及中性白细胞升高。

（二）脑脊液检查　约半数病例各项检查正常，但也可有压力增高，白细胞数增多，以淋巴细胞为主，一般在 100×10^6/L 以下，有时可见红细胞，蛋白含量常在 1 g/L 以下，糖和氯化物正常。

（三）脑电图　多数为高波幅弥漫性慢波，有时可见尖波、棘－慢综合波，少数为局限性异常和弥漫性异常背景上有局灶性活动。

（四）CT 扫描可见灰质、白质中单个大小不等、界限不清的低密度灶。

（五）病毒学检查　有助于确定一部分已知病毒所致的脑炎。

【诊断】

根据病史、临床表现、脑脊液检查、脑电图结果、免疫学及颅脑影像学检查，常可作出诊断。

注意与下列疾病进行鉴别诊断：

（一）化脓性脑膜炎　全身感染中毒症状较重，脑脊液呈化脓性改变，细菌涂片或培养阳性。

（二）脑肿瘤　病程长，进展慢，高颅压症状明显。脑脊液以蛋白定量增高为主。CT 和 MRI 检查可明确诊断。

（三）结核性脑膜炎　发病较本病缓慢，病程长，脑脊液糖和氯化物降低，离心后沉渣涂片抗酸染色可找到抗酸杆菌。

【治疗】

（一）药物治疗

1. 抗病毒药物

1）阿昔洛韦：是目前治疗疱疹病毒性脑炎较为理想的药物，应用越早疗效越好。用法：阿昔洛韦每次 5～10 mg/kg，每次静脉滴注 1 h，每 8 h 静脉滴注 1 次，连续 10 d 为 1 疗程。本药毒性小，经肝、肾排出。少数患者可出现嗜睡、谵妄、震颤、皮疹、血尿、转氨酶升高等不良反应。

2）阿糖腺苷：能透过血脑屏障，早期应用效果较好。用法：10～20mg/（kg·d），配制成 0.4g/L（0.04%）缓慢静脉滴注，严禁静脉推注或快速静脉滴注，10～14 d 为 1 疗程。副作用表现为恶心、呕吐、腹泻，大剂量可有血清转氨酶升高、造血功能障碍。

3）阿糖胞苷：0.3～3mg/（kg·d），5d 为 1 疗程，副作用较大，主要是骨髓造血机能受抑制。儿童及孕妇禁用。

4）碘苷（疱疹净）：100mg/（kg·d），3～5d 为 1 疗程。副作用主要是恶心、呕吐、肝功能损害及骨髓造血抑制。儿童及孕妇禁用。

上述抗病毒药物，前两种效果较好，后两种副作用大，临床少用。

2. 免疫疗法应早期应用。

1）干扰素：每次 50 万～5000 万 U，每日 1 次，肌肉注射，连用 3～5 d。

2）聚肌胞：每次 2~4mg，肌肉注射，隔日 1 次。

3）转移因子：每次 1 支，肌肉注射，每日 2 次，连用 5 d。

3. 对症支持治疗

1）高热：给予退热剂及物理降温，如醇浴或冰盐水灌肠、冰敷额枕及体表大血管处；也可用复方氨基比林每次 2ml，肌肉注射；高热伴惊厥者可亚冬眠疗法，氯丙嗪、异丙嗪每次各 0.5~1 mg/kg，肌肉注射，4~6h1 次。

2）颅内压增高：给予脱水降颅压，如 200g/L（20%）的甘露醇 125 ml 或 250 g/L（25%）的山梨醇 250 ml 快速静脉滴注，每 6~8 h1 次，也可同时应用肾上腺糖皮质激素。

3）癫痫发作：静脉缓注地西泮 10~20mg；水合氯醛 1~2g 鼻饲或灌肠；可选用苯妥英钠 0.1 g，每日 3 次，口服；苯巴比妥钠 0.1~0.2g 肌肉注射，每日 3~4 次。

4）肺部感染：根据痰培养及药敏结果选用敏感抗生素。

5）注意水电解质平衡，给予多种维生素辅助治疗；加强护理，给予高营养食物。

6）保持呼吸道通畅，对呼吸道梗阻者要勤吸痰，痰稠加用糜蛋白酶；对突发呼吸衰竭、呼吸暂停来不及气管切开或梗阻可望 2~3 d 内解除者可进行气管插管；对梗阻短期内无法解除、需人工呼吸者，要及时行气管切开。

（二）手术治疗　对颅压增高、药物治疗无效而出现脑疝时，可行减压手术。

第十一章 内分泌及代谢疾病

第一节 糖尿病

【概述】

糖尿病（diabetes mellitus，DM）是由遗传和环境因素相互作用而引起的一组以慢性高血糖为共同特征的代谢异常综合征。因胰岛素分泌或作用的缺陷，或者两者同时存在而引起的碳水化合物、蛋白质、脂肪、水和电解质等代谢紊乱。随着病程延长可出现多系统损害，导致眼、肾、神经、心脏、血管等组织的慢性进行性病变，引起功能缺陷及衰竭。重症或应激时可发生酮症酸中毒、高渗性昏迷等急性代谢紊乱。

【临床表现】

1型糖尿病多在30岁以前的青少年期起病，少数可在30岁以后的任何年龄起病。起病急，症状明显，如不给予胰岛素治疗，有自发酮症倾向，以至出现糖尿病酮症酸中毒。2型糖尿病多发生在40岁以上成年人和老年人，但近年来发病趋向低龄化，尤其在发展中国家，在儿童中发病率上升。

（一）代谢紊乱症群

1. 多尿、多饮、多食和体重减轻血糖升高引起渗透性利尿导致尿量增多，而多尿导致失水，使病人口渴而多饮水。

2. 皮肤瘙痒 由于高血糖及末梢神经病变导致皮肤干燥和感觉异常，病人常有皮肤瘙痒。女性病人可因尿糖刺激局部皮肤，出现外阴瘙痒。

3. 其他症状　有四肢酸痛、麻木、腰痛、性欲减退、阳痿不育、月经失调、便秘等。

（二）并发症

1. 急性并发症

（1）糖尿病酮症酸中毒（diabetic ketoacidosis，DKA）：血酮体升高；尿酮体排出增多，临床上统称为酮症。若代谢紊乱进一步加剧，血酮继续升高，超过机体的处理能力时，便发生代谢性酸中毒，称为糖尿病酮症酸中毒。出现意识障碍时则称为糖尿病酮症酸中毒昏迷。多数病人在发生意识障碍前感疲乏、四肢无力、极度口渴、多饮多尿，随后出现食欲减退、恶心、呕吐，病人常伴头痛、嗜睡、烦躁、呼吸深快有烂苹果味（丙酮味）。随着病情进一步发展，出现严重失水、尿量减少、皮肤弹性差、眼球下陷、脉细速、血压下降。晚期各种反射迟钝，甚至消失，昏迷。

（2）高渗性非酮症糖尿病昏迷（hyperosmolar nonketotic diabetic coma）：简称高渗性昏迷，起病时常先有多尿、多饮，但多食不明显，或反而食欲减退，失水随病程进展逐渐加重，出现神经—精神症状，表现为嗜睡、幻觉、定向力障碍、偏盲、偏瘫等，最后陷入昏迷。

（3）感染：疖、痈等皮肤化脓性感染多见，可致败血症或脓毒血症。足癣、甲癣、体癣等皮肤真菌感染也较常见，女性病人常并发真菌性阴道炎。肺结核发病率高，进展快，易形成空洞。肾盂肾炎和膀胱炎为泌尿系最常见感染，多见于女性，常反复发作，可转为慢性肾盂肾炎。

2. 慢性并发症

（1）糖尿病大血管病变（diabetic maeroangiopathy）：这与糖尿病的糖代谢和脂质代谢异常有关。

（2）糖尿病微血管病变（diabetic microangiopathy）：微循环障碍、微血管瘤形成和微血管基膜增厚。病变主要表现在视网膜、肾、神经、心肌组织。尤以糖尿病肾病和视网膜病变最为重要。

（3）糖尿病神经病变（diabetic netlropathy）：病人常先出现肢端感觉异常，如袜子或手套状分布，伴麻木、烧灼、针刺感或如踏棉垫感，有时伴痛觉过敏。

（4）糖尿病足（diabetic foot，DF）：主要临床表现为足部溃疡与坏疽。

目前对糖尿病尚无针对病因的有效治疗的方法，强调早期治疗、长期治疗、综合治疗及治疗个体化，其目的主要是纠正代谢紊乱，控制高血糖，使血糖降到正常或接近正常水平，预防急性并发症，阻止和延缓慢性并发症的发生，改善糖尿病患者的生活质量。其综合治疗包括糖尿病教育、饮食治疗、运动治疗、药物治疗及血糖监测等。

（一）糖尿病教育　对糖尿病患者及其家属进行健康教育是重要的基本治疗措施，让患者及其家属了解糖尿病的基础知识，以及治疗、护理、监测血糖（或尿糖）基本方法，提高糖尿病自我管理能力。

（二）饮食治疗　饮食治疗是糖尿病的基础治疗，热量以达到和维持标准体重为宜，碳水化合物、蛋白质及脂肪应合理搭配。

1. 制订总热量　首先应按以下公式确定患者的理想体重：理想体重（kg）＝身高（cm）－105，然后按理想体重计算每日需要的热量，休息者每日每千克体重为 105～125.5kJ（25～30kcal），轻体力劳动者 125.5～146 kJ（30～35 kcal），中度体力劳动者 146～167.51（J（35～40kcal），重体力劳动者 167kJ（40kcal）以上，每日热量按三餐 1/5、2/5、2/5 进行分配。

2. 饮食结构　其中碳水化合物应占总热量的 55%～60%，提倡以谷类食物为主，特别是粗制米、面及杂粮，鼓励进食富含粗纤维食品如绿色蔬菜、块根类、含糖成分低的水果等；蛋白质占每日热量 15%～20%，蛋白的来源至少有 1/3 应来自动物蛋白；脂肪约占总热量 30%，其中饱和脂肪酸及不饱和脂肪酸应有适当的比例；食盐每日应限制在 10g 以下；如血糖控制良好者可在空腹或两餐间进食少量水果；应限制饮酒。

（三）运动治疗　有规律的合适运动对 2 型糖尿病患者有减轻体重、提高胰岛素敏感性、改善血糖、血脂代谢作用。1 型糖尿病宜在餐后进行运动，运动量不宜过大，避免运动后低血糖反应。

（四）药物治疗

1. 口服药物治疗　目前较常用的口服降糖药主要有以下四类：

1）磺脲类：此类药物在临床中应用最广泛，其主要机理是促进有功能的胰岛 β 细胞分泌胰岛素，此外可能还有增强靶组织对胰岛素敏感性的作用。主要适应于经饮食控制和运动治疗后血糖未能满意控制的 2 型糖尿病患者，以及每日胰岛素用量 <20～30U 的 2 型糖尿病患者。本类药不适用于 1 型糖尿病患者。2 型糖尿病患者合并严重肝肾功能不全、急性代谢紊乱、严重感染及妊娠患者。目前磺脲类药物品种较多，其第 1 代磺脲类如甲苯磺丁脲及氯磺丙脲已经较少应用，目前趋向于使用第 2 代磺脲类药物。

目前尚没有证据表明某一种磺脲类药物比其他种类更优越，但它们有各自的特点：格列本脲降糖作用强而持久，价格便宜，但发生低血糖机会较多，不适合老年及肝肾功能不全患者；格列齐特及格列吡嗪有抗血小板凝聚和增加纤维蛋白溶解作用，可能有利于延缓糖尿病微血管病变；格列喹酮代谢产物很少经肾排泄，对肾功能不全患者较为安全。服用磺脲类药物时，应注意以下几个问题：应从小剂量开始，在早餐前半小时口服，根据血糖、尿糖情况逐渐加量；水杨酸类、磺脲类、保泰松、利舍平（利血平）、β 受体阻滞剂与磺脲类合用时，可增强其降糖作用，而与噻嗪类利尿剂、肾上腺糖皮质激素合用则可降低其降糖作用。

2）双胍类：此类药物主要降糖机理是通过增加外围组织对葡萄糖的摄取和利用，抑制糖异生及糖原分解而使血糖下降。该类药不促进胰岛素 B 细胞分泌胰岛素，对血糖在正常范围者无降糖作用。主要适应于肥胖的 2 型糖尿病患者，对伴有高脂血症、高胰岛素血症、胃纳佳的肥胖患者尤佳；有时与胰岛素合用于血糖波动大的 1 型糖尿病患者。目前较常用的双胍类药物为二甲双胍（甲福明），通常用量为每日 500～1500mg，分 2～3 次服。双胍类最常见的副作用是胃肠道反应，如厌食、恶心、腹胀、口腔金属味等，在肝肾功能不全、合并有缺氧性疾病的患者易诱发乳酸性酸中毒，尤其使用苯乙双胍（降糖灵）剂量过大的情况下。

3）仅葡萄糖苷酶抑制剂：此类药是通过抑制小肠黏膜上皮细胞的仅葡萄糖苷酶，延缓小肠中的碳水化合物的吸收，防止了餐后高血糖，主要适用于空腹血糖正常或轻微升高，而餐后血糖明显升高的糖尿病患者，也适用于糖耐量减低的患者。阿卡波糖是目前较常用的仅葡萄糖苷酶抑制剂，开始剂量为 25～50 mg，每日 3 次，在进食第一口饭时服用，剂量可逐渐增加。常见副作用为腹胀、腹泻、排气增多。本药单独使用不引起低血糖，合用其他口服降糖药或胰岛素时可引起低血糖，此时宜口服葡萄糖或静脉注射葡萄糖来纠正低血糖，进食双糖或淀粉类食物无效。

4）噻唑烷二酮：该类药物主要作用是促进脂肪组织和骨骼肌细胞对葡萄糖的摄取和利用，增强靶细胞对胰岛素的敏感性，改善胰岛素抵抗，被称为胰岛素增敏剂。主要用于糖耐量减低及 2 型糖尿病特别是有胰岛素抵抗的患者。目前在我国使用的药物主要为罗格列酮，用量每日 4～8 mg，每日 1 次或分次服用，可单独使用，但经常与磺脲类及胰岛素联合使用。

5）口服降糖药物联合使用：口服降糖药物可联合使用，以减少各药用量，增加降糖效果而降低副作用，例如：双胍类＋磺脲类，双胍类＋仅葡萄糖苷酶抑制剂，磺脲类＋双胍类＋仅葡萄糖苷酶抑制剂，磺脲类＋噻唑烷二酮，但同一类药物不能联合使用。

2. 胰岛素治疗　胰岛素治疗的主要适应证有：①1 型糖尿病；②2 型糖尿病经饮食治疗、口服降糖药无效或有禁忌者；③糖尿病急性并发症如糖尿病酮症酸中毒、高渗性昏迷和乳酸性酸中毒；④各种严重的应激状态，如感染、外伤、大手术、分娩、心肌梗死、脑血管意外等；⑤合并严重慢性并发症如视网膜病变、肾病、神经病变等；⑥妊娠期糖尿病。

胰岛素按其来源可分为动物（如猪、牛）及通过重组 DNA 技术或半人工合成的人体胰岛素。人体胰岛素由于纯度高、无抗原性等特点，目前已在临床中广泛使用。按起效作用快慢及维持时间，又可分为短效、中效和长效三类。

除上述三类胰岛素外，尚有预混胰岛素，如 Novo Nordisk 公司的诺和灵 30R（Novolin30R）、Lilly 公司的 Humulin70/30 均由 70% 的中效及 30% 的短效人体胰岛素混合而成，预混的胰岛素注射后各自发挥短效及中效胰岛素的作用效果，适用于每日注射 1~2 次的患者。

胰岛素的主要用药途径为皮下注射、静脉滴注及肌肉注射，其中皮下注射使用最广泛，适应于各种类别的胰岛素，腹壁注射后吸收最快速及稳定，上臂、大腿及臀部则其次；静脉滴注主要作为糖尿病酮症酸中毒、高渗昏迷、严重外伤及围术期不能进食者的给药途径，只有短效胰岛素才能静脉给药，静注后即刻起作用，半衰期为 20min，维持时间约 2h；肌肉注射时吸收及起效比皮下注射快，但临床不常用。目前尚有其他给药途径如经鼻、腹腔内、口服等，但均不成熟。

胰岛素的治疗方案一般分为常规治疗及强化治疗。常规治疗通过每日注射 1~2 次胰岛素达到消除"三多一少"症状，血糖控制在一般可接受的范围内；而强化治疗是通过胰岛素泵治疗或每日注射 3 次以上的胰岛素，使血糖控制在理想水平以达到防止慢性并发症发生的目的。常规治疗适应于 2 型糖尿病患者，而大多数 1 型糖尿病患者则需要强化治疗。近年来，大多数学者认为 2 型糖尿病患者通过饮食控制和足量的口服降糖药仍不能将空腹血糖控制在 7.8 mmol/L 以下时，则有使用胰岛素的指征。常规治疗有以下方案：①每日早餐前注射 PZI 或 NPH 1 次，或睡前注射 NPH 1 次，一般适合与口服降糖药联合使用或每日胰岛素需要量在 20U 以下的患者；②每日早、晚餐前各注射 NPH 或预混胰岛素 1 次，早餐前约注射 1 d 总量的 2/3，晚餐前约 1/3。如无预混胰岛素，可自行将中效与短效胰岛素按 2：1 比例进行混合，适用于每日胰岛素需要量 >20~30U 的患者。1 型糖尿病患者一般需要进行强化胰岛素治疗。强化治疗的方案较多，常见的有以下几种：①早、午、晚餐前注射短效胰岛素，同时于早餐前注射 PZI 或 PZI 分早、晚餐前注射；②使用胰岛素泵进行持续皮下胰岛素输注（CSII）能最有效地模拟体内胰岛素分泌，是最理想的强化治疗方案，但由于价格昂贵，在我国未能广泛使用。

　　进行胰岛素治疗时，宜从小剂量开始，根据血糖或尿糖的情况进行剂量调整。常规胰岛素治疗开始时根据血糖及尿糖结果，每 3 ~ 4d 调整胰岛素剂量 1 次，每次增加或减少 2 ~ 4U，直至血糖稳定。强化胰岛素治疗时应密切监测血糖，开始调整时每日需查三餐前半小时、三餐后 2h 及睡前血糖，共 7 次血糖，如血糖较稳定，可相应减少血糖监测频率。如餐前血糖过高（或过低），应增加（或减少）前一餐前的胰岛素剂量，餐后血糖过高（或过低），则增加（或减少）本次餐前胰岛素剂量，早晨或空腹血糖高，应注意区分睡前胰岛素不足还是胰岛素过量导致的低血糖后的高血糖反应（Somogyi 现象）。胰岛素的主要副作用是低血糖反应，尤其是接受强化治疗的患者，其次为过敏反应及注射局部脂肪萎缩，但随着人体胰岛素的使用，此类副作用已较少发生。

　　（五）糖尿病酮症酸中毒的处理

　　1. 补液　DKA 的患者一般失水量在其体重的 10% 左右，补液是抢救 DKA 首要的措施。只有组织灌注改善的情况下，药物（包括胰岛素）才能充分起作用。一般先输注生理盐水，如无心功能不全者，最初 1 ~ 2 h 快速输注 1 000 ml，以后每 2 ~ 3 h 输注 1000ml，逐渐减慢至 6 ~ 8h1000 ml，第一个 24h 输液总量 4000 ~ 5000 ml。

　　2. 小剂量胰岛素治疗　小剂量胰岛素持续静脉滴注是抢救 DKA 最常用的胰岛素治疗方案，具体做法是，建立另一静脉通路，按每小时 0.1U/kg 短效胰岛素的速度持续静脉滴注，如 2h 后血糖未见明显下降，可将胰岛素量加倍，治疗期间每 1 ~ 2 h 测定血糖、血酮、电解质 1 次，当血糖降至 13.9 mmol/L 时，应输注葡萄糖，因为葡萄糖输注有助于防止低血糖及促进酮体的利用，液体中葡萄糖与胰岛素的比例为 3 ~ 4g：1U。

　　3. 补钾　DKA 患者均有不同程度失钾，随着体液量的恢复及胰岛素治疗，血钾可明显下降。如治疗前血钾水平已低于正常，应积极补钾，每小时补充 1.5 ~ 2g；如血钾正常，尿量 >40ml/h。可在补液和胰岛素治疗的同时补钾；如血钾高于正常，可暂不补钾，根据血钾水平的变化与尿量决定补钾量与速度。

4. 纠正酸中毒　随着胰岛素的应用，酮体产生逐渐停止，酸中毒也可逐渐纠正，大部分患者不需要补碱。但当血 pH 低至 7.0 ~ 7.1 时，可能抑制呼吸中枢，危及生命，应予少量补碱，一般补 40g/L（4%）的碳酸氢钠溶液 50 ~ 100ml，注意速度应慢。由于二氧化碳透过血脑屏障的能力快于碳酸氢根，如补碱过多过快，可引起颅内酸中毒，加重昏迷。

5. 去除诱因及治疗并发症　有感染者，予足量、有效抗生素治疗。如出现休克、脑水肿、心力衰竭等，应予相应处理。

（六）高渗性非酮症糖尿病昏迷的处理

由于本症患者常合并有心、脑血管基础病变，病死率可高达 40% ~ 60%，故应强调早期诊治。治疗上与 DKA 相近，但本症突出特点是渗透压高、失水严重，故应积极补液，对先补低渗液还是先补等渗液尚有争论，但一般主张先用等渗的生理盐水。我们的具体做法是静脉输注生理盐水的同时，嘱患者口服或鼻饲等量的凉开水，可避免因输注低渗溶液而出现的溶血、脑水肿的危险。胰岛素的用法与抢救 DKA 相似，但避免将血糖降得过多及过低，保持在 13.9 mmol/L 为好。注意补钾，如出现脑水肿，应采取脱水及肾上腺糖皮质激素治疗。同时应注意患者是否在应激状态下合并心肌梗死、脑梗死等，积极治疗其他并发症及诱因。

第二节　低血糖症

【概述】

低血糖症是指一组由不同病因引起血葡萄糖（血糖）浓度低
于正常的临床综合征。成人血糖低于 2.8 lμmol/L 可认为血糖过低。

【病因】

低血糖的病因繁多，主要是血糖利用过度或血糖生成不足所致，其中引起血糖过度利用的主要原因有：胰岛素瘤、降糖药物过量、分泌胰岛素样物质的肿瘤、2型糖尿病早期等；引起血糖生成不足的主要原因有：严重肝脏疾患、各种原因所致的皮质醇分泌不足、某些酶的缺陷、某些药物（如水杨酸类、抗组胺类、乙醇等）。

【临床表现】

低血糖症的临床表现主要为交感神经过度兴奋症状及脑功能障碍表现。

（一）交感神经和肾上腺髓质兴奋症状 常见于血糖急速下降的患者，表现为心悸、饥饿感、颤抖、大汗、面色苍白、心率增快、血压轻度升高等。

（二）脑功能障碍表现 因脑细胞供糖供氧不足所致。可表现为思维迟钝、语言障碍、空间错误、嗜睡、头晕、幻觉、躁动、行为怪异等精神表现，甚至癫痫样发作、瘫痪、大小便失禁，最后出现昏迷。如不及时治疗，患者可出现大脑皮质神经细胞坏死，严重者可致脑死亡。

大多数患者一般先表现为交感神经兴奋症状群，如低血糖继续存在，则出现脑功能障碍症状群。但如果血糖下降缓慢、经常低血糖发作或严重神经病变的患者，则可能无交感神经兴奋的表现。

【辅助检查】

血糖低于2.8 mmol/L，某些病例可发现胰岛素或类胰岛素物质水平升高。

四、诊断

根据低血糖的临床表现、血糖低于2.8 mmol/L及供糖后症状迅速缓解，即可诊断。

【治疗】

（一）低血糖治疗 如患者神志清醒，即予口服糖水、含糖饮料、果汁、糖果等；如神志不清，则应予静脉注射500g/L（50%）的葡萄糖液50～100ml，一般能缓解。如果因服过量长效降糖药者（如格列本脲），则继续静脉滴注50～100g/L（5%～10%）的葡萄糖液直至患者能进食，且应密切观察 48~72 h。必要时可使用氢化可的松或胰高血糖素。

（二）病因治疗　治疗引起低血糖的原发病。

第三节　单纯性甲状腺肿

【概述】

单纯性甲状腺肿是由于多种原因所致的代偿性甲状腺肿大，可为地方性或散发性甲状腺【病因】

（一）缺碘或高碘　现已公认缺碘是引起地方性甲状腺肿的主要原因，但高碘也可引起甲状腺肿。

（二）致甲状腺肿物质　其中食物类有卷心菜、白菜、萝卜及含钙、氟的饮用水；药物如硫脲类、磺胺类、碳酸锂等也可引起甲状腺肿。

（三）激素合成障碍　某些酶的缺陷影响甲状腺激素合成而导致甲状腺肿。

【临床表现】

除甲状腺肿大外，通常无其他不适。散发性甲状腺肿常在青春期、妊娠期或哺乳期发生。甲状腺常呈轻度或中度弥漫性肿大，质地软，随病情的进展，可出现结节，并出现压迫气管、食管、喉返神经的症状，如咳嗽、呼吸困难、吞咽困难和声嘶等。

【辅助检查】

甲状腺功能检查一般正常，血甲状腺素（T_4）正常或偏低，三碘甲状腺原氨酸（T_3）正常或偏高，促甲状腺激素（TSH）偏高或正常。甲状腺[131]I 摄取率大多增高，但高峰不提前。甲状腺显像可见两侧叶肿大，也可见图像残缺或显影不均匀。

【诊断】

诊断主要根据患者甲状腺肿大和甲状腺功能基本正常两大特点。有结节者应与甲状腺炎、甲状腺肿瘤鉴别。

【治疗】

青春期甲状腺肿大多可自行消退。对于缺碘所致者，应补充碘剂，在地方性甲状腺肿流行地区可采用碘盐进行预防。对无明显病因的患者，可试用甲状腺制剂治疗，如甲状腺片每日 60～180mg，口服 3～6 个月，部分患者甲状腺可见缩小，但对老年人及心脏病患者应慎用。单纯性甲状腺肿一般不宜手术治疗，但当出现压迫气管、食管、喉返神经的症状、药物治疗无效或疑有甲状腺结节癌变时，应手术治疗，并在术后需长期应用甲状腺激素替代治疗。

第四节　甲状腺炎

【概述】

甲状腺炎是甲状腺的一组炎症性疾患，甲状腺组织因变性、渗出、坏死、增生等炎性改变而发生一系列临床表现。临床按病程大致分为急性、亚急性和慢性三种，其中以亚急性甲状腺炎和慢性淋巴细胞性甲状腺炎较为常见。

亚急性甲状腺炎

亚急性甲状腺炎又称肉芽肿性甲状腺炎，多发于 20～50 岁成人，男女比例为 1:3～1:4。

【病因】

一般认为和病毒感染有关，发病前常有上呼吸道感染史，发病时患者血清中可发现腮腺炎病毒、腺病毒、流感病毒等抗体滴度升高。

【临床表现】

急性起病，发病前多有上呼吸道感染史，继而出现甲状腺肿痛，向下颌、耳后、颈部周围放射，同时伴全身乏力、畏寒、发热。部分患者有多汗、心悸等甲亢症状，但多在 2 周内消失。甲状腺肿大、压痛，病变通常位于一侧，但可迅速扩展至另一侧。本病多为自限性，数周后自行缓解，少数可迁延 1～2 年，极少数患者可转变中西医结合内科手册为永久性甲状腺功能减退。

【辅助检查】

早期可发现血沉加快，一般 > 40 mm/h，甲状腺激素（TT_3、TT_4、FT_3、FT_4）可升高，随着病程的进展，可出现甲状腺激素减低、TSH 升高，以后逐渐恢复正常。

【诊断】

根据发病前有上呼吸道感染史，有甲状腺肿痛、全身症状等临床表现及血沉加速、血清 T_3、T_4 变化等，诊断常不困难。

【治疗】

疼痛及全身症状较轻的患者，单纯予消炎镇痛药物即可，如阿司匹林 0.5～1.0 g 或吲哚美辛 25 mg，每日 2～3 次；病情较重者，可予肾上腺糖皮质激素如泼尼松每日 20～40mg，分次口服，用药 1～2 周后逐渐减量，总疗程需 1～2 个月。如有甲状腺功能亢进症状，仅予对症处理，忌用抗甲状腺药物。

第五节　甲状腺功能亢进症

【概述】

甲状腺功能亢进症，简称甲亢，是指由多种原因引起的甲状腺激素分泌增多，作用于全身的组织器官，造成机体的循环、消化、神经等系统兴奋性增高和代谢亢进为主要表现的疾病的总称。其中最常见弥漫性甲状腺肿并甲状腺功能亢进症，也称 Graves 病。本病多见于女性，男女比例为 1：4～1：6，起病多缓慢，发病后病程迁延，可数年不愈。

【病因】

尽管目前对甲亢的确切病因还不完全清楚，但一般认为它是一种与遗传、自身免疫和精神因素均有关系的疾病。

【临床表现】

甲亢可发生于任何年龄，但以 20~40 岁为最多见，其主要临床表现有甲状腺激素分泌过多引起的高代谢症状群、甲状腺肿大及突眼。但存在个体间差异，并不是所有患者都具有以上三种典型临床表现。

（一）甲状腺激素分泌过多症状群

1. 高代谢症状群 甲状腺激素过多分泌后使机体产热和散热明显增加、蛋白质代谢负平衡、脂肪代谢加速及糖原分解增加等，故患者常有怕热、多汗、皮肤温湿、消瘦、乏力、易疲乏、血胆固醇降低和糖代谢异常等。

2. 精神、神经系统表现为神经兴奋性过高，患者有精神紧张、急躁、易激动、失眠、焦虑、烦躁和手颤抖，严重可发生甲亢性精神病。

3. 心血管系统 甲状腺素可兴奋心肌交感系统，患者可出现心动过速，90~120 次/min；心律失常，房性期前收缩最常见；脉压增大，收缩压常增高，舒张压轻度下降；心脏扩大，多见于久病患者；心音改变，心尖区第一心音亢进。

4. 消化系统 患者食欲亢进，食量增加，易饥；由于甲状腺激素可增加肠蠕动，可出现大便次数增多，呈消化不良性腹泻。

5. 运动系统 由于蛋白质代谢呈负平衡，患者可出现肌肉软弱无力、肌萎缩，严重时可出现甲亢性肌病，包括急性甲亢肌病、慢性甲亢肌病、甲亢性周期性麻痹、重症肌无力等。

6. 其他 甲亢时可引起其他内分泌腺体功能不平衡，特别是垂体促性腺激素受抑制，女性常有月经量减少、周期延长，男性可出现性欲减退，部分患者可出现对称性胫前黏液性水肿等。

（二）甲状腺肿大

甲状腺肿大是本病重要表现之一，一般是对称性肿大，也可两叶不对称。疾病早期及甲亢较重者，甲状腺质地较柔软；病程较长或治疗后，甲状腺质地较韧。由于甲状腺的血管扩张、血流加速，可在腺体上下极闻及血管杂音及震颤。

（三）突眼

可分为非浸润性突眼及浸润性突眼，也称为良性突眼及恶性突眼，临床上以前者较多见，多呈两侧对称，其原因与交感神经兴奋使上睑提肌挛缩有关，患者一般无觉不适，可随甲亢控制而恢复。浸润性突眼有明显的自觉症状，常有畏光、流泪、复视、异物感等。有时由于眼球高度突出而出现眼睑闭合困难，致角膜炎、角膜溃疡、结膜充血等。

（四）甲亢危象

是本病少见，但可危及生命的严重表现，其主要诱因有感染、手术前准备不充分、重症创伤、严重精神刺激等。早期表现为原有的症状加剧，随着病情的发展，可出现烦躁、呼吸急促、恶心、呕吐、腹泻、大汗、体重锐减，体温可高达 40℃ 以上，心率常在 160 次/min 以上，甚而出现虚脱、休克、嗜睡、昏迷。

【辅助检查】

（一）甲状腺激素测定　可测定血总三碘甲状腺原氨酸（TT_3）、总甲状腺素（TT_4）或游离三碘甲状腺原氨酸（TT_3）、游离甲状腺素（FT_4）。甲亢患者血中甲状腺激素水平明显高于正常。在大多数情况下，TT_3，及 TT_4 可良好反映甲状腺功能，但由于 TT_3 及 TT_4 是甲状腺激素与甲状腺结合球蛋白（TBG）结合的总量，其测定值受 FBG 水平的影响，故某些情况下（如妊娠、严重肝病、雌激素治疗期间）不能真正反映甲状腺功能。FT_3 及 FT_4 则不受 TBG 影响，直接反映甲状腺功能状态，其敏感性及特异性超过 TT_3 及 TT_4。成人正常值：放射免疫法（RIA）为 FT_3 3 ~ 9 pmol/L，FT_4 9 ~ 25 pmol/L，TT_3 1.8 ~ 2.9 nmol/L，TT_4 65 ~ 156 nmol/L；免疫化学发光法（ICMA）为 FT_3 2.1 ~ 5.4 pmol/L，FT_4 9.0 ~ 23.9 pmol/L，TT_3，0.7 ~ 2.1 nmol/L，TT_4 58.1 ~ 154.8nmol/L。

（二）促甲状腺激素（17SH）测定　垂体性甲亢时可高于正常，但本病 TSH 水平因受升高甲状腺激素负反馈抑制而降低。目前临床上多采用免疫放射法（IRMA）测定 TSH（高敏 TSH），正常值为 $0.4 \sim 3.0$ 或 $0.6 \sim 4.0$ mV/L，对甲亢的诊断很敏感，在本病的早期，甚至可出现 TSH 下降而 T_3、T_4 水平仍未变化的情况。

（三）甲状腺[131]I 摄取率　应在禁碘剂一定时间后方可行此试验。甲亢患者可出现总吸[131]I 率增高，峰值前移。本法不能反映病情严重程度，但可用于鉴别不同病因的甲亢。

【诊断】

典型病例有高代谢症状群、甲状腺肿大和突眼，依靠临床表现即可作出拟诊。如处于疾病早期，小儿、老年人或以某一组症状为主时，常需进行甲状腺激素及 TSH 水平的测定方可作出诊断。

【治疗】

（一）一般治疗　包括适当休息，避免过劳，饮食应补充足够的碳水化合物、蛋白质及 B 族维生素。

（二）抗甲状腺药物治疗　是目前最常采用及最安全的治疗方法。抗甲状腺药物有硫脲类和咪唑类两大类。常用药物有硫脲类药物丙硫氧嘧啶（PTU）和咪唑类药物甲巯咪唑（他巴唑）。其抗甲状腺的作用机制相同，通过抑制甲状腺内过氧化物酶，阻抑碘有机化，从而阻抑甲状腺激素的合成。其治疗适应证广，适合于各个年龄阶层，特别是适用于儿童、老年、孕妇及不宜行手术、[131]I 治疗的患者，但存在疗程长、停药后复发率高等缺点。

1. 治疗方法　治疗一般分初治期、减量期及维持期。初治期一般予丙硫氧嘧啶每日 $300 \sim 450$mg 或甲巯咪唑每日 $30 \sim 40$mg，分 $2 \sim 3$ 次口服。近年也有报道甲巯咪唑每日顿服一次与分次服用效果相当。如静息心率 > 120 次/min 且症状严重者，剂量可适当增加。初始剂量一般服用 1 个月左右后甲状腺激素水平可接近正常，此时应逐渐减量，每 $2 \sim 4$ 周减量一次，每次丙硫氧嘧啶减 $50 \sim 100$ mg 或甲巯咪唑 $5 \sim 10$ mg，但应注意监测 T_3、T_4 水平。逐渐减至维持量，即丙硫氧嘧啶每日 50～100 mg 或甲巯咪唑每日 5～10mg。以往认为维持量在 1.5～2 年为宜，目前则认为服维持量时间应在 2 年以上或长期服用，以减少复发。

2. 副作用　最常见为粒细胞减少症，严重时可致粒细胞缺乏症，一般多发生于初治阶段，故在初治期间应注意监测血白细胞，如外周血白细胞低于 $3×10^9/L$ 或中性粒细胞低于 $1.5×10^9/L$，应考虑停药。此外，药疹也较常见，严重者可致剥脱性皮炎。

3. 联合用药　由于受体阻滞剂除了能减慢心率、改善症状作用之外，尚有阻抑 T_3 转换为 T_4 的作用，故在初治期常与抗甲状腺药物联用。近年有人主张在维持量期联合使用甲状腺制剂，以防止甲状腺增大、突眼等，但目前尚未有统一意见。

（三）放射性^{131}I 治疗　因甲状腺具有高度摄取和聚集^{131}I 的能力，而^{131}I 衰变时释放射线使甲状腺滤泡上皮细胞破坏，从而减少甲状腺激素的产生，其效果与外科手术切除相似。近年对^{131}I 治疗甲亢的适应证较以前放宽，一些欧美国家已将它作为治疗甲亢的首选方式，目前认为其绝对禁忌证为妊娠期及哺乳期妇女。但该疗法易出现永久性甲减。

（四）甲亢危象的防治　甲亢危象的防治应以预防为主，如患者行手术时应有充分的术前准备，出现感染时应积极控制感染，一旦出现危象，则应采取以下措施：

1. 阻断甲状腺激素的合成应首选丙硫氧嘧啶，口服或鼻饲，首剂 600mg，以后 200mg，每 4～6h 一次，逐渐过渡至一般用量。

2. 抑制甲状腺激素释放在上述药物应用 l～2h 内，静脉或口服大量碘溶液，可在 100g/L（10%）的葡萄糖溶液 500ml 中加入碘化钠 0.25～0.5 g，静脉滴注 12～24 h，或口服复方碘溶液每日 30 滴左右，并逐渐在 2 周内停用。

3. 降低周围组织对甲状腺激素的敏感性　普萘洛尔 20～40mg，每 6h1 次，或 l mg 经稀释后静脉注射，应注意心率及血压的变化。

4. 肾上腺糖皮质激素的使用　氢化可的松 100mg，每 8h 静脉滴注 1 次。

5. 对症支持治疗吸氧，物理降温，纠正水、电解质平衡紊乱。

6. 去除诱因　如精神刺激等。

（五）手术治疗　一般选用甲状腺次全切除术。与药物及 ^{131}I 相比，手术治疗甲亢的治愈率较高，术后复发和甲减的发生率较低，但它是一种创伤性治疗手段，应严格控制适应证。

第六节　甲状腺功能减退症

【概述】

甲状腺功能减退症，简称甲减，是由多种原因引起的甲状腺激素缺乏或生物效应不足导致机体代谢率减慢的一种临床综合征。在胚胎期或新生儿期发病者，称为呆小症或克汀病；起病于成年者称成年型甲减，严重者可表现为黏液性水肿。

【病因】

（一）原发性　即甲状腺性甲减，约占 90% 以上，一般是由于各种甲状腺炎、^{131}I 治疗、甲状腺手术及碘摄入异常等所致。

（二）继发性　即垂体性甲减，是由于垂体肿瘤、手术、放射、希恩综合征等所致 TBH 分泌减少。

（三）其他因素　如下丘脑性甲减，较少见，是由于下丘脑肿瘤、慢性炎症及放疗等导致促甲状腺激素释放激素（TRH）分泌减少。

【临床表现】

如胚胎期或新生儿期发病的呆小症患者，可出现身体发育及智力障碍，多为不可逆性。

成年型甲减表现如下：

（一）一般表现　有畏寒、少汗、疲倦无力、面色苍白、眼睑浮肿、唇厚舌大、皮肤粗厚、毛发稀疏和声音嘶哑等。

（二）精神神经系统　轻者可无症状，常见有反应迟钝，记忆力、注意力减弱，嗜睡，精神抑郁，严重者可出现痴呆、木僵或昏睡。

（三）心血管系统　心悸、气短、心动过缓（＜60次/min），心界扩大，有时可伴心包积液。

（四）消化系统　食欲减退、腹胀、便秘，严重者可出现麻痹性肠梗阻。

（五）内分泌系统　性欲减退，男性可出现勃起功能障碍，女性易出现月经不调、经量增多。

（六）黏液性水肿昏迷　是甲减最严重的表现，一般为受寒、镇静剂、感染等所诱发，表现为进行性无力、反应迟钝、低体温（＜35%）、心动过缓、低血糖，甚至是昏迷、休克。

【辅助检查】

患者血清 TT_3、TT_4 或 FT_3、FT_4 明显下降，但 TT_3 或 TT_4 早于 TT_3 或 FT_3 下降；原发性甲减者 TSH 升高，垂体性甲减 TSH 不升高；原发性甲减者 TRH 兴奋试验明显升高，垂体性甲减无反应，下丘脑性延迟升高。

四、诊断

依据临床表现及甲状腺激素（特别是 TT_4 或 FT_4）、TSH 以及 TRH 兴奋试验进行诊断。在确诊甲减基础上，再按上述检查确定病变部位，尽可能作出病因诊断。

【治疗】

（一）替代治疗

1. 甲状腺片　开始剂量宜小，从每日 10～20mg 开始逐渐加量，一般维持量为每日 60～120mg，但该药口服吸收缓慢。甲状腺。激素含量不稳定，应注意。

2. 左甲状腺素（$\iota-T_4$）　该药半衰期长，作用持久，进入体内后部分转变为 L，初始剂量为每日 25～50μg，逐渐增至维持量每日 100～150μg。

（二）黏液水肿昏迷的治疗

1. 由于患者对口服药物吸收不良，故采用左三碘甲状腺原氨酸（$\iota - T_3$）或左甲状腺素静脉注射。以左甲状腺素为例，首剂为 300～400IXg，以后每日 50～200μg，并逐渐减量，如患者清醒，则可改为口服左甲状腺素。

2. 氢化可的松每日 200～300mg 静脉滴注，血压稳定、神志好转后减量。

3. 注意保暖，保持呼吸道通畅，纠正水电解质失衡，纠正低血糖，控制感染等。

（三）病因治疗 由于自身免疫性甲状腺炎、缺碘、放射治疗及手术等所致者，应加强预防，可减少发病。由药物引起者，应注意及时调整剂量或停用。

第七节 肥胖症

【概述】

肥胖症是体内脂肪过度蓄积以致威胁健康的一种慢性疾病。近年来随着我国人民生活水平提高，发生率有上升趋势。世界卫生组织（WHO）的资料表明，肥胖患者易发生 2 型糖尿病、血脂异常、睡眠呼吸暂停、冠心病、高血压、痛风、妇科恶性肿瘤等，患病率是非肥胖患者的 2～4 倍。

【病因】

肥胖症是一种多种因素交互作用引起的疾病，既有遗传倾向，是非常强的环境危险因素，其中高脂饮食和静止的生活方式是引起肥胖症的主要原因。肥胖症也可由下丘脑损伤及其他内分泌疾病如库欣综合征、胰岛素瘤等所致，属继发性肥胖症。

【临床表现】

男性脂肪分布以颈项、躯干和头部为主，女性则以腹部、下腹部、胸部乳房和臀部为主。患者可有呼吸困难、慢性低氧血症、发型、媒气功能障碍、关节痛、肌肉酸痛等。继发性肥胖症患者尚有具原发病的临床表现。

【诊断】

一般采用体重指数（BMI）和腰围来定义肥胖的程度。体重指数。体重（kg）／身高（m）^{2}。WHO 定义亚洲成年人 BMI 正常范围为 18.5～22.9；≥23 为超重；23～24.9 为肥胖前期；25～29.9 为中度肥胖；≥30 为重度肥胖。腰围也是定义肥胖的另一个指标，男性≥94cm，女性≥80cm 为肥胖。CT 或 MRI 能确定内脏脂肪的分布情况，但费用昂贵。

一、治疗

治疗上强调以行为、饮食控制为主的综合治疗，适当配合药物

（一）饮食控制鼓励患者进行低热量饮食，以保持每日大约 2510kJ（600kcal）的热量负平衡，总热量中的 55%～65% 应来自碳水化合物，脂肪应小于 20%～30%，总热量中蛋白质不应大于 15%。适当增加蔬菜以满足饱腹感。

（二）运动鼓励患者每日进行某种形式的体育锻炼，最好是有氧运动和抗阻力运动。

（三）药物治疗

1. 食欲抑制剂　通过作用于下丘脑抑制食欲或增加饱食感，如右芬氟拉明、芬氟拉明等，但因上述两药存在潜在的心血管不良反应，现已少用。其他食欲抑制剂可有芬特明，开始治疗时早餐前 30min 口服 15mg，每日 1 次，3～5d 后增至每日 2 次，早、晚餐前服用；安非拉酮，每次口服 75mg，每日 1 次。

2. 脂肪酶抑制剂　奥利司他是一种选择性胃肠道脂肪酶抑制剂，通过对胃肠道脂肪酶的抑制，而减少膳食中脂肪的吸收，每日 2～3 次，每次 120mg，在餐后 1 h 内服用。

3. 其他药物　如西布曲明除了抑制食欲之外，尚可通过 β 肾上腺素能受体而促进产热作用，使体重减轻。每日常用剂量为 10～15 mg，每日 1 次。

第十二章　风湿性疾病

第一节　类风湿关节炎

【概述】

类风湿关节炎是一种以慢性多发性关节炎为主要表现的自身免疫性疾病，可伴有关节外的系统性损害。其主要病变是由于自身免疫反应引起关节滑膜炎反复发作，可导致关节内软骨和骨质的破坏，早期出现游走性关节肿痛和运动障碍，晚期可有关节僵硬、畸形、功能丧失，还可存在骨质疏松和骨骼肌萎缩。本病发病年龄多为 20～60 岁，男女之比为 1:2～1:3。

【病因】

本病病因尚未明了，大多认为是病原体（如支原体、分枝杆菌、肠道细菌、EB 病毒等）感染后引起的自身免疫性反应，但与遗传因素、内分泌因素有一定关系。本病的发生及延绵不愈可能是病原体和遗传基因相互作用的结果。此外，寒冷、潮湿、疲劳、营养不良、外伤等常为本病的诱发因素。

【临床表现】

（一）前驱症状　大多数患者起病缓慢，在关节症状出现前，可有乏力、疲倦、全身不适、低热、纳差等症状。

（二）关节症状病变的关节常从四肢远端的小关节开始，最常累及近侧指间关节，其次为掌指、趾、腕、膝、肘、踝和髋关节等。起初从一两个小关节开始，继后渐发展为对称性的多关节炎。表现为关节疼痛、压痛、僵硬、肿胀、畸形及功能障碍等。关节疼痛常为关节炎最早症状，最常发生部位为腕、掌指、近端指间关节，其次是趾、膝、踝、肘、髋等关节。疼痛的关节往往伴有压痛。95%以上的类风湿关节炎患者出现关节僵硬，以晨间最为明显，活动后可减轻。关节肿胀常见的部位为腕、掌指、近端指间、膝关节，多因关节腔内积液或关节周围软组织炎症引起。病变关节最后可发生畸形，膝、肘、手指、腕部都固定在屈曲位，手指常在掌指关节处向外侧成半脱臼，形成特征性的尺侧偏斜畸形。此外，还可出现关节周围肌肉萎缩、肌力减弱以及关节活动功能障碍。

（三）类风湿皮下结节　20%～30%患者在关节隆突部及受压部位出现皮下结节，多见于上肢的鹰嘴突、腕部及下肢的踝部等，为本病较特异的皮肤表现。其大小不一，结节直径自数毫米至3～4em不等，质硬，略有压痛，呈对称性分布，出现后常可存在数月或数年之久。

（四）类风湿血管炎常见损害为指（趾）部闭塞性血管炎、周围神经病变和下肢皮肤慢性溃疡，严重者可引起肠穿孔、心包炎、心肌梗死、急性脑血管疾病等。

（五）其他表现约10%的患者发生胸膜炎，可有胸水。肺内可出现单个或多个结节，为肺内的类风湿结节之表现，可引起咳嗽、咯血等症状。少数患者可出现缩窄性心包炎。颈椎骨突关节的类风湿病变可引起脊髓受压，表现为渐起的双手感觉异常和力量的减弱，腱反射多亢进，病理反射阳性。周围神经可因滑膜炎而受压，如正中神经在腕关节处受压而出现腕管综合征（主要表现为进行性鱼际肌瘫痪、萎缩及正中神经所支配的区域感觉异常或疼痛）。本病可引起低血红蛋白小细胞性贫血。眼部可有角膜炎、结膜炎、巩膜炎等。少数患者在疾病活动期有淋巴结肿大和脾大。30%～40%的患者继发干燥综合征，可出现口干、眼干和肾小管酸中毒。有的患者还可出现Felty综合征，即慢性关节炎、脾大和白细胞减少三者联合出现，常伴有肝大、发热、体重减轻、贫血和血小板减少。

【辅助检查】

（一）血常规检查 白细胞数及分类多正常，可有轻至中度贫血，在活动期血小板可增高。

（二）红细胞沉降率测定 在疾病活动期红细胞沉降率增快，缓解期可降至正常，可作为观察疾病活动性和严重性的一个指标。

（三）C 反应蛋白测定 C 反应蛋白是炎症过程中产生的急相蛋白，其增高表明本病的炎症活动性。

（四）类风湿因子（RF）检测 RF 是一种自身抗体，可分为 IgM 型 RF、IgG 型 RF、IgA 型 RF。临床中常以乳胶凝集法测定 IgM 型 RF，约 70% 的患者血清 RF 阳性。其滴度与本病的活动性和严重性成比例。但 RF 也可见于系统性红斑狼疮、原发性干燥综合征、系统性硬化、亚急性细菌性心内膜炎、慢性肺结核、高球蛋白血症等疾病，甚至在 5% 的正常人也可出现低滴度的 RF。因此 RF 阳性者必须结合临床表现，以正确诊断类风湿关节炎。

（五）免疫复合物和补体检测 70% 患者血清中出现各种类型的免疫复合物，尤其是活动期和 RF 阳性患者。在急性期和活动期，患者血清补体均有升高，只有在少数合并有血管炎者出现低补体血症。

（六）关节滑液检查 关节有炎症时滑液增多，滑液中的白细胞明显增多，达（2~75）×10^9/L，且中性粒细胞占优势，细菌培养阴性。

（七）关节 X 线检查对本病的诊断、关节病变的分期、监察病情的演变均有重要意义。以手指及腕关节的 X 线摄片最有价值。X 线片中可以见到关节周围软组织的肿胀阴影，关节端的骨质疏松（Ⅰ期）；关节间隙因软骨的破坏变得狭窄（Ⅱ期）；关节面出现凿样破坏性改变（1Ⅱ期）；晚期则出现关节半脱位和关节破坏后的纤维性和骨性强直（Ⅳ期）。

（八）磁共振检查 为早期骨吸收和骨侵蚀最灵敏的检查手段。

（九）类风湿结节的活检 其典型的病理改变有助于本病的诊断。

【诊断】

目前国际上采用美国风湿病学会 1987 年修订的本病分类标准，内容如下：①晨僵持续至少 1 h（每日），病程至少 6 周；⑦有 3 个或 3 个以上的关节肿，至少 6 周；③腕、掌指、近端指间关节肿至少 6 周；④对称性关节肿至少 6 周；⑤有皮下结节；⑥手 X 线摄片改变（至少有骨质稀疏和关节间隙的狭窄）；⑦类风湿因子阳性（滴度 > 1∶20）。在上述 7 项中具备 4 项或 4 项以上者即可诊断为类风湿关节炎。

临床上，根据本病病变关节的特殊表现，反复发作的慢性病程，部分患者有关节隆突部位的类风湿皮下结节，血清类风湿因子多为阳性，X 线摄片呈特殊性改变等，不难作出诊断。类风湿关节炎需与风湿性关节炎、强直性关节炎、增生性骨关节炎、结核性关节炎、系统性红斑狼疮等疾病相鉴别。

【西医治疗】

本病目前尚无根治方法，强调早期诊断和尽早进行合理治疗。治疗目的在于控制炎症，减轻或消除症状，尽可能保持受累关节的功能，防止关节发生畸形。

（一）一般治疗　饮食给予充足的蛋白质和各种维生素。急性发作期适当卧床休息，症状减轻后则起床活动，以免过久的卧床而导致关节强直和肌肉萎缩。恢复期注意关节功能锻炼。

（二）药物治疗　临床常用的有非甾体类抗炎药（NSAID）、改变病情抗风湿药（DMARD）、肾上腺糖皮质激素等。

1. 非甾体类抗炎药　通过抑制环氧化酶以减少花生四烯酸代谢为前列腺素、前列环素、血栓素等炎性介质，从而改善关节滑膜的充血、渗出等炎症现象，达到控制关节肿、痛的目的。该类药物是治疗本病非特异性的对症治疗常用药物，可达到消炎止痛效果，但不能阻止病变的自然进程，必须与 DMARD 同用。

常用 NSAID 及用法如下。

1）布洛芬：每日剂量为 1.2 ~ 2.4 g，分 3 ~ 4 次服用。芬必得是缓释剂，服法为 300mg，每日 2 次。

2）萘普生：每日剂量为 0.5 ~ 1.0g，分 2 次服用。

3）双氯芬酸：每日剂量为 75～150mg，分 3 次服用。

4）吲哚美辛：每日剂量为 75～150mg，分 3 次服用。

5）美洛昔康：每日剂量为 7.5～15mg，分 1～2 次服用。

6）塞来昔布：商品名西乐葆，每日剂量为 100～200mg，分 1～2 次服用。

7）罗非昔布：商品名万络，每日剂量为 12.5～25 mg，1 次服用。

上述各种药物至少需服用两周方能判断其疗效，效果不明显者可改用另一种 NSAID，但不宜同时服用两种 NSAID。口服本类药物治疗时，由于胃黏膜的前列腺素的合成亦受到抑制，因此在服用后出现胃肠道不良反应，如胃不适、胃痛、恶心、返酸，甚至胃黏膜溃疡、出血、穿孔，长期使用这类药物后可出现肾间质性损害。此外，由于 NSAID 阻止血栓素的生成，血小板聚集功能减退，可引起出血倾向。其他副作用有肝损害、皮疹、哮喘等。此外，塞来昔布、罗非昔布需注意其增加心血管事件的不良反应。

2. 改变病情抗风湿药　本类药物需服较长时间后始产生作用，并可影响本病免疫机制，能部分控制病情进展，可维持较长的缓解期，是目前控制类风湿关节炎的主要药物。现已认识到类风湿关节炎患者关节结构破坏可以在起病后 3 个月就开始出现，如不及时治疗，往往造成关节破坏和畸形，因此提出早期应用 DMARD 的治疗策略。由于单一应用 DMARD 很难阻止病情进展，目前主张至少两种 DMARD 联合应用。常用的联合治疗方案为甲氨蝶呤与柳氮磺吡啶、甲氨蝶呤与羟氯喹、甲氨蝶呤与金诺芬等两种药物的联合，以及甲氨蝶呤、柳氮磺吡啶与羟氯喹三种药物的联合。本类药物中常用的药物如下。

1）甲氨蝶呤：是目前治疗类风湿关节炎的首选药物。作用机制为抑制二氢叶酸还原酶，阻止尿嘧啶转变成胸腺嘧啶，影响免疫活性细胞 DNA 合成，起到免疫抑制作用。每周剂量为 7.5～20 mg，以口服为主（1 d 内服完），亦可静脉注射或肌肉注射。4～6 周后起效。疗程至少半年。副作用有肝损害、胃肠道反应、骨髓受抑等，停药后多能恢复。

2）柳氮磺吡啶：作用机制可能与影响叶酸的吸收和代谢有关。每日剂量为 2 g，分 2 次服用，由小剂量开始。副作用有胃肠道反应、抑郁、头痛、皮疹、粒细胞减少、血小板减少等，但对磺胺过敏者禁用。

3）羟氯喹：作用机制可能与抑制淋巴细胞的转化和浆细胞的活性有关。用法：每次 200mg，每日两次饭中服用。副作用为眼黄斑病、视网膜炎、胃肠道反应、头痛、神经肌肉病变及心脏毒性等。

4）金制剂：药理作用机制尚不清楚。该药为治疗类风湿关节炎的经典药物，分为注射及口服两种剂型。常用的注射剂为硫代苹果酸金钠，每周肌肉注射 1 次，由最小剂量开始，逐渐增至每次 50mg，待有效后注射间隔可延长。口服片剂名金诺芬，每日剂量 6mg，分 2 次口服。3 个月后起效，适用于早期或轻型患者。口服制剂易引起腹泻，其他副作用有皮疹、口炎、血细胞减少和肾损害等。

5）青霉胺：治疗机制可能与该药对巯基的还原作用及络合重金属有关。开始剂量为 125mg，每日 2～3 次，无不良反应者则每 2～4 周后加倍剂量，至每日量达 500～750mg。待症状改善后减量维持。副作用较多，包括胃肠道反应、骨髓抑制、皮疹、口异味、肝。肾损害等。

6）来氟米特：是治疗类风湿关节炎的一种较新的药物。主要抑制合成嘧啶的二氢乳酸脱氢酶活性，使活化的淋巴细胞生长受抑，从而有效地抑制细胞免疫反应，控制病情的发展。用法：先每次 50mg，每日 1 次，3 d 后 10～20mg，每日 1 次口服。主要副作用有腹泻、瘙痒、脱发、皮疹和可逆性肝酶升高等。

7）雷公藤总苷：每日剂量为 60mg，分 3 次服用。病情稳定后可酌情减量。其主要副作用为对性腺的毒性，出现月经减少、停经、精子活力及数目降低、皮肤色素沉着、指甲变薄软、肝损害、胃肠道反应等。

8）硫唑嘌呤：每日口服剂量为 100 mg，病情稳定后可改为 50mg 维持。服药期间需监测血象及肝肾功能。

9）环孢素 A：每日剂量为 3～5 mg/kg，分 1～2 次口服。其突出的副作用为血肌酐和血压上升，服用期间宜严密监测。

3. 肾上腺糖皮质激素 本药有强大的抗炎作用，可使关节炎症状得到迅速而明显的改善，但由于它不能根本控制本病，效果多不持久，一旦停药短期内病情即可复发。长期使用可造成停药困难（药物依赖）和许多不良反应的出现。肾上腺糖皮质激素应用的适应证：①严重血管炎，如肢端坏疽；②高热、大量关节腔积液和大量心包积液时。小剂量使用时，泼尼松每日剂量为 10 ~ 15 mg。严重血管炎时可采用大剂量泼尼松治疗，剂量为每日 1 ~ 2 mg/kg，病情控制后应适时减量，不宜长期大量使用。

（三）理疗 急性发作期间，必须先用药物治疗，待炎症初步控制后才能进行理疗。常用的方法有热水袋敷、热浴、蜡疗、红外线、超短波等。理疗后还可配以按摩，以改进局部血液循环，松弛肌肉痉挛。

（四）手术治疗 对晚期发生畸形并失去功能的关节，采取关节置换术可矫正关节畸形。对药物疗效不佳、关节严重肿胀、滑膜肥厚患者可考虑滑膜切除术，可使病情得到一定缓解。

第二节　系统性红斑狼疮

【概述】

系统性红斑狼疮（SLE）是一种累及全身多系统、多器官的自身免疫性疾病。一般先为单一器官受累，以后发展到多个系统损害。常因阳光照射、感染、妊娠、分娩、手术、某些药物而诱发。本病以青年女性多见，男女之比为 1∶7 ~ 1∶9。

【病因】

SLE 属自免疫性疾病，病因尚未完全阐明，可能与下列多种因素有关：①遗传，部分 SLE 患者发病呈现家族性，近亲发病率为 5% ~ 12%。②性激素，SLE 大部分患者为育龄妇女，且妊娠可诱发本病，故认为性激素和 SLE

的发生有关。③感染，有研究表明，链球菌或结核菌感染可诱发 SLE 的发生或恶化，消除这些感染病灶可减轻或缓解症状。④日光，日光过敏见于40%，的 SLE 患者。⑤药物，部分患者在使用普鲁卡因胺、肼屈嗪、异烟肼、甲基多巴、苯妥英钠、磺胺及保泰松等药物后，可诱发 SLE 的发病或使其症状加重。⑥其他，外科手术、预防接种、精神创伤等可诱发 SLE 的发作。

【临床表现】

通常起病缓慢，但也可为急性或暴发性发病，病程迁延，反复发作，问有长短不等的缓解期。多数患者有乏力、发热、食欲不振、体重下降等全身症状。

（一）发热　几乎所有患者均有不同程度的发热，在急性期体温可达39~40℃，缓解期可不发热或仅有低热。

（二）皮肤和黏膜表现　80%的患者有皮肤损害。典型的皮损是位于鼻梁及两颊部呈蝴蝶状而稍带水肿的红斑，色鲜红或紫红，边缘清楚或模糊，表面光滑，有时可见鳞片状脱屑，于疾病缓解期红斑可消退，遗留棕色或黑色色素沉着，较少出现皮肤萎缩现象。在 sLE 患者中也可见到盘状红斑的皮损，这与蝶形红斑略有不同，常呈不规则圆形，边缘略凸出，毛细血管扩张明显，红斑上黏有鳞屑，毛囊口扩大。晚期可出现皮肤萎缩，瘢痕化或皮肤色素消失，以面、颌、臂部较多见。此外在手掌的大小鱼际、指端及指（趾）甲周也可出现红斑，有的在下肢出现网状青斑。活动期患者还可有脱发、口腔溃疡。

（三）骨关节和肌肉表现　约85%患者有不同程度的关节痛，其中部分尚有关节炎。受累的关节常是对称性近端指关节以及足、膝、腕和踝关节，而肘及髋关节较少受累。常伴有肌痛、关节活动受限。一般骨质无异常，很少引起关节脱位、畸形，但长期用肾上腺糖皮质激素患者中有5%~8%可发生股骨头或肱骨头无菌性坏死。

（四）肾损害　多数病例肾受累，表现为狼疮性肾炎或肾病综合征。肾炎患者尿中有蛋白、红细胞和管型，晚期可出现肾性高血压及尿毒症。肾病综合征患者发生渐进性水肿，重者可有腹水、胸水，且有大量蛋白尿，血清白蛋白降低，白蛋白/球蛋白比例倒置。胆固醇增高，而高血压不多见。

（五）心血管系统表现　约30%患者有心血管系统表现，其中以心包炎最常见，且多为纤维素性心包炎，心前区可听到心包摩擦音，若有心包积液，即可出现心包填塞症状；心肌炎亦较常见，可出现奔马律、心脏扩大、心律失常，最后导致心功能不全；心电图常出现低电压、ST－T改变、P－R间期延长等；心内膜炎波及瓣膜时，多为二尖瓣，心尖区常听到收缩期杂音。部分患者可有血栓性静脉炎、血栓闭塞性脉管炎、肢端动脉痉挛现象等。

（六）呼吸系统表现　约35%患者有单侧或双侧胸膜炎，多为干性，也可为湿性，积液量少量或为中等量。约10%患者发生急性狼疮性肺炎，主要为间质性肺炎，患者有咳嗽、多痰、呼吸困难、发绀、胸痛等症状，X线片上可见到浅淡之片状阴影，肺纹理增深。慢性狼疮性肺炎主要表现为肺间质纤维化。

（七）消化系统表现　约30%患者有食欲不振、恶心、呕吐、腹痛、腹泻、便血等多种症状；20%～30%病例有肝大，但出现黄疸者少见；少数病例可有急腹症发作，如胰腺炎、肠穿孔、肠梗阻等。

（八）神经系统表现约20%患者有神经系统损害，多见于疾病后期，常见的有脑炎、脑膜炎、脑出血、脊髓炎及癫痫样发作（以大发作多见）等，患者有剧烈头痛、呕吐、颈项强直、偏瘫、抽搐、昏迷、出现病理反射等临床表现；周围神经病变较少见；此外，临床上严重头痛可以是SLE首发症状。

（九）血液系统表现　6%～15%患者可有自身免疫性溶血性贫血，5%患者可有严重血小板减少性紫癜，约半数患者的血白细胞数在（2～4.5）×10^9/L。最常见的血液异常是正常色素细胞性贫血。

（十）其他　约15%患者有眼底病变，多为视网膜出血，视神经乳头充血、水肿、萎缩等。约半数以上病例有局部或全身淋巴结肿大，以颈部及腋下淋巴结肿大为多见，病理活检可显示坏死性淋巴结炎病变。

【辅助检查】

（一）一般检查　周围血象中红细胞、白细胞、血小板常减少。几乎所有患者尿液中不同程度地出现蛋白、红细胞及管型。血沉增快十分突出，特别在急性发作期尤为明显。血清总蛋白及白蛋白降低，γ球蛋白增高，白蛋白/球蛋白比例倒置。

（二）免疫学检查

1. 狼疮细胞　约60%患者的周围血液或骨髓中可找到狼疮细胞，为一较大的中粒细胞内含有紫红色均匀体，其细胞核被挤在一边。但狼疮细胞阳性不是特异性的，在类风湿关节炎、皮肌炎、硬皮病等疾病中也可找到。

2. 自身抗体　①抗核抗体（ANA）：对SLE敏感性为95%，如多次为阴性，则SLE的可能性不大，是目前最佳的SLE筛选试验，已代替了狼疮细胞检查，但对SLE特异性差，在类风湿关节炎、皮肌炎、硬皮病等疾病中均可有较高的阳性率。②抗双链DNA抗体：对SLE特异性高，但阳性率在65%左右。一般认为，若抗核抗体测定和抗双链DNA抗体测定均为阳性，则有利于本病诊断。③抗酸性核蛋白（Sm）抗体：约在30%SLE病例中阳性。

3. 类风湿因子20%~40%病例可出现阳性反应。

4. 补体血总补体（CH_{50}）、C_3、C_4含量降低可间接反映循环免疫复合物含量增加，与病情活动有关，补体分解物C_{3a}、C_{5a}增加也代表病情活动。

（三）肾穿刺活组织检查　本方法所提供的病理诊断对治疗狼疮性肾炎和估计预后有价值。

（四）皮肤狼疮带试验用免疫荧光方法观察患者皮肤的表皮与真皮连接处有无免疫球蛋白的沉着，如有则为阳性。SLE阳性率为50%~70%。IgG沉着较IgM沉着更具有诊断意义。

【诊断】

美国风湿病学会于1982年制订的SLE分类标准，对诊断SLE很有价值，具体标准如下：①颧部红斑：遍及颧部的扁平或高出皮肤固定性红斑，常不累及鼻唇沟部位；②盘状红斑：面部的隆起红斑上覆有角质性鳞屑和毛囊栓塞，旧病灶可有皮肤萎缩性瘢痕；③光敏感：日光照射引起皮肤过敏；④口腔溃疡：口腔或鼻咽部无痛性溃疡；⑤关节炎：非侵蚀性关节炎，累及2个或2个以上的周围关节，特征为关节的肿、痛或渗液；⑥浆膜炎：胸膜炎或心包炎；⑦肾脏病变：蛋白尿>0.5g/d，或细胞管型（可为红细胞、血红蛋白、颗粒管型或混合性管型）；⑧神经系统异常：抽搐（非药物或代谢紊乱，如尿毒症、酮症酸中毒或电解质紊乱所致），或精神病（非药物或代谢紊乱，如尿毒症、酮症酸中毒或电解质紊乱所致）；⑨血液学异常：溶血性贫血伴网织红细胞增多，或白细胞减少$<4\times10^9/L$，至少2次，或淋巴细胞减少$<1.5\times10^9/L$，至少2次，或血小板减少$<100\times10^9/L$（除外药物影响）；⑩免疫学异常：狼疮细胞阳性，或抗双链DNA抗体阳性，或抗Sm抗体阳性，或梅毒血清试验假阳性；11抗核抗体阳性：免疫荧光抗核抗体滴度异常或相当于该法的其他试验滴度异常，排除药物性狼疮。在上述11项中，符合4项或4项以上者即可诊断为SLE，其特异性为98%，敏感性为97%。

由于本病可能累及的器官较多，临床表现多种多样，特别是在以某一器官的损害为主而作为最初表现时，应重视与其他疾病相鉴别。如以关节炎或关节痛为主要表现时，应与类风湿关节炎及风湿性关节炎相鉴别；以肾损害为主时，应与慢性肾炎、肾病综合征相鉴别；以肝脾肿大为主要表现时，应与慢性肝炎、肝硬化相鉴别；以肺炎及胸膜炎为主要表现时，应与感染性肺炎及胸膜炎相鉴别。此外，因患者多有长期发热的病史，故尚需与结核病、败血症等相鉴别。

【治疗】

治疗原则是对活动且病情重者，应用有效药物控制，并根据病情轻重、疾病活动度、受损器官而制订治疗方案，病情缓解后则接受维持性治疗。

（一）一般治疗 ①急性活动期患者应以卧床休息为主，慢性期或病情稳定的患者可以适当工作，并注意劳逸结合；②有感染时应积极治疗，手术及创伤性检查前宜用抗生素预防感染；③无论有无光过敏，均应避免阳光曝晒和紫外线照射，如夏天戴帽子及穿长袖衣服；④避免使用可能诱发狼疮的药物，如避孕药等；⑤注重心理治疗。

（二）轻型SLE的治疗　轻型SLE约占25%。本型可有疲倦、关节痛、肌肉痛、皮疹等轻微症状，但无重要脏器损害。关节肌肉疼痛者可用非甾体类抗炎药双氯芬酸25 mg，每日3次口服。如出现皮疹，可用抗疟药氯喹250 mg，每日1次口服，治疗3～4周。并对光敏感及关节症状也有一定效果。皮疹还可用10g/L（1%）的醋酸氢化可的松软膏外涂局部治疗。

（三）重型SLE的治疗　重型SLE患者SLE活动程度较高，病情较严重，患者每有发热、乏力等全身症状，实验室检查有明显异常。重型SLE的治疗分为诱导缓解和巩固治疗两个阶段。

1. 诱导缓解　目的在于迅速控制病情，阻止或逆转内脏损害，力求疾病完全缓解（包括血清学、症状和受损器官的功能恢复）。多数患者的诱导缓解期需要半年至1年。

1）肾上腺糖皮质激素（激素）：是治疗SLE的基础药，具有强有力的抗炎作用和免疫抑制作用，能缓解急性期症状，逆转病情。对于不甚严重病例，可先试用大剂量泼尼松1 mg/（kg·d），晨起顿服。若有好转，继续服至8周，然后逐渐减量，每1～2周减10%，减至0.5mg/（kg·d），减药速度可按病情适当调慢，病情稳定后尽可能过渡到隔日1次给药，如病情允许，维持治疗的激素剂量尽量小于10mg，一直减到最小量作维持治疗。

2）细胞毒药物：主要适用于，①激素减量后疾病易复发者；②虽然激素治疗有效，但用量过大出现严重副作用者；③有狼疮性肾炎、脑病等重型患者难以用激素控制者。目前常用的药物如下。

（1）环磷酰胺：是目前治疗SLE最有效的药物之一，能有效地诱导疾病缓解，阻止和逆转病变的发展。临床现多采用环磷酰胺冲击疗法，每次剂量10～16mg/kg，加入9g/L（0.9%）的氯化钠溶液200ml内，缓慢静脉滴注，时间在1 h以上。一般每4周冲击1次，对病情危重者每2周冲击1次，冲击6次后，改为每3个月冲击1次，至活动静止后1年，才停止冲击。环磷酰胺冲击疗法的副作用主要有白细胞减少、诱发感染、性腺抑制、胃肠道反应、肝损害、脱发等。

（2）硫唑嘌呤：本药疗效不及环磷酰胺冲击疗法，尤其在控制肾和神经系统病变效果差，而对浆膜炎、血液系统、皮疹等较好，仅适应于中等度严重病例，脏器功能恶化缓慢者。剂量为 2 mg/（kg·d），口服，分次口服。在 SLE 活动已缓解数月后，本药应减量，酌情继续服用一段时间后，可停服。副作用主要是骨髓抑制、肝损害、胃肠道反应等。

3）其他药物

（1）环孢素 A：治疗 SLE 疗效不及环磷酰胺冲击疗法，而且毒副作用大、停药后病情迅速反跳，甚至进入狼疮危象。本药仅作为治疗 SLE 的待选药物，用于足够剂量和疗程的环磷酰胺（累积量 8～10g）仍不能控制病情的顽固性 SLE。用法为 5 mg/（kg·d），分 2 次口服，服用 3 个月，以后每月减 1mg/kg，至 3mg/（kg·d）作维持治疗。用药期间注意肝、肾功能损害及高血压、高尿酸血症、高血钾等副作用。

（2）麦考酚吗乙酯：本药为免疫抑制剂，其肝、肾毒性小，无骨髓抑制作用。用法：每次 0.75～1 g，每日 2 次口服。

（3）雷公藤总苷：用法为每次 20mg，每日 3 次，病情控制后可减量或间歇疗法，一个月为 1 疗程。主要副作用是性腺抑制，尤其是引起女性卵巢功能衰竭。其他副作用有胃肠道反应、肝损害、粒细胞减少等。

2. 巩固治疗　目的在于用最少的药物防止疾病复发，尽可能使患者维持在"无病状态"。激素以最小的剂量隔日 1 次，部分患者在泼尼松 5～10mg，隔日 1 次维持一段时间后可试停药。还有些患者需要隔日口服泼尼松 15～20mg 和每日口服硫唑嘌呤 50～100mg 才能维持。重症和顽固的 SLE 在缓解后常需用环磷酰胺冲击治疗每 3 个月 1 次维持数年。

（四）狼疮危象的治疗　狼疮危象是指 SLE 出现严重的系统损害，以致危及生命，如急进性狼疮性肾炎、严重中枢神经系统损害、溶血性贫血、血小板减少性紫癜、粒细胞缺乏症、严重心脏损害、严重狼疮性肺炎、严重狼疮性肝炎、严重血管炎等。此时的治疗目的为挽救生命、保护受累脏器、防止后遗症。患者度过狼疮危象后，可按重型 SLE 继续诱导缓解和巩固维持治疗。

1. 甲泼尼龙冲击疗法可用甲泼尼龙 1 g，加入 50g/L（5%）的葡萄糖液 250 ml，缓慢静脉滴注 1～2 h，每日 1 次，连用 3 d 为一个疗程，疗程间隔期 5 d 以上，间隔期和冲击治疗后每日口服泼尼松 0.5～1 mg/kg，可较快地控制病情。由于用药剂量很大，应特别注意引起感染、高血压、心律失常、上消化道出血、高血糖、水钠潴留等副作用。甲泼尼龙冲击疗法需与环磷酰胺冲击疗法配合使用，以防病情复发。

2. 静脉输注大剂量免疫球蛋白 大剂量免疫球蛋白具有对 SLE 免疫治疗作用及非特异性抗感染作用。适用于病情严重而体质极度衰弱者或并发全身性严重感染者。对危重的难治性 SLE 颇有效果。用法为每日剂量 0.4g/kg，静脉滴注，连用 3～5 d 为 1 疗程。

3. 对症治疗 针对狼疮危象患者的各系统严重损害的具体情况进行对症治疗。发生肾功能不全者进行透析疗法，心功能不全者抗心力衰竭治疗，严重溶血性贫血者在甲泼尼龙冲击治疗的基础上输注红细胞，严重低蛋白血症者补充白蛋白，癫痫大发作时应用抗癫痫药物等。